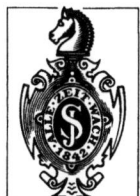

Gottfried Lemperle   Jürg Nievergelt

Plastische Mammachirurgie

Ein Operationsatlas

Geleitwort von J. O. Strömbeck

Mit 524 Abbildungen

Springer-Verlag Berlin Heidelberg GmbH

Professor Dr. med. G. Lemperle

Klinik für Plastische- und
Wiederherstellungschirurgie
St. Markus Krankenhaus
Wilhelm-Epstein-Str. 2
D-6000 Frankfurt/Main 50

Dr. med. J. Nievergelt

Inselspital
Abt. für Plastische- und
Wiederherstellungschirurgie
CH-3010 Bern

ISBN 978-3-642-47563-4 ISBN 978-3-642-47561-0 (eBook)
DOI 10.1007/978-3-642-47561-0

CIP-Titelaufnahme der deutschen Bibliothek
Lemperle, Gottfried: Plastische Mammachirurgie : e. Operationsatlas / Gottfried Lemperle ; Jürg Nievergelt.
– Berlin ; Heidelberg ; New York ; London ; Paris ; Tokyo : Springer, 1989
ISBN 978-3-642-47563-4

NE: Nievergelt, Jürg:

Dieses Werk ist urheberrechtlich geschützt. Die dadurch begründeten Rechte, insbesondere die der Übersetzung, des Nachdrucks, des Vortrags, der Entnahme von Abbildungen und Tabellen, der Funksendung, der Mikroverfilmung oder der Vervielfältigung auf anderen Wegen und der Speicherung in Datenverarbeitungsanlagen, bleiben, auch bei nur auszugsweiser Verwertung, vorbehalten. Eine Vervielfältigung dieses Werkes oder von Teilen dieses Werkes ist auch im Einzelfall nur in den Grenzen der gesetzlichen Bestimmungen des Urheberrechtsgesetzes der Bundesrepublik Deutschland vom 9. September 1965 in der Fassung vom 24. Juni 1985 zulässig. Sie ist grundsätzlich vergütungspflichtig. Zuwiderhandlungen unterliegen den Strafbestimmungen des Urheberrechtsgesetzes.

© Springer-Verlag Berlin Heidelberg 1989
Softcover reprint of the hardcover 1st edition 1989

Die Wiedergabe von Gebrauchsnamen, Handelsnamen, Warenbezeichnungen usw. in diesem Werk berechtigt auch ohne besondere Kennzeichnung nicht zu der Annahme, daß solche Namen im Sinne der Warenzeichen- und Markenschutz-Gesetzgebung als frei zu betrachten wären und daher von jedermann benutzt werden dürften.

2124/3145-543210 Gedruckt auf säurefreiem Papier

Geleitwort

Die plastische Mammachirurgie hat in den letzten Jahrzehnten enorme Fortschritte gemacht und bildet heute einen großen Teil der Arbeit in einer Abteilung für Plastische Chirurgie. So hat z.B. die Entwicklung von Silikonprothesen und muskulokutanen Lappen die Vergrößerung und die Rekonstruktion der weiblichen Brust erst ermöglicht.

Die Bewältigung der vielen plastischen und rekonstruktiven Probleme setzt eine gute Ausbildung und eine große Erfahrung voraus. Da gerade letztere nicht von jedem Chirurgen erwartet werden kann, sollte er sich die Kenntnisse anderer Kollegen gründlich zunutze machen. Es ist deshalb sehr zu begrüßen, daß Gottfried Lemperle und Jürg Nievergelt dieses Buch über die gesamte Mammachirurgie zusammengestellt haben. Ich bin überzeugt, daß jeder Chirurg aus diesem Buch etwas lernen kann, und ich finde, daß die Auswahl der Fälle und die operativen Empfehlungen durchgehend von größter Erfahrung zeugen. Von ganz besonderem Wert erscheint mir die ausführliche Besprechung der Komplikationen und Schwierigkeiten, die jeder Chirurg im Laufe der Zeit erlebt.

Der Atlas deckt das ganze Gebiet der plastischen Mammachirurgie ab, die Aufteilung der Kapitel ist übersichtlich. Das Buch enthält Illustrationen und liest sich außerdem sehr leicht.

Ich wünsche diesem Werk den guten Erfolg, den es verdient.

Stockholm, Januar 1989   Jan Olof Strömbeck

Vorwort

Ein engagierter Chirurg hat in der Regel wenig Zeit zum Lesen. Sein Beruf verlangt von ihm Sehen, Entscheiden und Handeln. Wir haben deshalb dieses Buch wie ein Nachschlagewerk konzipiert, in dem der Operateur einen Parallelfall zu seinem Problem sucht und eine direkte Antwort in Form einer Bilderserie mit entsprechenden Abbildungstexten erhält.

Das Buch ist keine Einführung in die Mammachirurgie, sondern für den erfahrenen Brustchirurgen zusammengestellt. Es soll ihm die Entscheidung von Fall zu Fall erleichtern und ihn auf bestimmte Details und Komplikationen hinweisen. Um ein möglichst breites Spektrum zu demonstrieren, haben wir auch viele seltenere Fälle mit aufgenommen.

Gegenüber einem Vielautorenwerk liegt der Vorteil dieses Buches darin, daß es aus einer Klinik stammt und damit up to date ist, d.h. Techniken und Literaturangaben dem Stand von Anfang 1988 entsprechen. Um den Umfang in Maßen zu halten, werden nur diejenigen Methoden beschrieben, die sich an unserer Klinik in den letzten 15 Jahren als die besten herauskristallisiert haben. Voraussetzung für einen echten Nutzen an diesem Buch ist allerdings eine solide plastisch-chirurgische Grundlage und die Kenntnis der verschiedenen Operationsmethoden. Der Reiz unseres Faches liegt ja in der Flexibilität der Techniken und Methoden.

Unseren Oberärzten, Herrn Dr. Dorin Radu, Herrn Dr. Klaus Exner und Herrn Dr. Hermann Lampe, sowie allen Mitarbeitern, die durch viele Ideen zur Verbesserung der Methoden beigetragen haben, danken wir an dieser Stelle. Unser Dank gilt auch Frau Margarete Markert für die mit diesem Buch verbundene Schreibarbeit und Literatursuche, dem Graphiker Karl Weil vom Pathologischen Institut der Universität Frankfurt für die klaren Zeichnungen sowie dem Springer-Verlag für die hervorragende Ausstattung.

Frankfurt/Bern, im Januar 1989

Gottfried Lemperle
Jürg Nievergelt

Inhaltsverzeichnis

Teil A	**Hypoplasien**	
	1 Augmentationsmammaplastik	2
	2 Komplikationen	9
	3 Silikonome	13
Teil B	**Hyperplasien**	
	4 Reduktionsmammaplastik	20
	5 Andere Methoden	28
	6 Korrekturoperationen	33
Teil C	**Entwicklungsstörungen**	
	7 Amazonen- und Poland-Syndrom	40
	8 Tubuläre Brust	46
	9 Mamillenanomalien	51
	10 Trichterbrust	56
	11 Gynäkomastie und Transsexualität	61
	12 Verbrennungsfolgen	65
Teil D	**Mammakarzinom**	
	13 Probeexzision und einfache Mastektomie	73
	14 Primärer Wiederaufbau	80
	15 Subkutane Mastektomie	84
Teil E	**Brustwiederaufbau**	
	16 Oberbauchverschiebeplastik	96
	17 Thorakoepigastrischer Lappen	103
	18 Medianer Oberbauchlappen	107
	19 Hautexpander	109
	20 Latissimusinsellappen	115
	21 Transversaler Unterbauchlappen (TRAM-Lappen)	120
	22 Thorakoepigastrischer Insellappen	127
	23 Korrekturoperationen	129

Teil F	**Mamillenrekonstruktion**
	24 Konservierung der Mamille 135
	25 Tätowierung der Mamille 137
	26 Vollhauttransplantate 138
	27 Lokale Schwenklappen 142
Teil G	**Strahlentherapie**
	28 Strahlenfolgen 146
Teil H	**Lokalmetastasen**
	29 Hauttransplantate 155
	30 Lokale Schwenklappen 157
	31 Pektoralisinsellappen 160
	32 Latissimusinsellappen 161
	33 Vertikaler Rektuslappen 167
	34 Transversaler Rektuslappen 169
	35 Oberarmlappen 172
	Weiterführende Literatur 175
	Sachverzeichnis 177

Teil A

Hypoplasien

1 Augmentationsmammaplastik

Indikation

In einer Zeit, in der die weibliche Brust in Mode, Film, Reklame und auch in der Intimsphäre eine immer größere Rolle spielt, ist es nicht verwunderlich, daß Frauen mit einer zu kleinen oder erschlafften Brust unzufrieden sind und nach Möglichkeiten der Vergrößerung suchen. Die Entwicklung der von CRONIN 1962 eingeführten Silikongelprothese und die Vereinfachung der chirurgischen Technik ließen die Brustvergrößerung zu einem der häufigsten plastisch-chirurgischen Eingriffe werden (CRONIN u. GEROW 1964).

Voraussetzung für ein gutes Ergebnis ist eine kleine Brust mit ausreichender Distanz zwischen Mamille und Inframammarlinie (größer als 4 cm) oder eine lockere Brust (Involutionsatrophie), die nicht mehr als 2 cm über die Inframammarfalte hängt.

Kontraindikationen sind erschlaffte Brüste mit einer mittelgradigen Ptosis, bei denen gleichzeitig eine Anhebung der Mamille oder eine Straffung der Haut erfolgen sollte. Beim Aufklärungsgespräch ist es wichtig zu betonen, daß das Implantat in einem natürlichen Raum zwischen Brustmuskulatur und Brustdrüse liegen wird, die Brustdrüse damit stillfähig bleibt und weiterhin der Vorsorgeuntersuchung – in Zweifelsfälle am besten in Kombination mit einer Xeroradiographie – zugänglich ist. Das Krebsrisiko wird durch eine solche Vergrößerung nicht erhöht und die Entstehung eines Brustkrebses wird dem erfahrenen Untersucher dadurch nicht verschleiert. Die Brustdrüse ist praktisch über dem Implantat flach ausgedrückt, so daß der kleinste Knoten von der Patientin selbst ertastet werden kann.

Das einzige Risiko, das die Patientin trägt, ist die Gefahr einer Kapselfibrose, für die es bisher keine allgemeingültige Erklärung gibt.

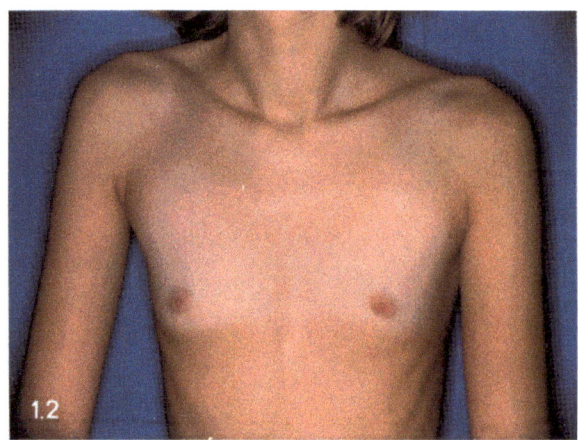

Abb. 1.2. Junge Frau mit extremer Mammahypoplasie

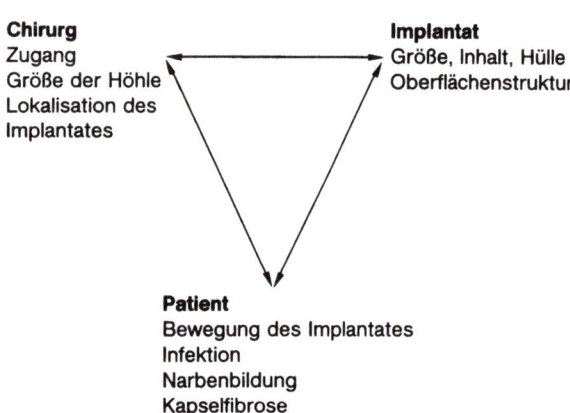

Abb. 1.1. Faktoren, die das Ergebnis einer Augmentation beeinflussen

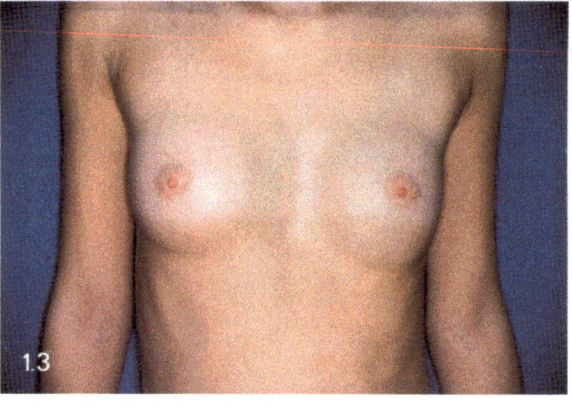

Abb. 1.3. Bei der Implantation von Silikonprothesen muß darauf geachtet werden, daß das Zentrum der Höhle direkt unter die Mamille zu liegen kommt

Technik: die axillare Inzision

Die Operation sollte in Vollnarkose durchgeführt werden, da das Abheben des Brustdrüsenkörpers von der Pektoralisfaszie mitunter schwierig ist und Kraft in den Fingern erfordert. Die Oberarme sind dabei etwa 70° vom Körper abduziert, so daß in der Achselhöhle genügend Platz für das Einführen des Implantats bleibt. Wir umspritzen vor dem Abdecken beide Brustdrüsen mit 50 ml eines 0,5%igen Lokalanästhetikums, dem 1 ml POR 8 (Sandoz) zugesetzt wird.

Für die Erweiterung der präpektoralen Höhle haben wir uns einen Hegar-Stift Nr. 14 (Aesculap) um 8 cm verlängern lassen (Abb. 1.5).

Nach medial und kaudal muß die Höhle 2 cm über den Rand des Ursprungs des M. pectoralis hinwegpräpariert werden, da die Prothese in einem zu kleinen Raum zur Form einer Kugel zusammengedrückt würde.

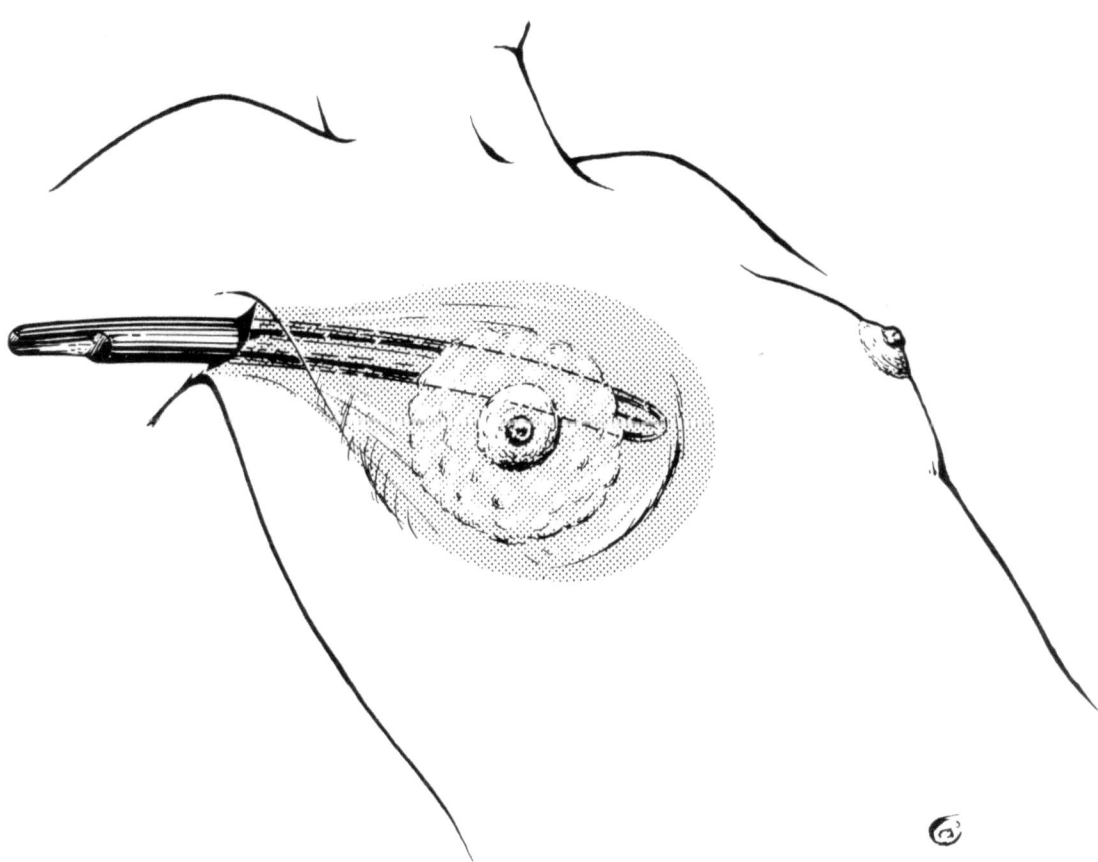

Abb. 1.4. Beim axillären Zugang wird der 4 cm lange Schnitt in sagittaler Richtung in den höchsten Punkt der Axilla gelegt. Er kann nach dorsal 1-3 cm weit verlängert werden; nach ventral hin sollte er nicht sichtbar sein. Das Präparieren der submammären Tasche erfolgt zunächst 2 cm scharf mit der Schere bis zum vorderen Pektoralisrand, von da an stumpf mit dem Mittelfinger in Richtung Klavikula und Manubrium sterni und von dort im Uhrzeigersinn entlang dem Sternum bis zur Inframammarfalte. Reicht der Mittelfinger nicht aus - und dies ist häufig im medialen unteren Quadranten der Fall - so muß ein Instrument benutzt werden

4 Hypoplasien

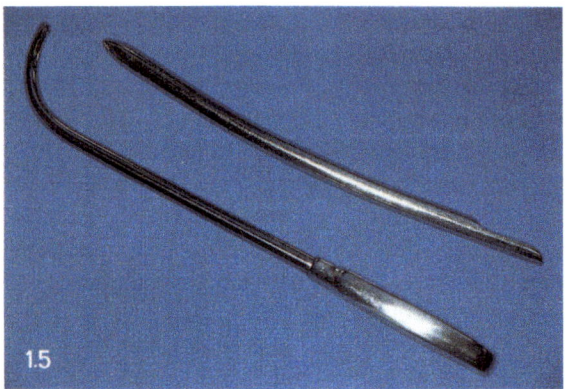

Abb. 1.5. Agris-Dissektor (Fa. Padgett) und verlängerter Hegar-Stift (Aesculp)

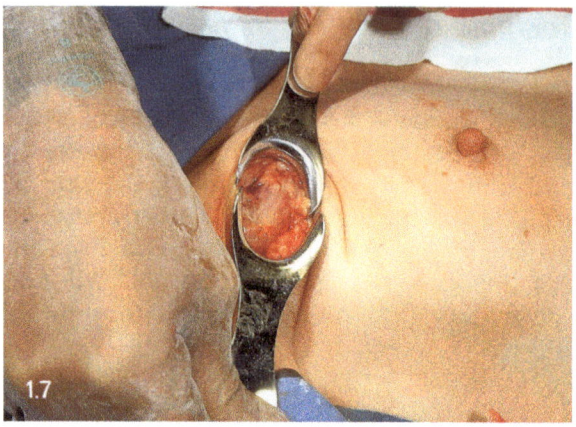

Abb. 1.7. Beim Aufhalten der Inzision mit Langenbeck-Haken besteht die Gefahr, daß diese nach ventral weiter aufreißt. Es hat sich deshalb ein Wangenretraktor bewährt, der in Richtung des Gesichts des Operateurs die Inzision aufhält. Beim Einbringen des Implantats schiebt der rechte Zeigefinger zunächst das Ventil in Richtung M. pectoralis major. Die 5 Finger der linken Hand üben einen konzentrischen Druck auf das Implantat aus, damit es in der Höhle bleibt. Vor dem Verschluß der Haut sollte geprüft werden, ob das Ventil auch dorsal liegt

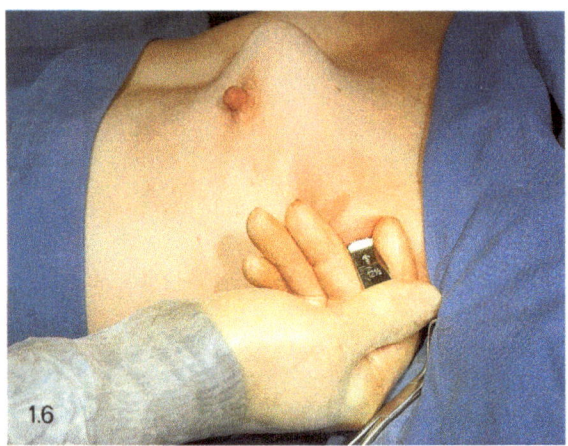

Abb. 1.6. Mit der Spitze des Instruments müssen die Cooper-Bänder zwischen Brustdrüse und Haut im Bereich der Inframammarfalte zerrissen werden. Die Spitze muß deshalb zur Haut hin zeigen

Eine Drainage ist fast nie notwendig, da es bei der stumpfen Präparation der Höhle praktisch nicht blutet. Beim stumpfen Durchreißen der Gefäße zieht sich die Media in der Adventitia zurück, so daß der erste Schritt der Blutstillung bereits auf physikalischem Wege erfolgt.

Bei der Erweiterung der Höhle nach lateral muß an den „Mamillennerv" (Jäger und Schneider 1982) gedacht werden, der in Höhe der mittleren Axillarlinie aus dem 4. ICR heraustritt und dessen Zerreißung den Ausfall der Tiefensensibilität im Mamillenbereich zur Folge hat!

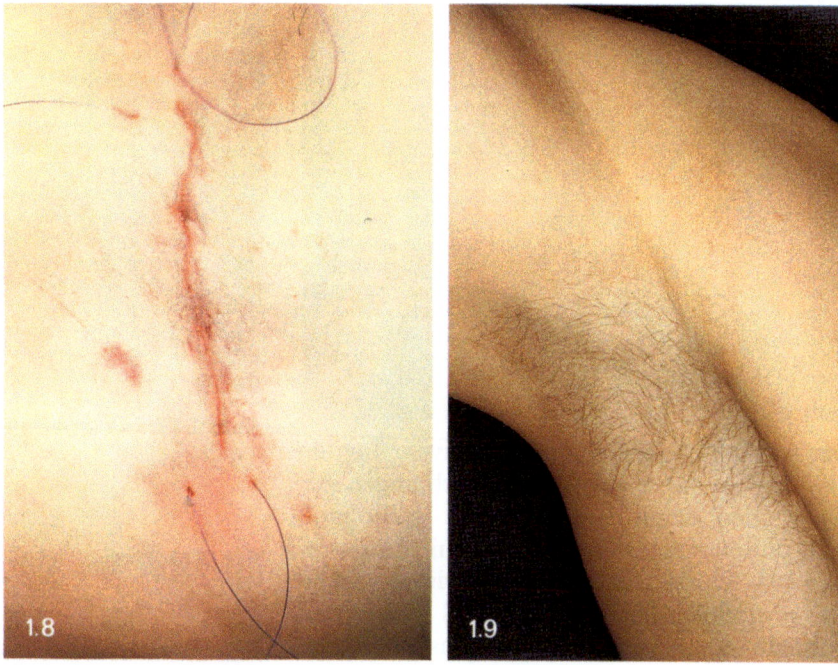

Abb. 1.8. Doppelt intrakutaner Verschluß der axillären Inzision nach Instillieren von je 20 mg Gentamycin in 50 ml NaCl-Lösung verdünnt. Am Ende der Operation sollte das Implantat bewegt werden, damit alle Flächen der Wundhöhle mit dem Antibiotikum benetzt werden

Abb. 1.9. Schon bei leichtem Haarwuchs in der Axilla ist die Narbe nach wenigen Wochen nicht mehr sichtbar, zumal die Haut in der behaarten Axilla selten zur hypertrophen Narbenbildung neigt

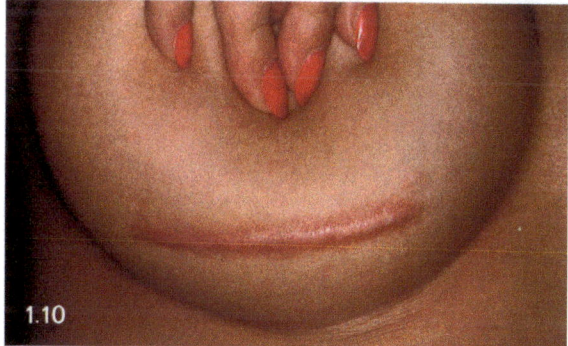

Abb. 1.10. Der Zugang in der Inframammarlinie birgt die Gefahr einer hypertrophen Narbenbildung in sich; dazu neigen bis zu 30% der Europäerinnen und bis zu 50% der jungen Asiatinnen und Afrikanerinnen. Wir sehen keinerlei Vorteile in diesem Zugangsweg, da es beim stumpfen Lösen des Brustdrüsenkörpers von der Pektoralisfaszie äußerst selten zu Blutungen kommt. Eine Redon-Drainage wäre in einem solchen Fall angezeigt. Bei der Befürchtung einer hypertrophen Narbe kann die Inzission auch *senkrecht* zwischen Mamille und Inframammarfalte oder auch *winkelförmig* (Planas) teils senkrecht, teils in die Inframammarlinie gelegt werden

6 Hypoplasien

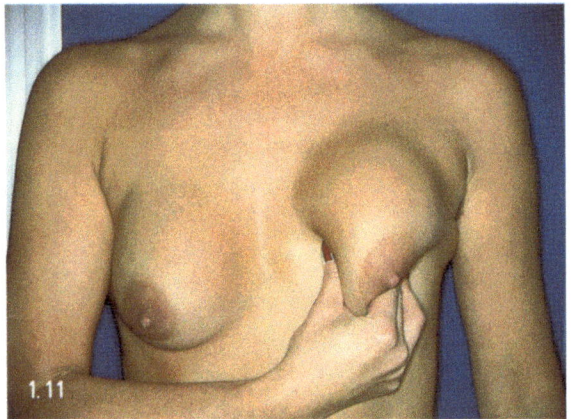

Abb. 1.11. Vom ersten postoperativen Tag an muß das Implantat nach allen Richtungen bewegt werden, damit die geschaffene Höhle groß bleibt und von einer Fibroblastenschicht überzogen wird. Wichtig ist dabei, daß die Patientin dies verstanden hat und während der ersten 6 Monate morgens und abends das Implantat einmal mit Kraft gegen die Ränder drückt, um dort entstehende Fibrinstränge wieder zu zerreißen. Wichtig beim Verschieben des Implantats ist der Ruck nach oben und innen, der in der 1. Woche noch schmerzen darf. Manchmal muß dazu mit der 2. Hand, die wiederum Haut auf Haut drückt, nachgeholfen werden

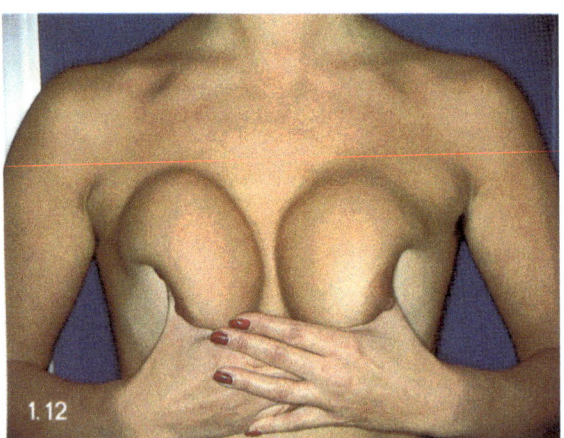

Abb. 1.12. Die Patientin sollte während der ersten Monate möglichst in Seitenlage schlafen und den unteren Arm zur Unterstützung unter die Brust legen, damit beide Implantate zur Mitte hin gedrängt werden und damit der „Busen" erhalten bleibt

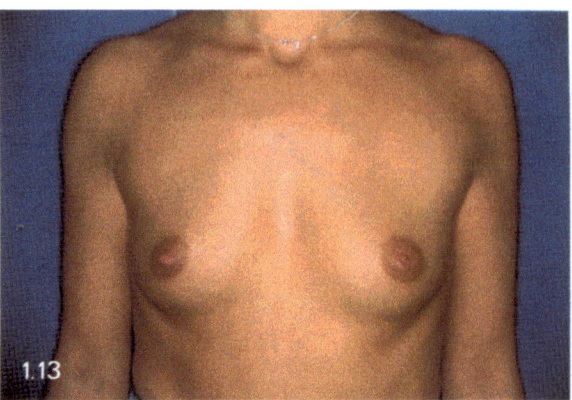

Abb. 1.13. Postpartale Involutionsatrophie beider Brüste

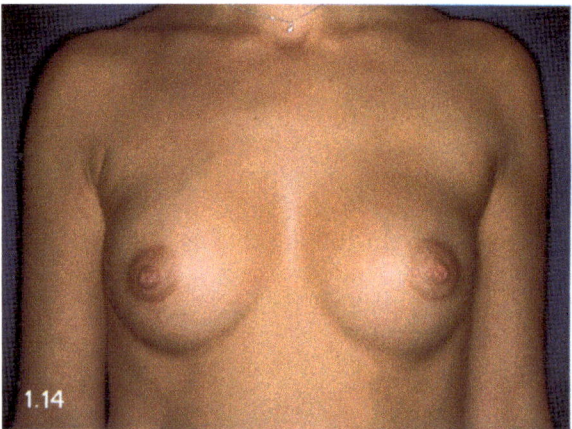

Abb. 1.14. Volumenausgleich mit einer Silikonprothese der Größe 180 ml

Implantate

Von ca. 10 verschiedenen, vorwiegend amerikanischen Herstellern werden z.Z. im wesentlichen 4 verschiedene Silikonimplantate für die Augmentationsmammaplastik angeboten:

1) Die mit einem Polyurethanschaumstoff überzogenen Implantate sind von einer signifikant geringeren Rate an Kapselfibrosen gefolgt. Da sich der Polyurethanüberzug jedoch mit den Jahren von der Silikonhülle löst und von Makrophagen und Fremdkörperriesenzellen abgebaut wird, d.h. eine gewaltige Fremdkörperreaktion hervorruft, verwenden wir diese Implantate derzeit nur nach subcutanen Mastektomien. Außerdem muß bei einem eventuellen Implantatwechsel das gesamte umgebende Granulations- und Kapselgewebe mitentfernt werden.
2) Die mit physiologischer Kochsalzlösung auffüllbaren Silikonhüllen haben den Vorteil einer Strahlentransparenz bei der Mammographie und beinhalten nicht die Gefahr von Silikonomen bei Rupturen. Sie haben jedoch den großen Nachteil, daß es durch Materialermüdung und Abrieb an kleinen Kanten zu Perforationen kommen kann; über Nacht läuft dann eine solche Brust aus, so daß ein Implantatwechsel notwendig wird. Die Rate der späteren Spontanperforationen liegt immer noch über 20%!
3) Die einfachen Silikongelprothesen hatten den großen Nachteil des „bleeding" (Abb.2.3) und diejenigen mit besonders dünner Silikonwand (hergestellt in den Jahren 1974 bis 1977) das Risiko von Spontanrupturen und damit Ausbildung von Silikonomen.
   Die heutigen einfachen Silikonimplantate haben eine Schutzschicht, die zwischen den semipermeablen Silikonmembranen das „bleeding" weitgehend verhindert. Außerdem sind die Silikonhüllen aus einem Material mit einer ungleich höheren Reißfestigkeit hergestellt.
4) Die doppellumigen Implantate (nach HARTLEY 1976) werden seit 1975 hergestellt und haben den großen Vorteil eines kaum merkbaren „bleeding" und die Möglichkeit, diffundierbare Pharmaka, wie Kortisone oder Antibiotika zur Verhinderung der Kapselfibrose oder einer Infektion beizufügen. Wir verwenden diese deshalb fast ausschließlich. Routinemäßig werden 12,5 mg Prednisolon in 30–50 ml Kochsalzlösung instilliert.

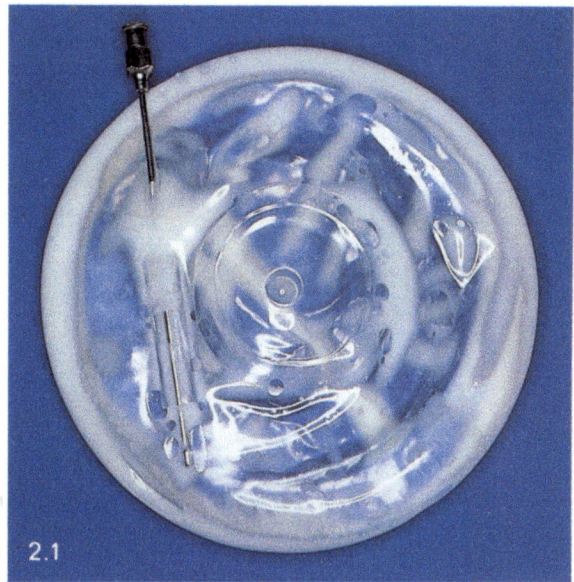

Abb. 2.1. Doppellumiges Silikonimplantat, in dessen äußere Hülle 12,5 mg Prednisolon instilliert werden

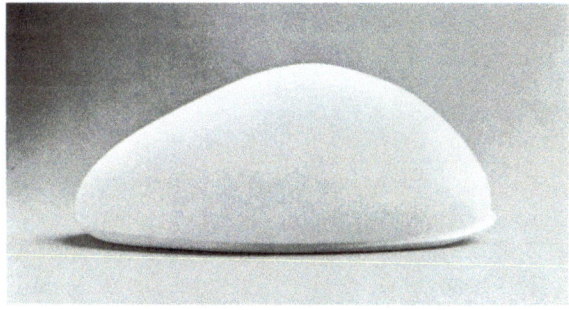

Abb. 2.1b. Replicon Implantat, mit Polyurethan-Schaumstoff überzogen

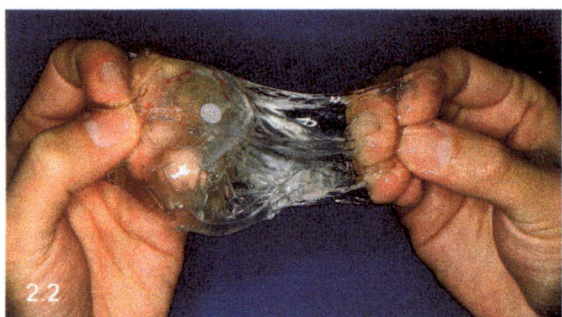

Abb. 2.2. Rupturiertes Silikonimplantat, das die gelartige Füllung zeigt

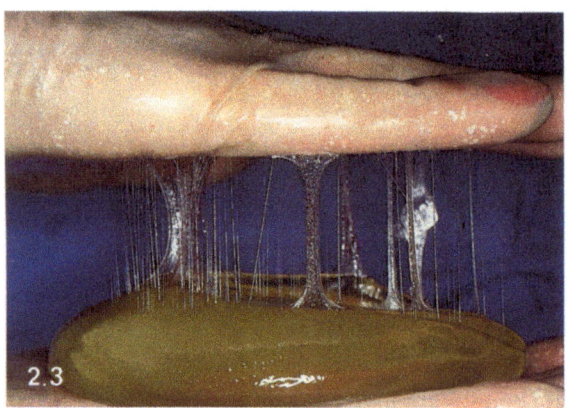

Abb. 2.3. Extremes „bleeding" einer Gelprothese bei der Herausnahme nach 10 Jahren

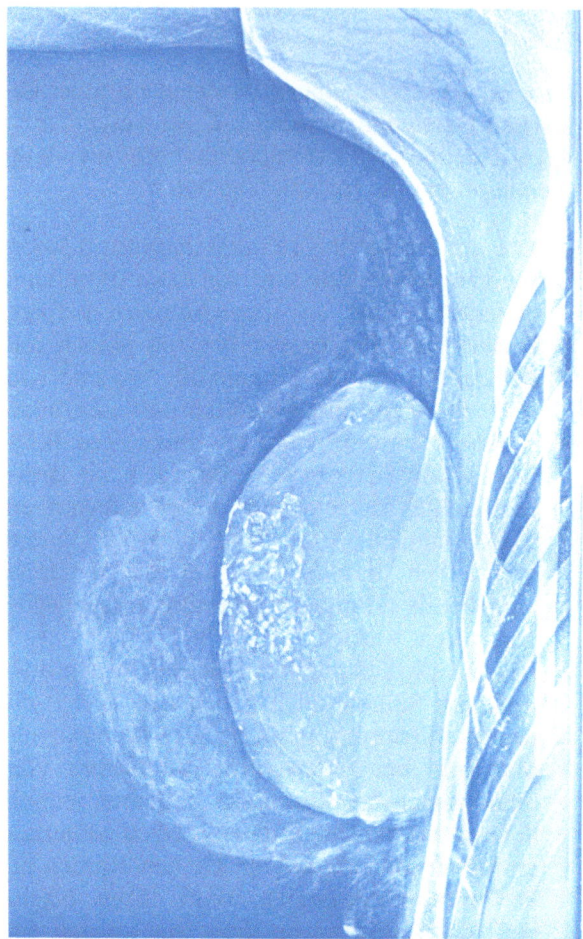

Abb. 2.4. Xeroradiographie mit deutlicher Verkalkung der Kapsel und Silikonomen in den Lymphgefäßen der Axilla 4 Jahre nach Implantatwechsel wegen Ruptur

In den USA werden derzeit gute Erfahrungen erneut mit Polyurethan-Schaumbeschichteten Silikonimplantaten (Même, Replicon der Fa. Polytech), bei denen die Rate der Kapselfibrose unter 1% liegen soll, gemacht. Möglicherweise verdrängen diese oder Silikonschaum-beschichtete Implantate (biocell, Mc Ghan) die derzeitigen mit glatten Oberflächen. Bei einem Implantatwechsel muß allerdings immer die ganze Kapsel mitexcidiert werden, da statt einer zellarmen Kapselfibrose ein starkes Granulationsgewebe (Abb. 3.10) versucht, den Schaumstoff zu phagozytieren.

2 Komplikationen

Trotz großer Fortschritte bei der Vermeidung der Kapselfibrose in den letzten 10 Jahren (Kortisonzusatz, Bewegen der Implantate und manuelle Kapselsprengung) bleibt immer noch ein gewisser Prozentsatz von Frauen, die innerhalb der ersten Wochen, aber auch erst nach Jahren, ein- oder beidseitig eine Kapselfibrose entwickeln. In unserem Krankengut konnte dieser Prozentsatz von 14% vor 1976 auf 4,9% mit Hilfe der 3 erwähnten Manipulationen gesenkt werden. Blutergüsse oder Serome spielen bei der Entwicklung einer kontraktilen Kapselfibrose ebensowenig eine Rolle wie das häufig angeschuldigte „bleeding". Dagegen liegen eindeutige Beweise vor (BURKHARDT et al. 1986; LEMPERLE u. EXNER 1988), daß eine Infektion mit apathogenen Hautkeimen, insbesondere Staphylococcus epidermidis die Hauptursache darstellt. Diese subklinischen Infektionen sind anfangs sehr schwer zu erfassen, da Bakterienabstriche wegen der Gefahr einer Implantatperforation schwierig abzunehmen sind.

Wir instillieren deshalb prophylaktisch in jede Implantathöhle 40 mg Gentamycin in 50 ml Kochsalzlösung am Ende der Operation.

Die in der Literatur (ELLENBERG 1977, EDER et al. 1981) beschriebenen und auch von uns beobachteten Hautausdünnungen betrafen ausschließlich Augmentationen, bei denen Triamcinolon (Volon-A) in die doppelwandigen Implantate instilliert wurde. Nur noch bei extremster Neigung zu rezidivierender Kapselbildung verwenden wir doppellumige Implantate mit jeweils 20 mg Triamcinolonzusatz, wobei wir die Patientinnen genauestens auf das Risiko der Hautausdünnung hinweisen.

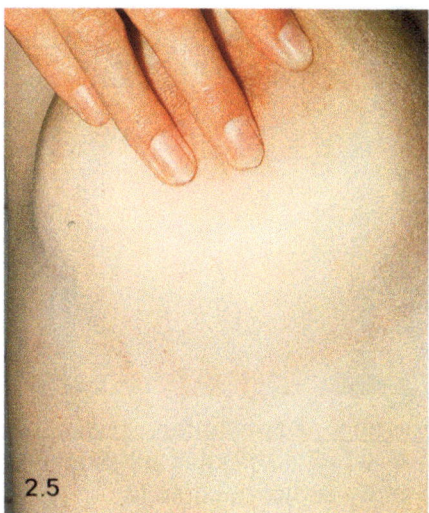

Abb. 2.5. Mondor-Zeichen; einige Wochen können thrombosierte Hautvenenstränge fühlbar und sichtbar werden, die von der Inframammarfalte bis in den Unterbauch ziehen können. Sie sind mitunter sehr schmerzhaft, verschwinden aber nach 3 Monaten wieder

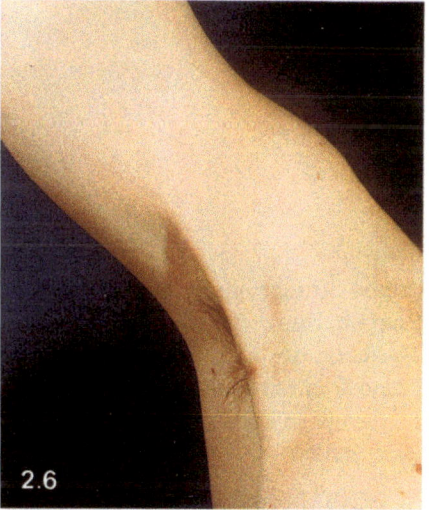

Abb. 2.6. Die Mondor-Stränge können bei allen Operationen an der Brust auftreten. Sie können auch in der Achselhöhle beim Heben des Armes unangenehm sein. Eine Therapie ist nicht notwendig

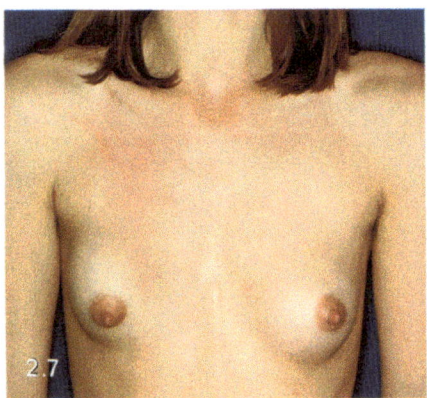

Abb. 2.7. Einseitige Kapselfibrose rechts, die wahrscheinlich auf eine Infektion mit Staphylococcus epidermidis zurückzuführen ist

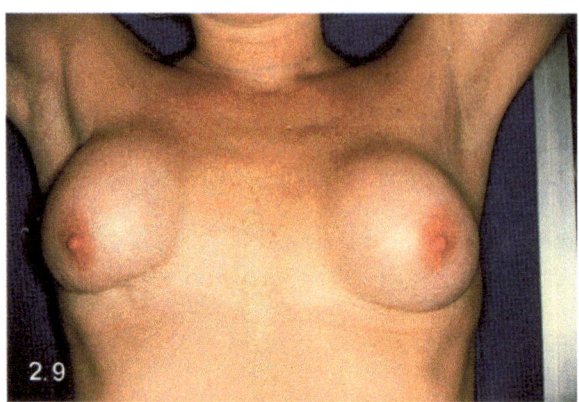

Abb. 2.9. Auch ein Implantat mit der geringsten Kapselbildung wird beim Anheben der Arme auffällig. Diese Patientin hat eine Kapselfibrose mit Dislokation (Baker III), die manuell nicht zu sprengen ist und deshalb einen Implantatwechsel erfordert

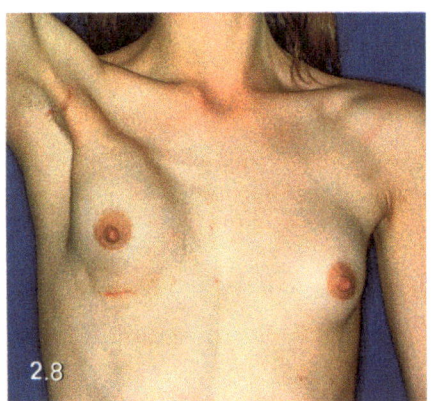

Abb. 2.8. Extreme Strangbildung zwischen Axilla und Inframammarlinie bei der gleichen Patientin beim Anheben des rechten Armes. Therapeutisch sind hier Triamcinolon (Volon-A)-Injektionen in die Stränge in Abständen von jeweils 4 Wochen zu empfehlen

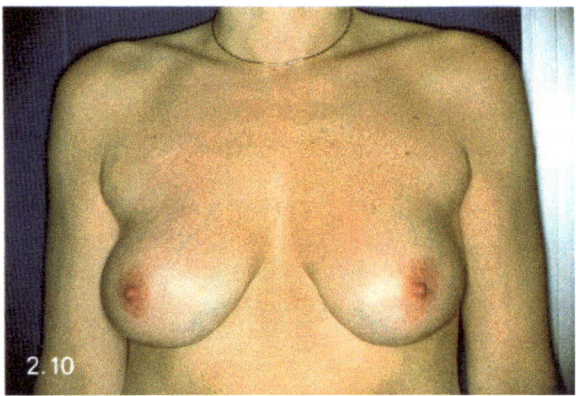

Abb. 2.10. Spricht eine Patientin stark auf die geringe Dosis von 12,5 mg Prednisolon an, so kann es innerhalb des 1. Jahres zu einer Lockerung der ganzen Brust und zu einem Tiefertreten der Inframammarfalte kommen. Bei dieser Patientin (dieselbe Patientin wie in Abb. 2.9), die wegen extremer Kapselfibrose einen Implantatwechsel auf doppellumige mit 50 mg Prednisolon bekam, mußten die Implantate nach 5 Monaten wieder in solche ohne Prednisolon ausgetauscht werden

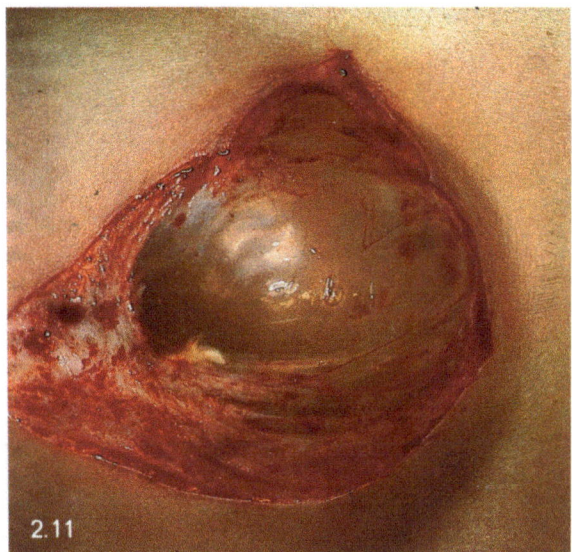

Abb. 2.11. Unter Kortison kann die Kapsel hauchdünn und gleichzeitig auch die Haut darüber ausgedünnt werden. Dies muß der Patientin gesagt werden. Der Kortisoneffekt ist in jedem Fall wieder reversibel nach Austausch des Implantats

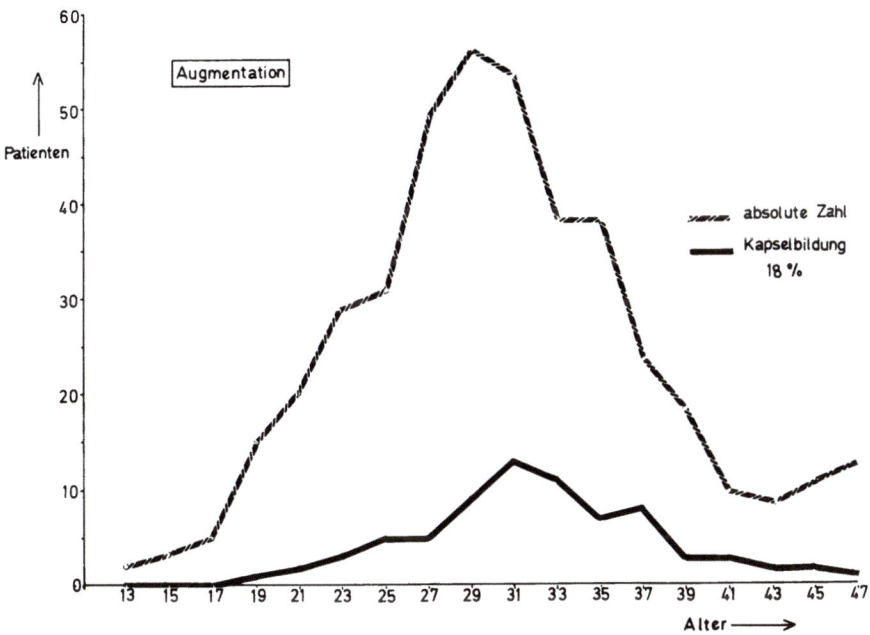

Abb. 2.12. Der Prozentsatz der Kapselfibrose bleibt in allen Altersstufen gleich. (Patientinnen mit einfachen Silikonprothesen, 1971–1978)

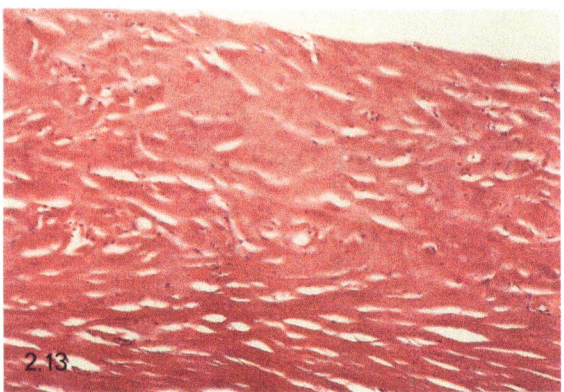

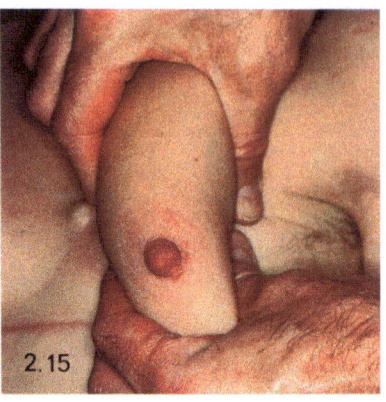

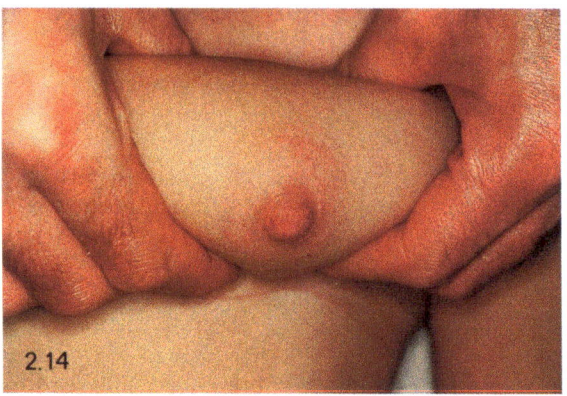

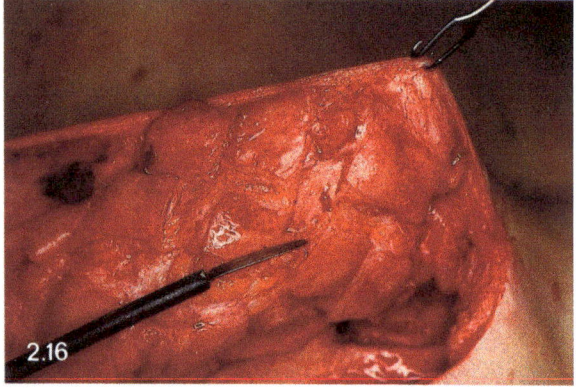

Abb. 2.13. Histologisches Bild einer konstriktiven Kapselfibrose. Beachtenswert sind die wenigen Kerne und fehlenden Blutgefäße. Die klinische und histologische Dicke einer Kapselfibrose hat nichts mit der klinischen Auffälligkeit zu tun. Wichtig für eine erfolgreiche Sprengung ist lediglich, daß die Kapsel (= Narbe) ausgereift ist; dies ist in der Regel erst nach 6 Monaten der Fall

Abb. 2.15. Nach kurzer Pause – die Ruptur schmerzt gewöhnlich nur wenige Sekunden lang – wird der gleiche kräftige Griff in vertikaler Richtung durchgeführt. Zu hoch sitzende Implantate können durch äußere Manipulation nicht tiefer gesetzt werden

Abb. 2.14. Manuelle Kapselsprengung: Um ein kreuzförmiges Aufreißen der fibrösen Kapsel zu erreichen, wird zunächst in horizontaler Richtung die Hülle mit einem kräftigen Druck auf die Basis zerrissen. Dabei steht der Chirurg am besten am Kopfende

Abb. 2.16. Gelingt die manuelle Sprengung auch nach 1 Jahr nicht, so muß bei der operativen Sprengung die Kapsel durch „Cross-hatching" mit dem Elektrokauter erweitert werden. Verschiedene Autoren empfehlen allerdings, die ganze Kapsel auszuschneiden

Aufgrund ihrer physiologischen Alterung erschlafft die Brust im Laufe der Jahrzehnte, wobei die Mamille tiefer tritt. Ein einmal eingebrachtes Silikonimplantat wird jedoch durch die Kapsel auf dem Brustmuskel fixiert und bleibt zeitlebens auf gleicher Höhe. Dies hat zur Folge, daß sich die Brust über dem Implantat senkt und die Brustwarze dabei nach unten schaut. Auf relativ einfache Weise kann die Brustwarze dann durch eine halbmondförmige Exzision von Haut wieder an die Stelle der größten Prominenz der Brust gebracht werden (Abb. 3.12–3.14).

3 Silikonome

Silikonome wurden vorwiegend in der Anfangszeit der manuellen Kapselsprengung, d.h. in den Jahren 1976 bis 1978 nach Ruptur eines Implantats gesehen. In den Jahren 1974 bis 1977 wurden von verschiedenen Herstellern sehr dünnwandige mit dünnem Gel gefüllte Prothesen angeboten, die bei der manuellen Kapselsprengung durchaus rupturieren konnten. Jede extrem weiche Brust, in der kein Implantat mehr zu tasten ist, ist auf eine Implantatruptur verdächtig. Klinisch kann man ein rupturiertes Implantat daran erkennen, daß das Gel nach dem Hochdrücken an der sitzenden Patientin wegen der starken Adhäsion zur Kapsel nur sehr langsam wieder in seine Ursprungslage zurückfällt. Verifiziert werden kann es durch die Mammographie oder besser durch die Xeroradiographie an seiner unebenen Oberfläche.

Ein rupturiertes Implantat bei intakter Kapsel könnte theoretisch durchaus belassen werden; das konstante „bleeding" führt aber möglicherweise im Laufe der Jahre zu Verkalkungen der Kapsel und deren Verdickung, so daß ein Implantatwechsel immer angezeigt ist.

Ist dagegen die Kapsel durch manuelle Sprengung eröffnet worden und das Implantat dabei rupturiert, so muß es sobald wie möglich entfernt werden, d.h. bevor die Brustmuskulatur das Gel in sich hineinpumpt, bevor es die axillären Lymphknoten erreicht und bevor es in der Gefäßnervenscheide des Oberarmes sogar bis zur Ellbeuge wandern kann (Abb. 3.7). Alle tastbaren

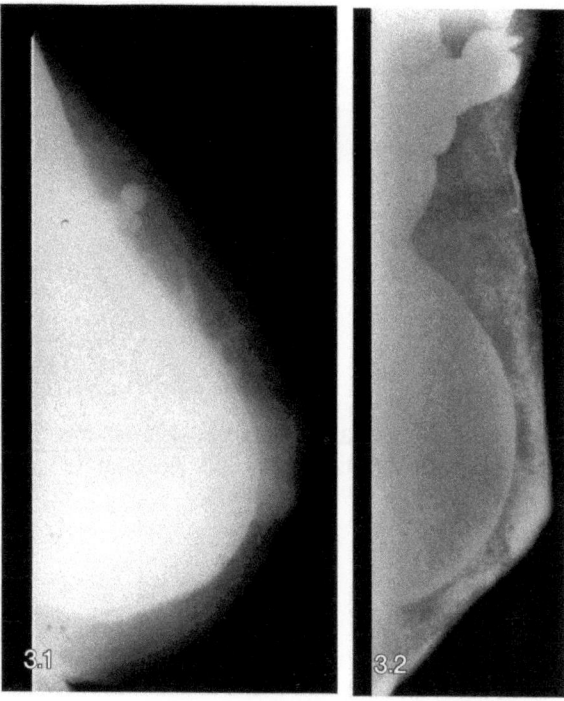

Abb. 3.1. Tastbare Knoten nach einer Augmentationsmammaplastik sind zunächst auf ein Silikonom verdächtig. Dieses kann am besten mit der Xeroradiographie (Abb. 2.4) objektiviert werden

Abb. 3.2. Insbesondere der Weg zur Axilla hin muß sorgfältig palpiert werden, da das Silikon durch die Pumpbewegung des M. pectoralis major und den Lymphabfluß dorthin transportiert wird

Silikonome, die sich innerhalb von Wochen bis Jahren entwickeln, müssen chirurgisch entfernt werden, und freies Gel muß ggf. mit dem Sauger aus der Muskulatur oder dem axillären Gewebe abgesaugt werden. Halbjährliche Kontrollen während der nächsten 5 Jahre sind unbedingt angezeigt.

14 Hypoplasien

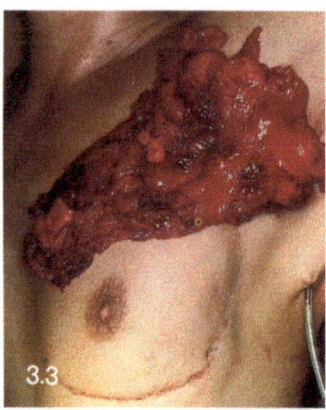

Abb. 3.3. Der gesamte Brustmuskel ist mit Silikonomen durchsetzt und muß deshalb in toto entfernt werden

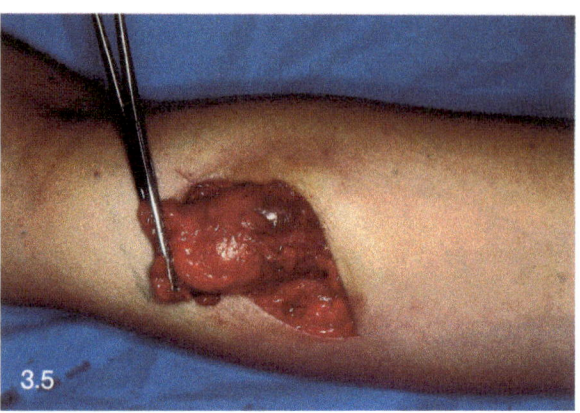

Abb. 3.5. Alle tastbaren Silikonknoten müssen unbedingt exstirpiert werden, obwohl bis heute keine Entartung dieser Riesenzellgranulome bekannt wurde. Insbesondere sollte eine totale Kapsulektomie erfolgen, wobei die Muskulatur gut inspiziert und abgetastet wird. Hier Exzision der stark infiltrierten Faszie der Oberarminnenseite

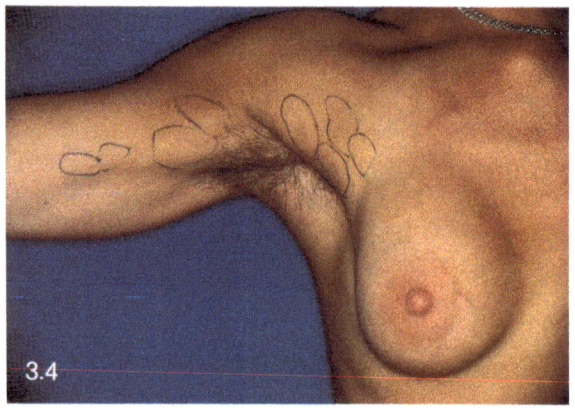

Abb. 3.4. Multiple Silikonome, die 3 Jahre nach einer manuellen Kapselsprengung auffällig wurden. In dieser Zeit ist das Silikon durch die Bewegungen entlang der Armmuskulatur und in die Septen gewandert. Es handelte sich um ein Weichgelimplantat mit dünner Hülle aus den Jahren 1974 bis 1976

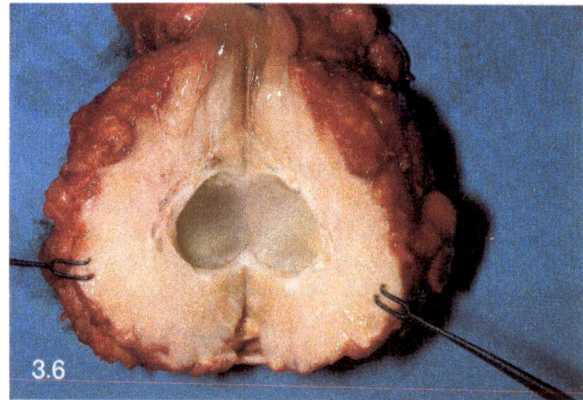

Abb. 3.6. Silikonom bei einer Koreanerin, 18 Jahre nach Injektion von Flüssigsilikon

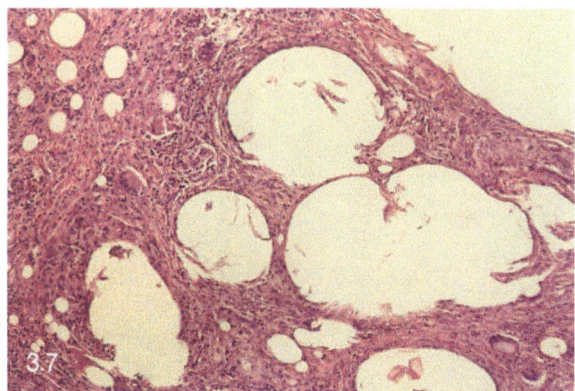

Abb. 3.7. Histologisch sind bei einem Silikonom multiple Vakuolen verschiedener Größe und v.a. Riesenzellen mit bis zu 50 Kernen auffällig. Theoretisch müßten nach Abschluß der Resorption des gesamten Silikonmaterials Silikonome auch wieder verschwinden

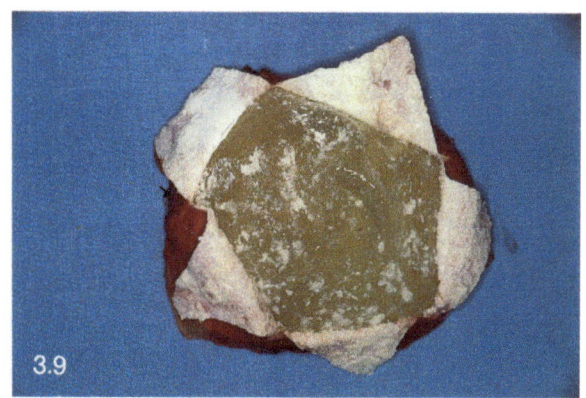

Abb. 3.9. Starke Verkalkung einer Kapsel, 21 Jahre nach Einbringen einer Prothese mit starkem „bleeding" (s. Abb. 2.4). Dies sind Ausnahmefälle, die nach der Implantation der heute erhältlichen Prothesen mit verstärkten Wänden (HP-Material, Teflonzwischenschicht) nicht mehr zu erwarten sind

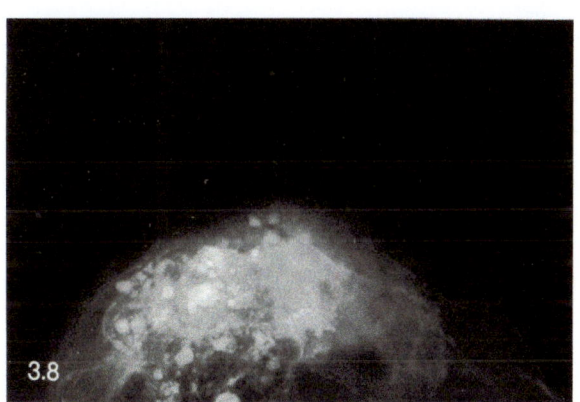

Abb. 3.8. Silikontropfen in der Mammographie (22 Jahre nach der Injektion von Silikonöl)

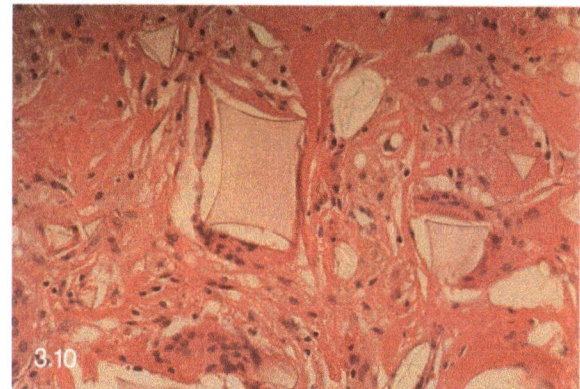

Abb. 3.10. Histologisches Bild einer Reaktion auf den Polyurethanüberzug der Ashley-Prothesen. Das Balkenwerk des Kunststoffs wird von Riesenzellen langsam abgebaut. Polyurethanüberzogene Prothesen (Replicon) erfahren z.Z. wieder eine Renaissance (Hester), da statt einer Kapselfibrose ein nicht kontraktionsfähiges Granulationsgewebe entsteht

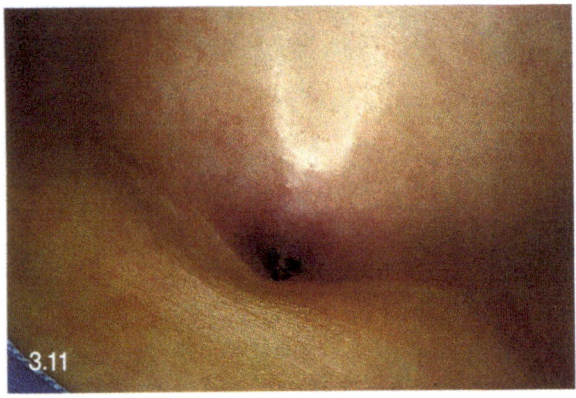

Abb. 3.11. Perforation der Haut über einer Falte des Implantats, die sich bei den Atembewegungen durchgescheuert hat. Therapie: offene Kapsulotomie, Anlegen einer Spüldrainage für 6 Tage (s. Abb. 15.28) und schichtweiser Verschluß der Perforationsstelle

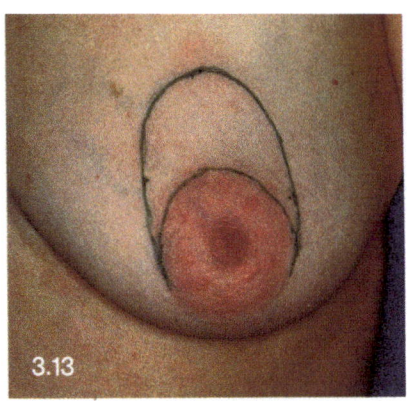

Abb. 3.13. Durch eine einfache halbmondförmige Hautexzision oberhalb derselben kann diese wiederum über die größte Projektion des Implantats gezogen werden

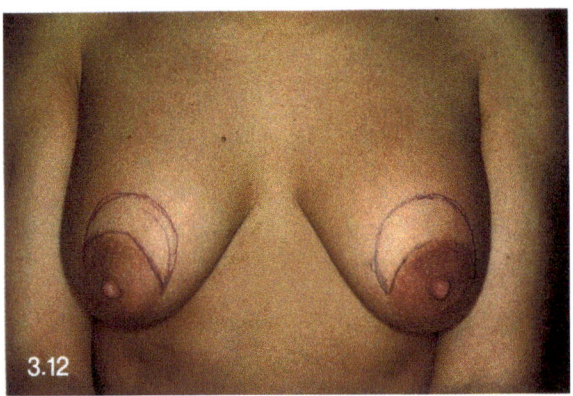

Abb. 3.12. Im Laufe der Jahre senkt sich die Mamille aufgrund der physiologischen Lockerung der Haut über dem Implantat und zeigt nach unten

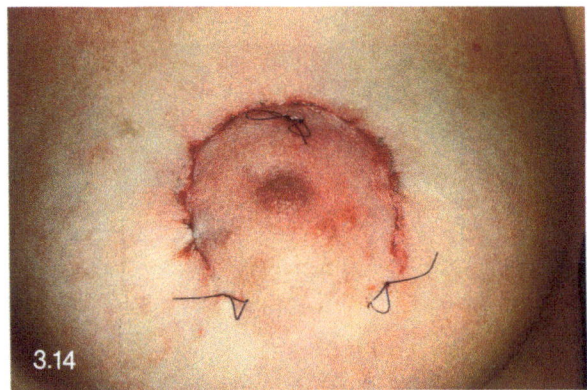

Abb. 3.14. Ende der ambulanten Operation. Das Korium der Mamille wurde am Korium der Haut mit versenkten monofilen resorbierbaren Fäden fixiert. Ein Silikonimplantat macht die altersbedingte Ptosis der Brust nicht mit, sondern bleibt auf Höhe der Inframammarfalte liegen

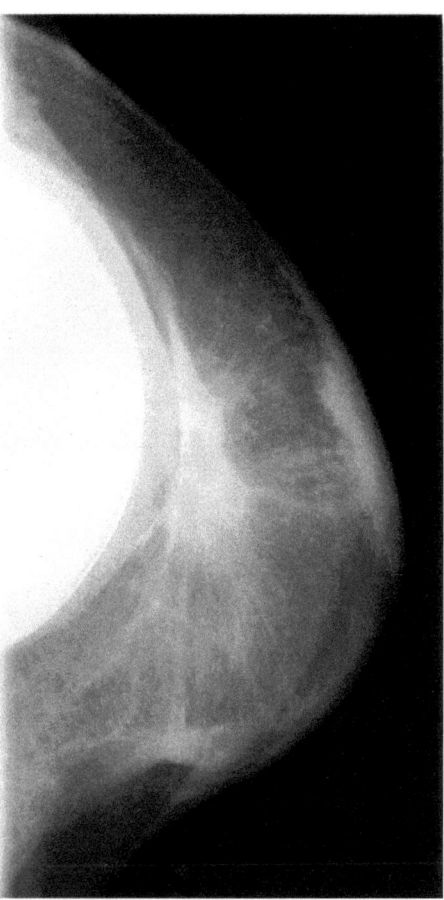

Abb. 3.15. Drei Monate nach einer manuellen Kapselsprengung (Abb. 2.14) wurde ein pflaumengroßer Knoten in der Brust getastet, der mammographisch stark auf ein Karzinom verdächtig war und auswärts operiert werden sollte. Es handelte sich jedoch mit Sicherheit um ein in Resorption begriffenes Hämatom über dem doppelwandigen Implantat

Literatur

Agris JR, Ding O, Wilensky RJ (1976) A dissector for the transaxillary approach in augmentation mammaplasty. Plast Reconstr Surg 57: 10

Baker JL, Bartels RJ, Douglas WM (1976) Closed compression technique for rupturing a contracted capsule around a breast implant. Plast Reconstr Surg 58: 137-141

Becker H (1987) Breast augmentation using the expander mammary prosthesis. Plast Reconstr Surg 79: 192-199

Burkhardt BR, Dempsey PD, Schnur PL, Tofield JJ (1986) Capsular contracture: a prospective study of the effect of local antibacterial agents. Plast Reconstr Surg 77: 919-930

Cronin TD, Gerow FJ (1964) Augmentation mammaplasty: a new „natural feel" prosthesis. In: Transact. III. Int Congr Plast Surg, I.P.R.S. Excerpta Medica, Amsterdam (Int Congr Series 66, pp 41-49)

De Cholnoky T (1970) Augmentation mammaplasty: Surgery of complications in 10941 patients by 265 surgeons. Plast Reconstr Surg 45: 573

Eder H, Lejour M, Smahel J (1981) Steroid related complications of double-lumen prostheses with cortisone. Chir Plast 6: 95-103

Ellenberg AH (1977) Marked thinning of breast skin flap after the insertion of implants containing triamcinolone. Plast Reconstr Surg 60: 755-758

Ellenberg AH, Braun H (1980) A 3½ year experience with double lumen implants in breast surgery. Plast Reconstr Surg 65: 307-313

Ferreira JA (1984) The various etiological factors of „hard capsule" formation in breast augmentations. Aesthetic Plast Surg 8: 109-117

Gassel WD, Eisenmann A, Kaffarnik H (1982) Die Mondor'sche Krankheit. Chir Prax 30: 635-637

Gayou R, Rudolph R (1979) Capsular contraction around silicone mammary prostheses. Ann Plast Surg 2: 62-71

Hartley JH (1976) Specific applications of the double lumen prosthesis. Clin Plast Surg 3: 247-263

Höhler H (1973) Breast augmentation: the axillary approach. Br J Plast Surg 26: 373-376

Höhler H (1977) Further progress in the axillary approach in augmentation mammaplasty: Prevention of incapsulation. Aesthetic Plast Surg 1: 107-113

Lemperle G (1979) Die Behandlung von Silikonprothesen für den Wiederaufbau und die Vergrößerung der weiblichen Brust. Schwester/Pfleger 18: 82-84

Lemperle G (1980) Unfavourable results after breast reconstruction with silicone implants. Acta Chir Belg 79: 159

Lemperle G, Exner K (1988) The effect of cortisone on capsule contracture in double lumen breast implants. Eur J Plast Surg (to be published)

Little G, Baker JL (1980) Results of closed compression capsulotomy for treatment of contracted breast implant capsules. Plast Reconstr Surg 65: 30-33

Perrin ER (1976) The use of soluble steroids within inflatable breast prothesis. Plast Reconstr Surg 57: 163-166

Peterson HE, Burt GB (1974) The role of steroids in the prevention of circumferential scaring in augmentation mammaplasty. Plast Reconstr Surg 54: 28

Vasquez B, Given KS, Houston GC (1987) Breast augmentation: a review of subglandular and submuscular implantation. Aesthetic Plast Surg 11: 101-105

Viñas JC (1966) Protesis mamarias por via axilar. Rev Actual Med 1: 1

Teil B

Hyperplasien

4 Reduktionsmammaplastik

Indikation

Echte Mammahyperplasien und Makromastien zeigen sich bereits in jugendlichem Alter und sollten auch in diesem operiert werden. Sie führen früh zu seelischen Alterationen wie Unsicherheit, Kontaktarmut und Minderwertigkeitsgefühl. Organische Störungen als Folge der zu schweren Brust sind Fehlhaltungen und Myogelosen im Bereich der Hals- und oberen Brustwirbelsäule, Schnürfurchenbildung und schmerzhafte Druckstellen auf den Schultern sowie intertriginöse Ekzeme in den Inframammarfalten. Behinderungen beim Sport und bei der Freizeitgestaltung führen zu Störungen im sozialen Bereich und mitunter zu neurotischen Fehlhaltungen.

Ist die Hypertrophie bereits bei einer 13jährigen extrem, d.h. rechtfertigt die Brustreduktion die verbleibenden - oft hypertrophen - Narben, so bleibt diesem Mädchen bei frühzeitiger Operation ein Leidensweg erspart. Sollte es trotzdem zu weiterem Brustwachstum kommen, so kann eine sekundäre Reduktionsmammaplastik im Alter von 18 Jahren durchaus angezeigt sein.

Die Abgrenzung einer Operation aus medizinischer Indikation und einer solchen aus ästhetischen Gesichtspunkten sollte von Fall zu Fall entschieden werden. Ein Resektat von über 400 g Brustgewebe stellt meistens eine medizinische Indikation dar, während eine Brustverkleinerung mit weniger Resektat als ästhetisch indiziert bezeichnet werden sollte. Ausnahmen mit psychischer Begründung sind z. B. eine extreme Ptosis bei einer jungen Frau, eine Asymmetrie und jede Art von Fehlbildung.

Ziel der verkleinernden Operation ist eine Brustform, die in ihren Ausmaßen den Körperproportionen entsprechen muß. Es ist deshalb gut, wenn der Operateur mehrere Verfahren beherrscht und sie je nach Alter, Hautbeschaffenheit und anatomischen Gegebenheiten einsetzen kann. Von den vielen angegebenen Verfahren zur Brustreduktion sei hier das in unserer Hand sicherste demonstriert: das Anzeichnen nach WISE (1956) und STRÖMBECK (1960) und Resezieren der unteren Quadranten. Damit eine möglichst kurze Narbe in der Inframammarfalte resultiert, haben wir die Anzeichnung durch Abrunden der medialen und lateralen Ecken modifiziert (Abb. 4.10).

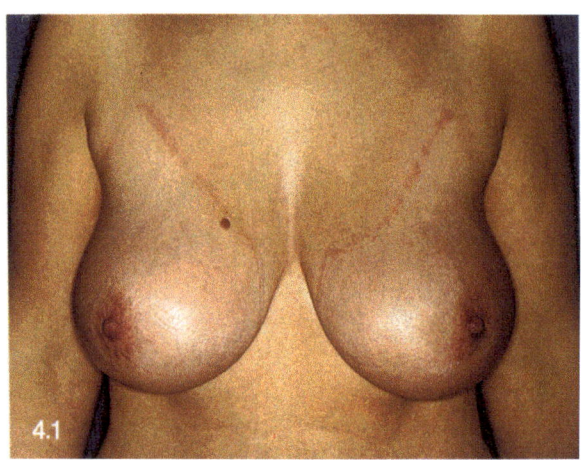

Abb. 4.1. 40jährige Patientin mit typischer altersbedingter Ptose einer früher großen und schönen Brust

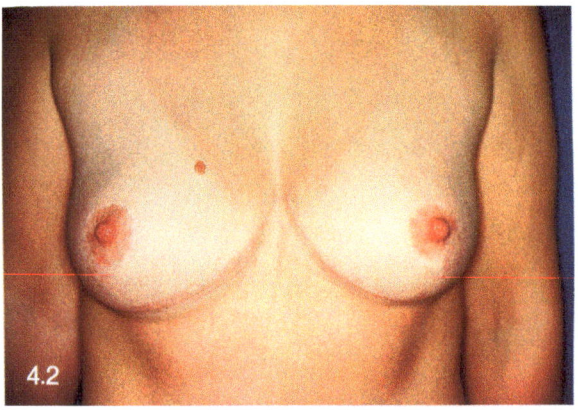

Abb. 4.2. Ein Jahr nach Reduktionsmammaplastik mit durchschnittlich auffälliger Narbenbildung

Abb. 4.3. Die Inframammarlinie setzt sich wie ein Gürtel um den gesamten Brustkorb fort. Ihre Höhe wird durch die Form des Brustkorbs und nicht durch die Elastizität der Haut bestimmt. Sie ist deshalb auch nicht veränderbar

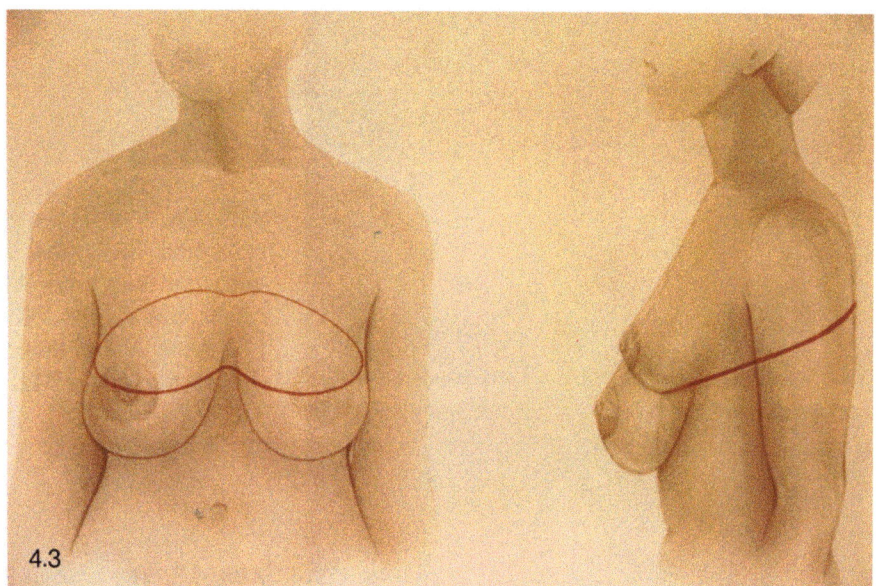

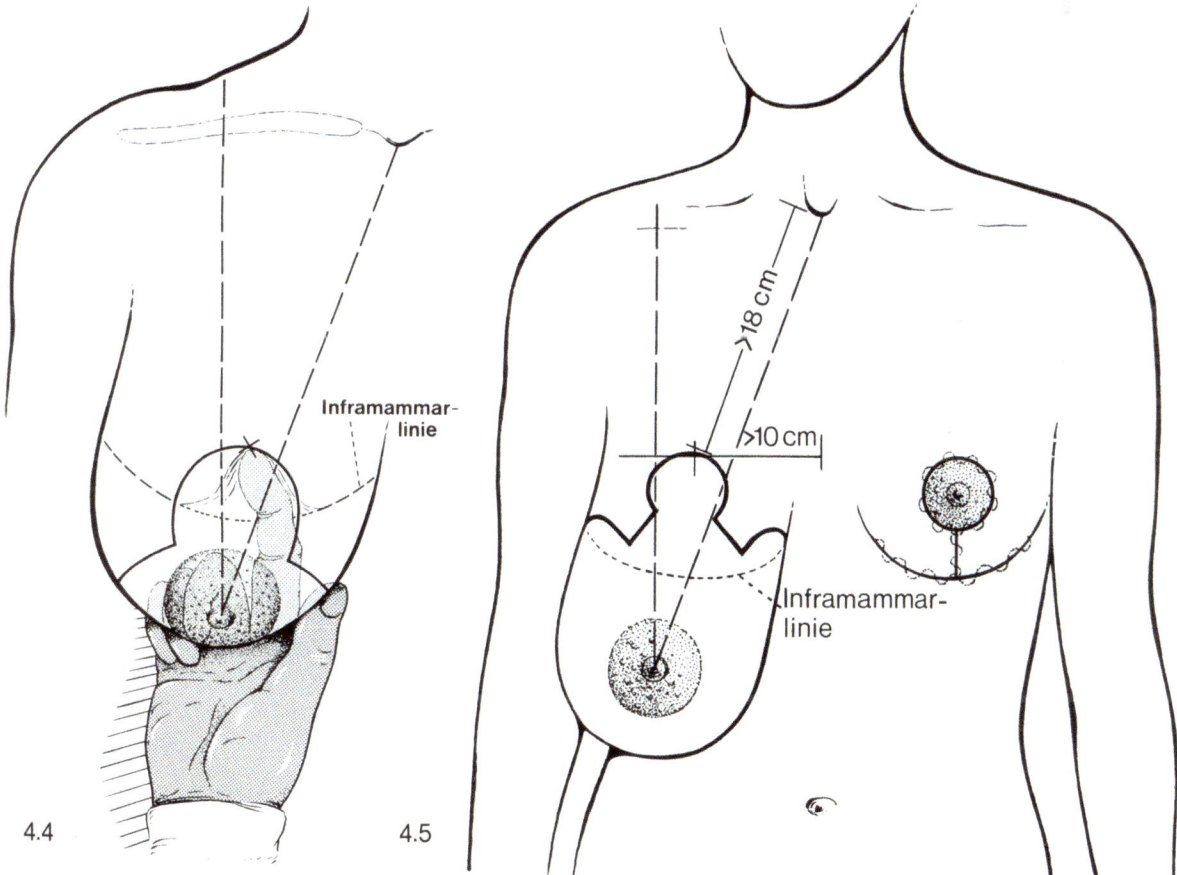

Abb. 4.4. Die Lokalisation der Mamillen sollte sich nicht an vorgegebenen Maßen orientieren, sondern wird durch einen Druck des Mittelfingers von der Inframammarlinie her bestimmt

Abb. 4.5. Die Oberkante des neuen Mamillenhofes sollte nicht näher als 18 cm am Jugulum und 10 cm von der Sternummitte lokalisiert werden

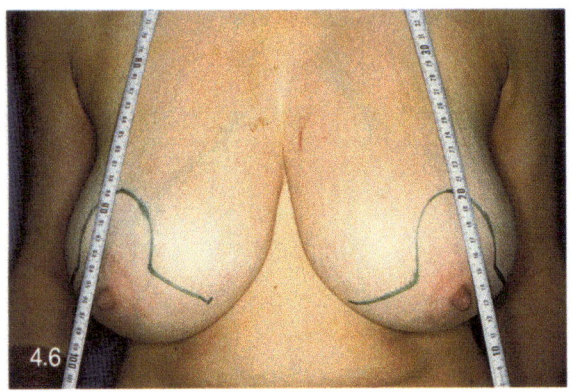

Abb. 4.6. Die Höhe der einen Seite kann dann mit einem Maßband, welches um den Hals gelegt wird und von einer Mamillenspitze zur anderen reicht, auf die andere Brust übertragen werden. Die neue Mamillenposition wandert leicht medialwärts an dem Maßband nach oben

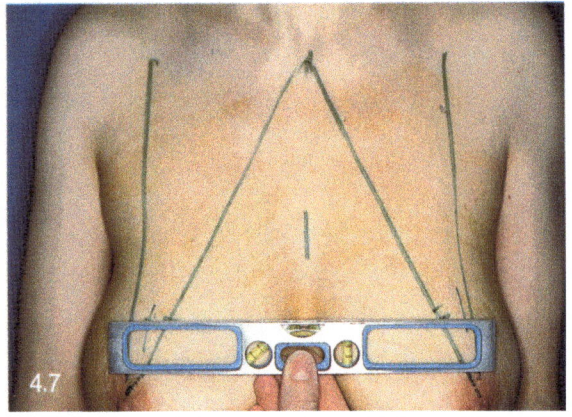

Abb. 4.7. Bei großen Brüsten wird die Mamillenspitze mit dem Jugulum durch einen Strich verbunden, dann eine Linie senkrecht nach oben gezogen und die Position des Oberrandes der Mamille durch Halbieren der horizontalen Entfernung zwischen den beiden Linien bestimmt. Bei der Übertragung dieser Linien auf die andere Seite leistet eine Wasserwaage gute Dienste

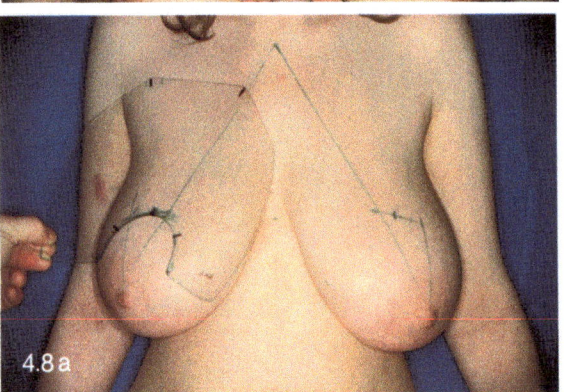

Abb. 4.8. a, b. Jetzt wird mit der von Wise (1956) und Strömbeck (1964) angegebenen Schablone das zu resezierende Areal angezeichnet (**a**). Wir haben dieser Schablone weitere 2 Schablonen für große Brüste hinzugefügt **b** (s. Abb. 4.8 b)

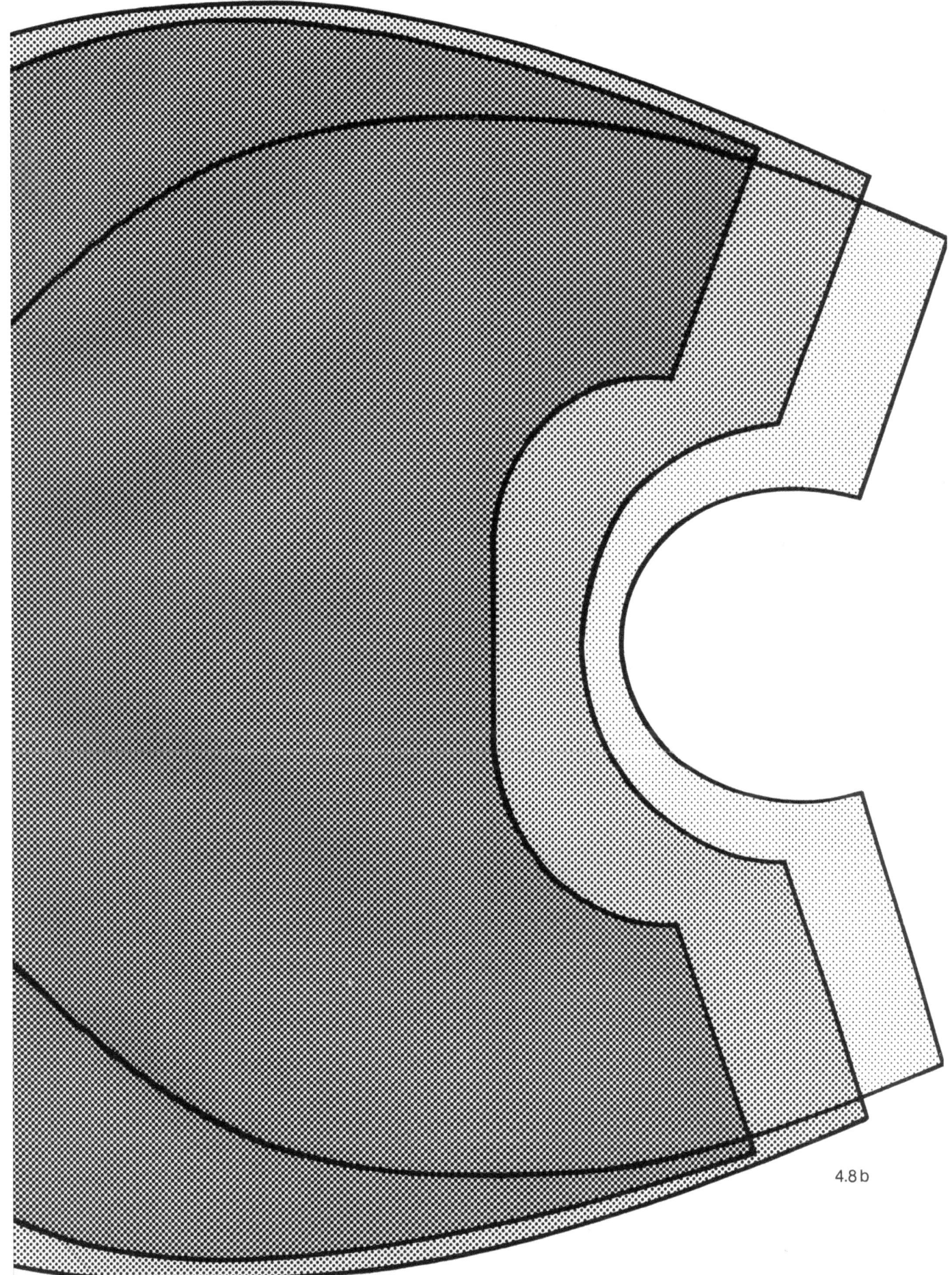

4.8 b

24 Hyperplasien

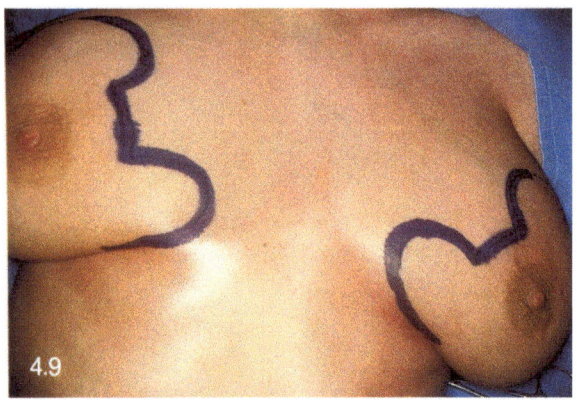

Abb. 4.9. Der 1. Schritt auf dem Operationstisch ist das Umschneiden der markierten Fläche. Um die spätere Narbe in der Inframammarfalte möglichst klein zu halten – sie wird im medialen Anteil sehr oft hypertroph und auffällig – haben wir die sonst üblichen spitzen Winkel an allen 4 Seiten abgerundet, damit wir diese Rundung bei der Neuformung der Brust als oberen Wundrand verwenden können

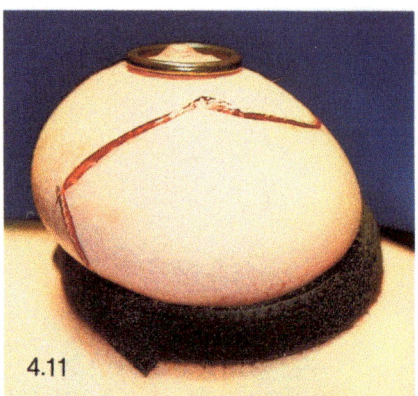

Abb. 4.11. Für die nun folgende Deepithelisierung des perimamillären Bereichs hat sich ein Klettenband bewährt, welches kräftig um die Basis der Brust geschlungen wird

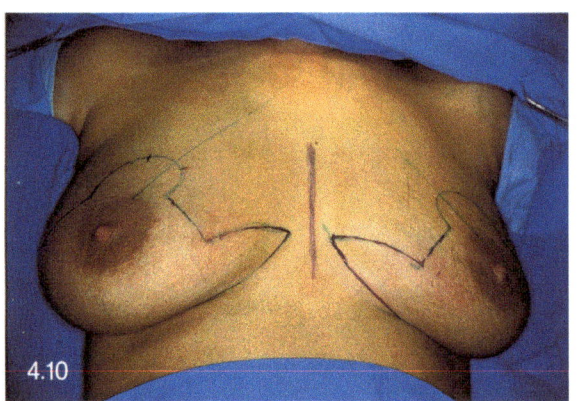

Abb. 4.10. Bei älteren Patientinnen mit hypertropher Narbenbildung können die horizontalen Exzisionslinien nach medial und lateral spitz zulaufen

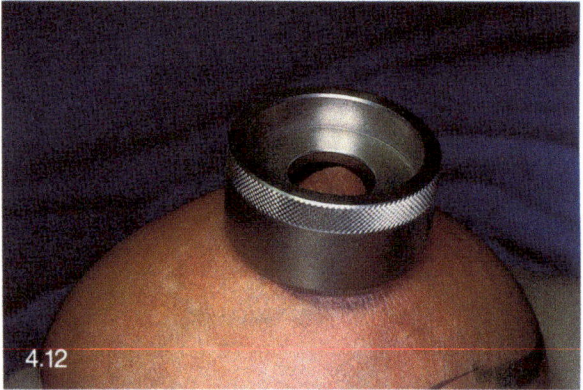

Abb. 4.12. Der Umfang der neuen Mamille kann mit Hilfe eines Gardinenringes angezeichnet oder eines „cookiecutter" (Fa. Padgett) umschnitten werden

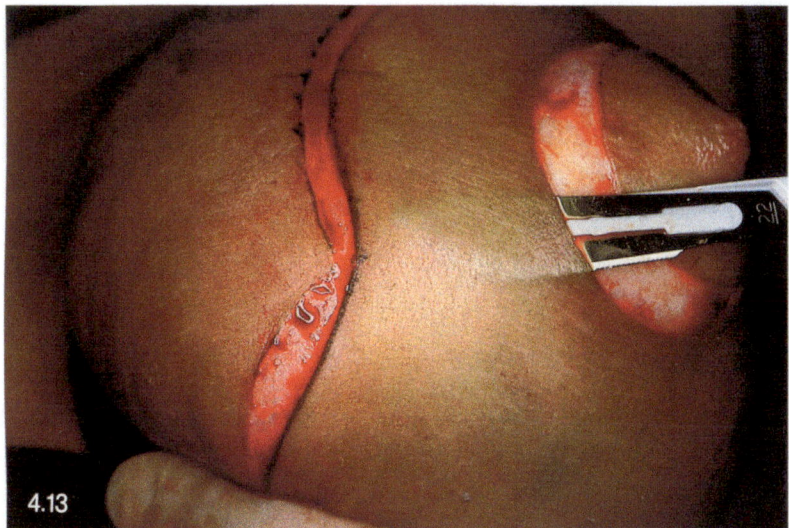
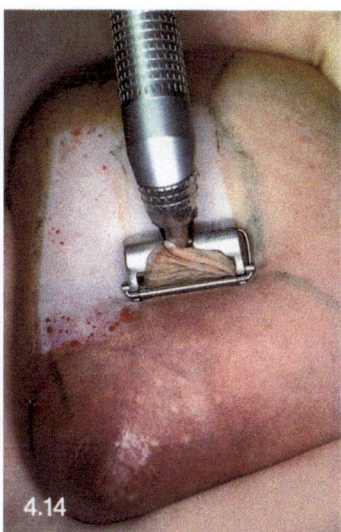

Abb. 4.13. Deepithelisierung im Korium

Abb. 4.14. Das Deepithelisieren kann bei großen Brüsten durch die Verwendung eines Minidermatoms (Fa. Aesculap, Fa. Link) sehr beschleunigt werden. Leider werden die Klingen schnell stumpf, d.h. man braucht bis zu 3 für jede Seite (!)

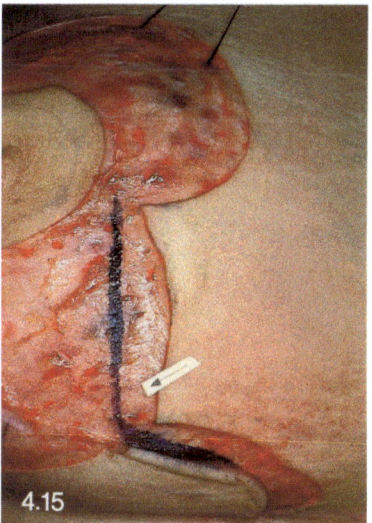

Abb. 4.15. Bei der Resektion empfiehlt es sich, an den senkrechten Rändern Korium stehenzulassen, über dem die beiden stark unter Spannung stehenden Seiten dann mit versenkten Einzelknopfnähten adaptiert werden

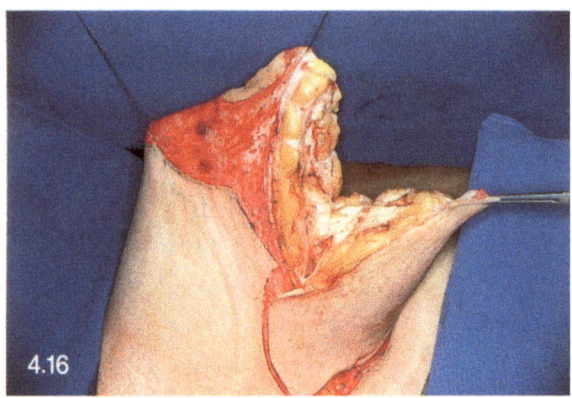

Abb. 4.16. Die Resektion erfolgt nach Anheben der Mamille in horizontaler Richtung auf das Zentrum der Brustdrüse zu

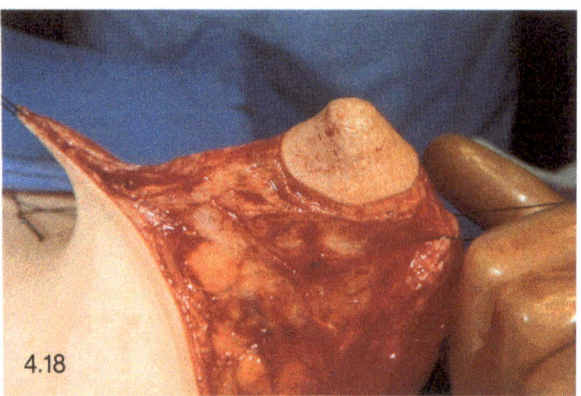

Abb. 4.18. Bei großen Resektionen sollte das ganze Gewebe unterhalb und um die Mamille herum entfernt werden, damit die Durchblutung des Mamillenstiels dieses Gewebe nicht mitversorgen muß; 1 cm dickes retromamilläres Gewebe ist ausreichend. Am Schluß der Resektion muß aus den medialen wie lateralen Enden weiteres subkutanes Fettgewebe entfernt werden, damit beim Zusammenziehen keine Tüten entstehen

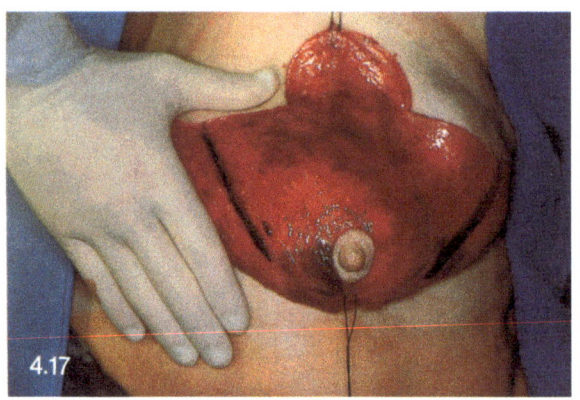

Abb. 4.17. Entscheidend ist die Dicke des ernährenden Mamillenstiels. Bei großen Resektionen hat es sich bewährt, sich für den zu belassenden Stiel die Form und Größe der eigenen Hand vorzustellen, wobei die Mamille über den Fingernägeln liegt. Eine derart gestielte Mamille läßt sich gut bis zu 25 cm nach oben schieben

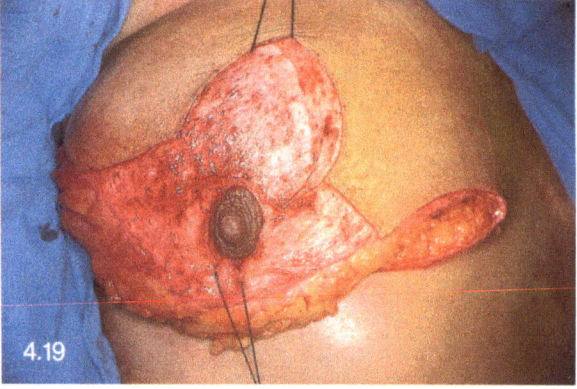

Abb. 4.19. Jetzt müssen die Wundränder 1-2 cm weit unterminiert werden und nach Hochschieben der Mamille zunächst die vertikalen Ränder mit versenkten Einzelknopfnähten und einer Intrakutannaht verschlossen werden

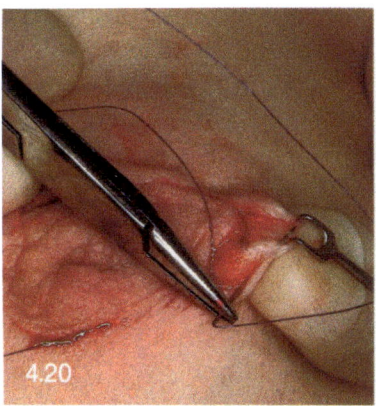

Abb. 4.20. Die Mamille wird zunächst mit 4 Einzelknopffäden in ihrer neuen Position fixiert und dann die Wundränder intrakutan adaptiert. Dabei sollten die Ein- und Ausstichstellen im Mamillenhof liegen, damit später die Stichkanäle nicht sichtbar sind

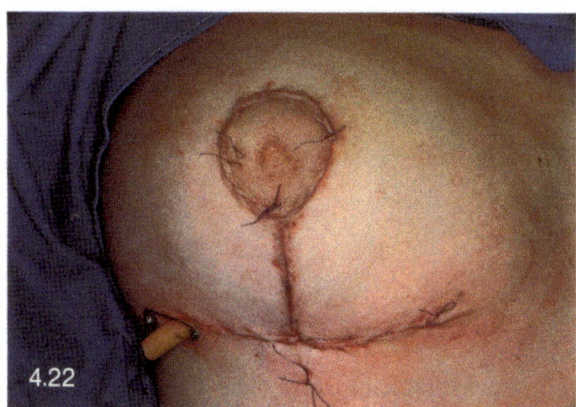

Abb. 4.22. Um eine möglichst kurze horizontale Narbe zu erhalten (s.Abb.4.9) muß der kaudale Wundrand stark plissiert und etwaige Tüten nachreseziert werden. Am Ende der Operation wird lateral eine Halbrohrdrainage aus Gummi für 2 Tage eingelegt (eine Redon-Drainage saugt sich meistens fest). Einzelknopfnähte sollen unbedingt am 4.Tag, die perimamillären Intrakutanfäden am 8.Tag und die Fäden in der Inframammarlinie nach 4 Wochen entfernt werden

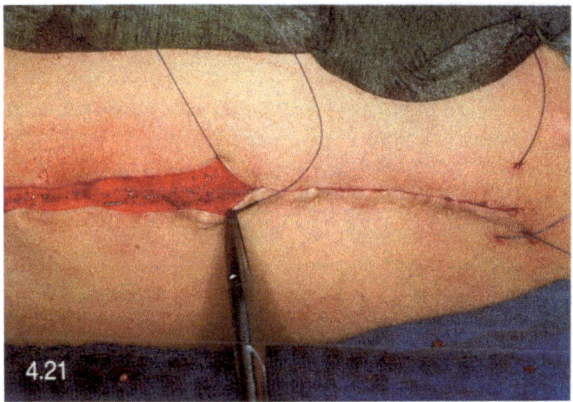

Abb. 4.21. Auch die Horizontalnaht sollte intrakutan genäht werden, da besonders bei jungen Frauen immer mit einer hypertrophen Narbenbildung zu rechnen ist

28 Hyperplasien

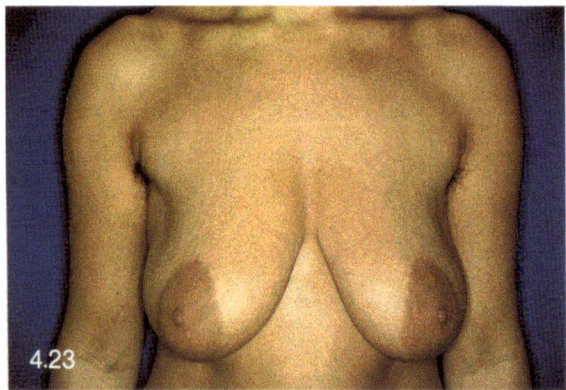

Abb. 4.23. Stark erschlaffte Brüste bei einer 45jährigen Patientin

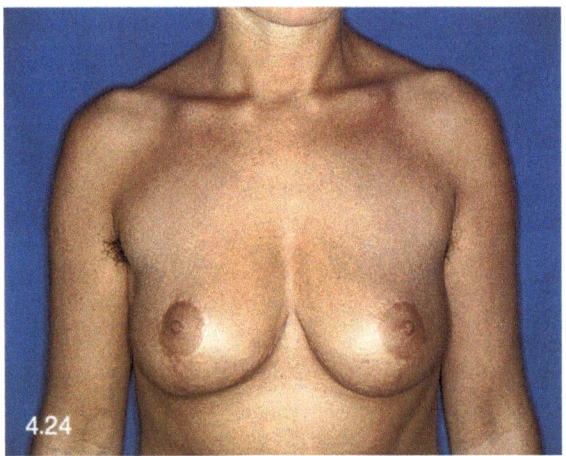

Abb. 4.24. Gutes postoperatives Ergebnis 1 Jahr später

5 Andere Methoden

Während der letzten 17 Jahre haben wir bei mehr als 3000 Reduktionsmammaplastiken die verschiedensten Methoden angewandt. Die von PITANGUY 1960 (PITANGUY 1967) angegebene Reduktion mit Lokalisation der Mamillen am Ende der Operation haben wir 1978 verlassen, da die Mamillen nie 100%ig symmetrisch saßen. Der von MCKISSOCK 1972 angegebene vertikale Mamillenstiel ist in ungeübter Hand mit einem Durchblutungsrisiko behaftet. Außerdem wird die Innervierung der Mamille dabei mit Sicherheit unterbrochen (JAEGER und SCHNEIDER 1982).

Bei der L-förmigen Schnittführung erspart man der Patientin zwar eine Narbe in der medialen Inframammarfalte – jedoch auf Kosten einer Verlängerung nach lateral. MEYER (1979) schreibt selbst, daß es mitunter notwendig wird, die Exzision nach medial hin zu verlängern, da sonst eine Tüte oder Ausbeulung der Brust in medialen unteren Quadranten bestehenbleibt (MEYER u. KESSELRING 1979). Wir haben auch den L-förmigen Schnitt wieder verlassen und glauben, daß ein umgekehrtes T als Folge einer Hautresektion in vertikaler und horizontaler Richtung für eine optimale Brustform einfach notwendig ist.

Neu an den Verfahren der Brustreduktion ist lediglich, daß heute größerer Wert auf eine möglichst kurze Narbe in der Inframammarlinie gelegt wird, wie dies von MARCHAC (MARCHAC u. DE OLARTE 1982; MAILLARD 1986; LEJOUR et al. 1987) beschrieben wird.

Die Narben *auf* der reduzierten Brust werden in der Regel unauffälliger als *in* der Inframammarlinie. MAILLARD (1986) hat deshalb eine Methode inauguriert, bei der die Haut um die Mamille herum wie bei einer Irisblende gestrafft wird. Auf der unteren Brusthälfte resultiert eine Z-förmige Narbe. Wir können diese Methode (Abb. 15.7–15.15) nur für jugendliche Brüste empfehlen, da praktisch immer Tüten entstehen, die eine Verlängerung der Schnittränder nach medial und lateral notwendig machen (Abb. 15.14).

Eine freie Mamillentransplantation wurde in unserem Krankengut in den letzten 10 Jahren nicht mehr notwendig. Resektionsvolumina bis zu 1500 g pro Brust lassen sich erfahrungsgemäß ohne Risiko für die Mamillendurchblutung entfernen: bei relativ lockeren Brüsten gut nach der angegebenen Modifikation nach STRÖMBECK, bei festen jugendlichen Brüsten besser nach der von ROBBINS (1977) angegebenen Methode der kaudalen Basis des Mamillenstiels (Abb. 5.2). Trotzdem ist allen in der Resektion von Brustdrüsengewebe weniger erfahrenen Chirurgen zu raten, ab einem Resektionsvolumen von ca. 1000 g die sichere Methode der freien Mamillentransplantation anzuwenden. Diese Methode hat den großen Vorteil, daß postoperativ die Mamillen nicht einige Wochen eingezogen sind (Känguruhmamille), wie dies bei der STRÖMBECK-Methode ohne Entfernung einer supramamillären Scheibe bei großen Brüsten häufig der Fall ist. Sie ist dagegen zeitaufwendiger, wobei grundsätzlich *ein* Operateur die pyramidenförmige Resektion auf beiden Seiten nacheinander durchführen sollte.

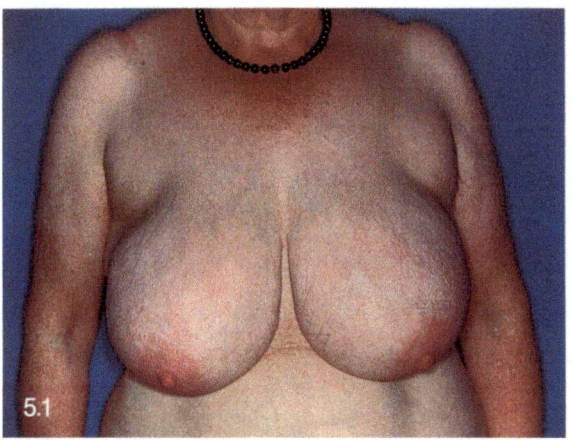

Abb. 5.1. Sind die Brüste sehr groß und das Brustdrüsengewebe hart, so empfiehlt sich die Methode mit einem kaudal basierten Mamillenstiel nach Robbins (1977)

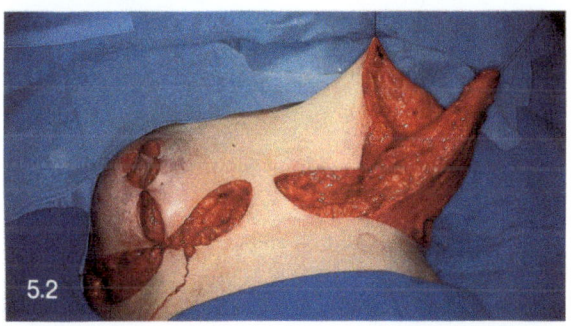

Abb. 5.2. Auch hier sollte der kaudale Stiel der Mamille in etwa der Form und Größe der Hand des Operateurs entsprechen

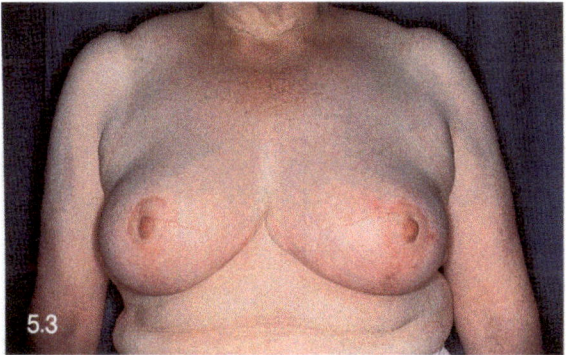

Abb. 5.3. Postoperatives Ergebnis

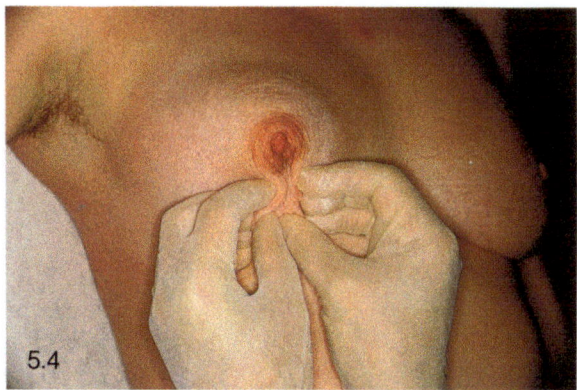

Abb. 5.4. Ist die Brust nur in den unteren Quadranten durchgesackt, so muß die Mamille nicht angehoben werden

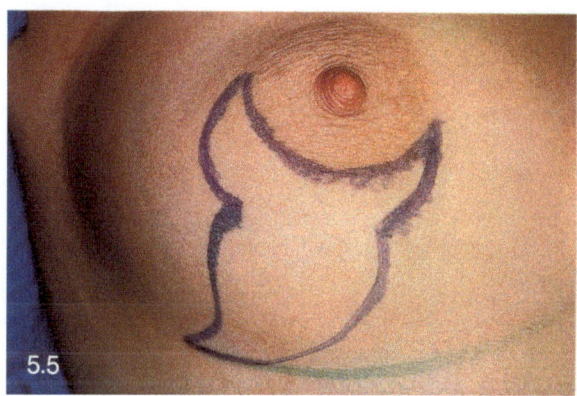

Abb. 5.5. Es empfiehlt sich hier die „devil's excision"

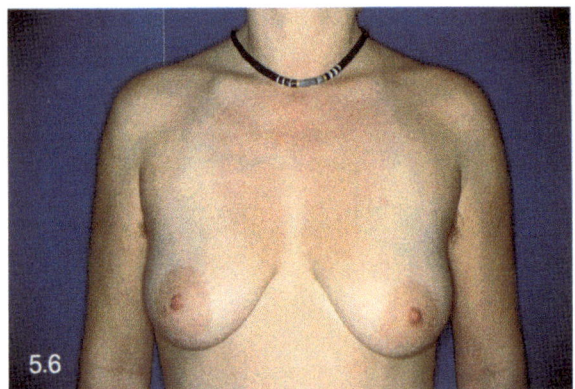

Abb. 5.6. Vor einer Bruststraffung

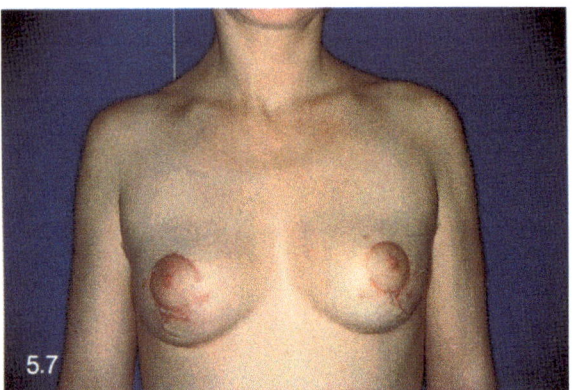

Abb. 5.7. Zwei Wochen nach L-förmiger Schnittführung und Mamillen-Versetzung

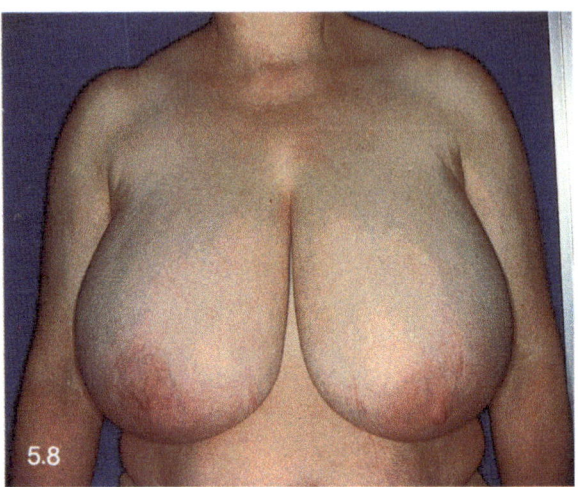

Abb. 5.8. Brüste bis zu dieser Größe können durchaus unter Belassung eines langen Mamillenstiels reseziert werden, wenn bei der Resektion an die Größe einer ausgestreckten Hand für das verbleibende Gewebe gedacht wird (s. Abb. 4.17)

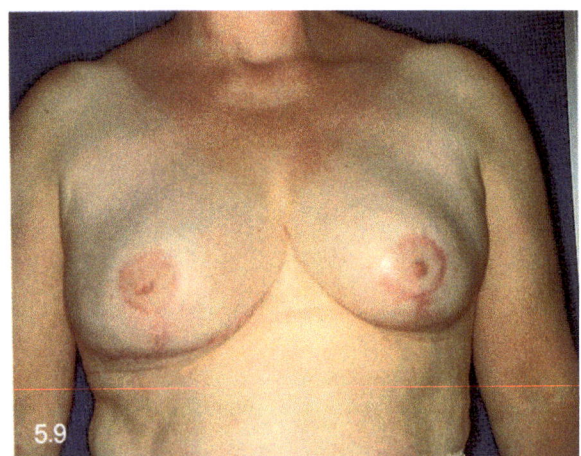

Abb. 5.9. Postoperatives Ergebnis

Abb. 5.10. Die Stillfähigkeit ist bei großen Brüsten erfahrungsgemäß nicht gut. Das verbliebene obere Drittel des Brustdrüsengewebes reicht jedoch mitunter für die Ernährung des Säuglings aus

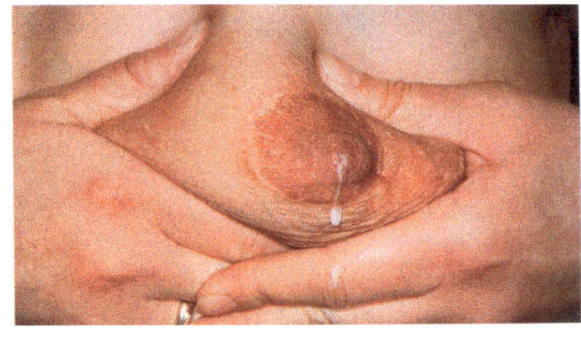

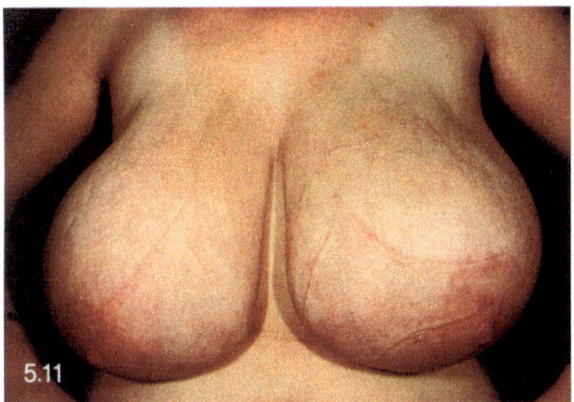

Abb. 5.11. Dagegen sollten Brüste, bei denen voraussichtlich mehr als 1300 g Drüsengewebe entfernt werden muß, mit einer freien Mamillentransplantation rekonstruiert werden

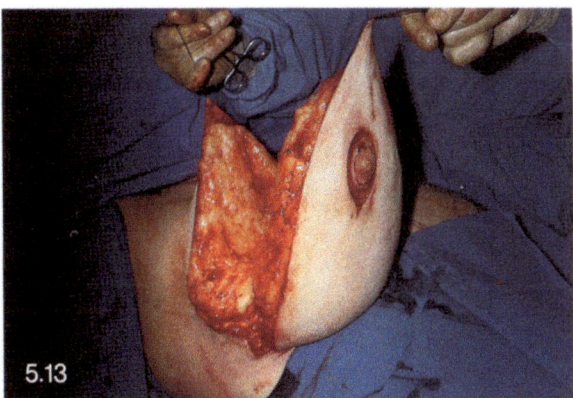

Abb. 5.13. Nach Umschneiden der Mamille in der Dicke eines Vollhauttransplantats wird diesmal der Oberrand der Umschneidungsfigur inzidiert und das Gewebe in horizontaler Richtung reseziert

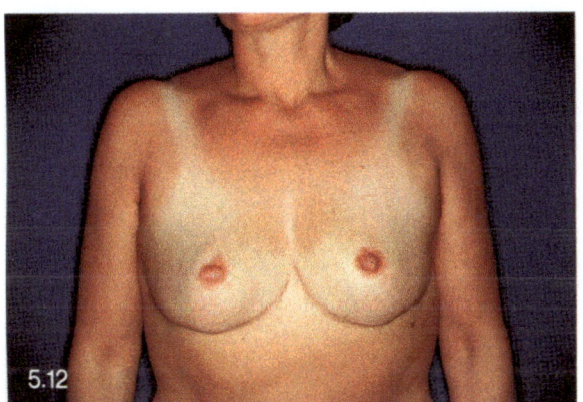

Abb. 5.12. Postoperatives Ergebnis 1 Jahr später. Aus einer Matrone (s. Abb. 5.11) ist eine bewegliche, wesentlich jünger wirkende Frau geworden

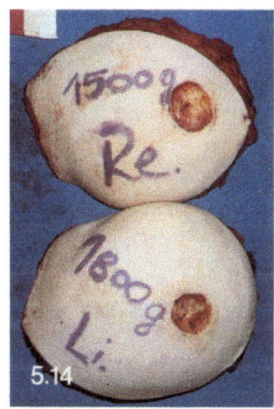

Abb. 5.14. Die beiden Resektate

32 Hyperplasien

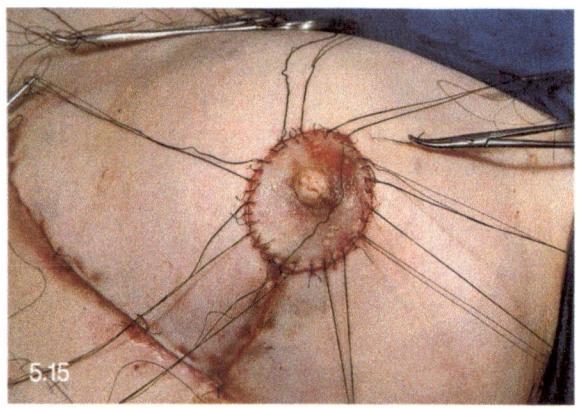

Abb. 5.15. Einnähen der Mamille, wobei diese in ganzer Dicke transplantiert werden kann. Selten wird dabei die Spitze oberflächlich nekrotisch

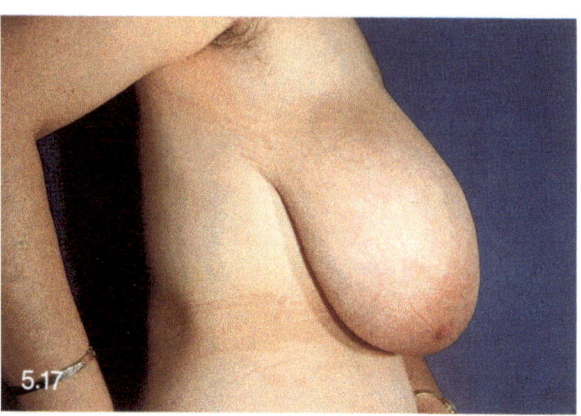

Abb. 5.17. Dieselbe Patientin wie in Abb. 5.11 präoperativ

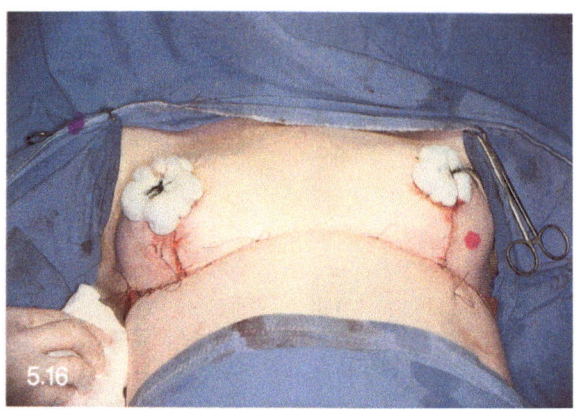

Abb. 5.16. Aufdrücken der freien Transplantate mit Hilfe eines Schaumstoffbolus während 8 Tagen

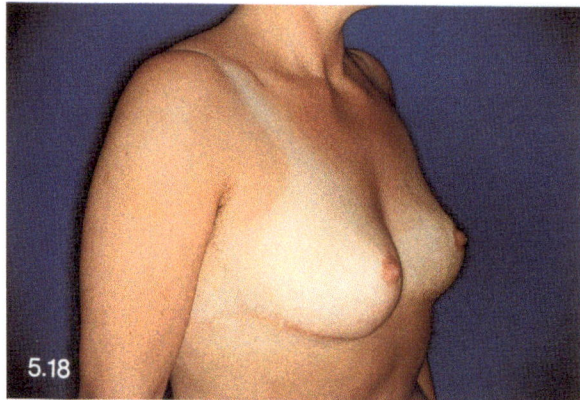

Abb. 5.18. Postoperativ: Man beachte die gute Projektion der Mamillen nach freier Transplantation. Die Stillfähigkeit sistiert selbstverständlich damit

6 Korrekturoperationen

Die häufigsten Klagen nach einer Reduktionsmammaplastik betreffen eine hypertrophe Narbenbildung, die insbesondere bei jungen Frauen um die Mamillen herum und in der Inframammarfalte sehr auffällig sein kann. Da die Methode der Wahl bei hypertrophen Narben die Druckbehandlung ist, hat sich hier ein festsitzender Büstenhalter bewährt, dessen horizontales Gummi direkt auf die Narbe in der Inframammarfalte drückt. Er sollte insbesondere auch nachts getragen werden und kann in der Regel bereits nach 3 Monaten weggelassen werden. Die zurückbleibenden, mitunter bis 1 cm breiten Narben können dann 1 Jahr später ambulant exzidiert werden, wobei es sich bewährt hat, zunächst nur Narbenstrecken bis zu 8 cm zu exzidieren, damit der Körper nicht erneut zu hypertropher Narbenbildung angeregt wird. Die verbliebenen Narben können dann 6 Monate später ebenfalls in kleinen Schritten exzidiert werden. Dabei haben sich eine doppelt intrakutane Naht oder versenkte resorbierbare Nähte, verbunden mit einer intrakutanen Naht, am besten bewährt.

Intraläsionale Injektionen von Triamcinolon (Volon-A) mit dem „Dermojet" (Fa. Padgett) führen wohl zu einer schnelleren Narbenregression; die Narben bleiben jedoch dann breiter und müssen doch nachexzidiert werden.

Mamillennekrosen sollten bei den heute ausgefeilten Operationstechniken und der Möglichkeit, auch bei festen jugendlichen Brüsten ggf. eine freie Mamillentransplantation durchzuführen, nicht mehr auftreten. Ist die Mamille am Ende der Operation weiß oder livide, so kann zunächst der Versuch mit Dextran 40 (Rheomacrodex) und Trental i.v. zur Viskositätssenkung des Blutes gemacht werden (FLEIGE 1983). Hat sich die Farbe innerhalb von 2 h nicht gebessert, so sollten die Mamillennähte und die Vertikalnaht wieder eröffnet werden, damit sich die prolabierte Mamille erholen kann; 5-8 Tage später kann sie problemlos wieder eingenäht werden, nachdem bis dahin 2mal täglich 250 ml Dextran 40 und 150 mg Trental gegeben wurden.

Ist es zu Fettgewebenekrosen, Wundheilungsstörungen oder Hämatomen gekommen, so sollte frühzeitig chirurgisch interveniert und eine Se-

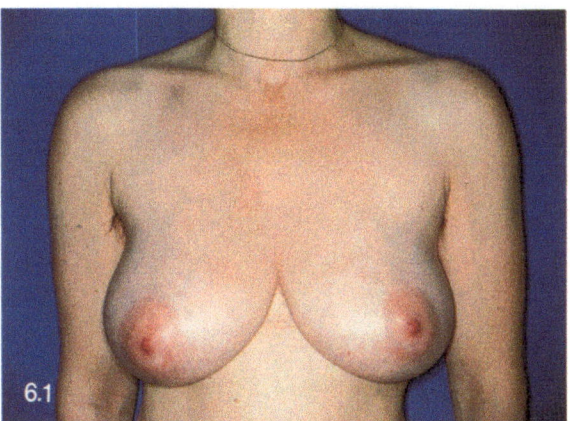

Abb. 6.1. 28jährige Patientin mit mittelgradiger Hypertrophie und Ptose

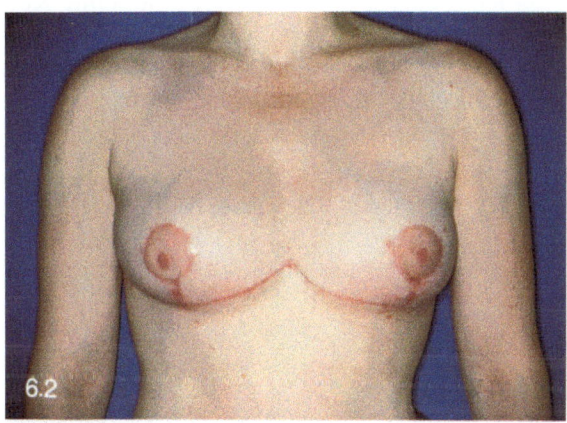

Abb. 6.2. Zwei Monate nach der Reduktionsmammaplastik deutet sich bereits eine hypertrophe Narbenbildung an. Leider wurde hier die Schnittführung nach medial durchgezogen (s. Abb. 4.10)

kundärnaht angestrebt werden. Bei uns hat sich dabei zur Infektionsprophylaxe Gentamycin als Lokalantibiotikum sehr bewährt.

34 Hyperplasien

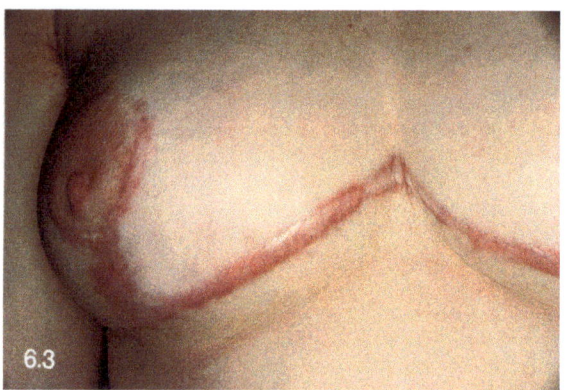

Abb. 6.3. Ein Jahr später ist die Narbenbildung bereits regressiv. Dieser Fall zeigt jedoch, wie wichtig es ist, die Narbe in der Inframammarfalte so kurz wie möglich zu halten (s. Abb. 4.9). Hier kann durchaus eine spätere ambulante Korrektur etwaiger Tüten in Kauf genommen werden. Der Druck eines postoperativ getragenen BH verhindert eine hypertrophe Narbe

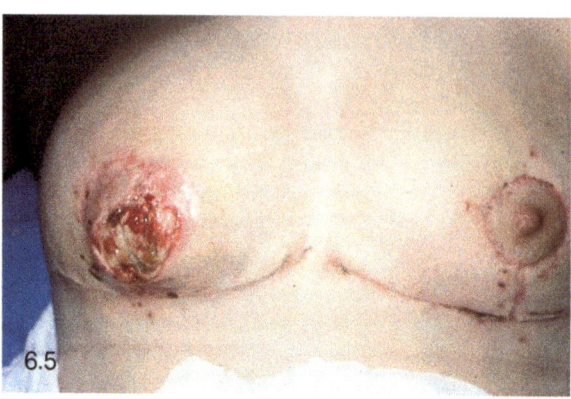

Abb. 6.5. Die am meisten gefürchtete Komplikation ist die Mamillennekrose, die bei Beachtung plastisch-chirurgischer Prinzipien nicht vorkommen darf. Frühzeitiges Abtragen der Nekrosen und Sekundärnähte beschleunigen den Heilungsprozeß immens

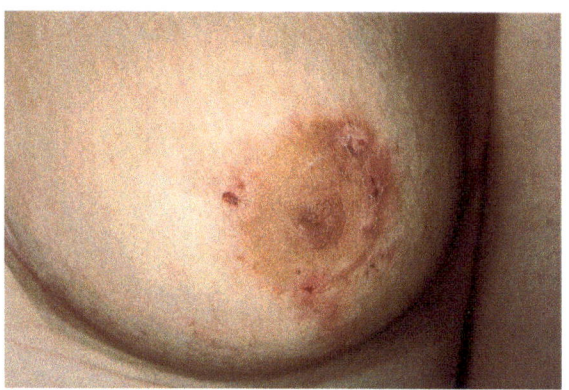

Abb. 6.4. Eine relativ häufige Komplikation sind Talgzysten, die sich infizieren und innerhalb von 6–12 Monaten die ganze Länge der Mamillenperipherie befallen. Sie stammen von den bei der Deepithelisierung eröffneten Montgomery-Drüsen, sollten frühzeitig eröffnet werden und heilen dann spontan aus

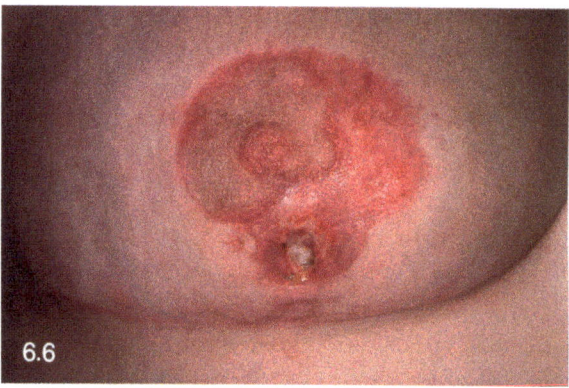

Abb. 6.6. Fünf Wochen postoperativ ist der Defekt nach Teilnekrose epithelisiert. Grundsätzlich wäre nach Debridement eine frühe Sekundärnaht und spätere Mamillenausbreitung angezeigt gewesen

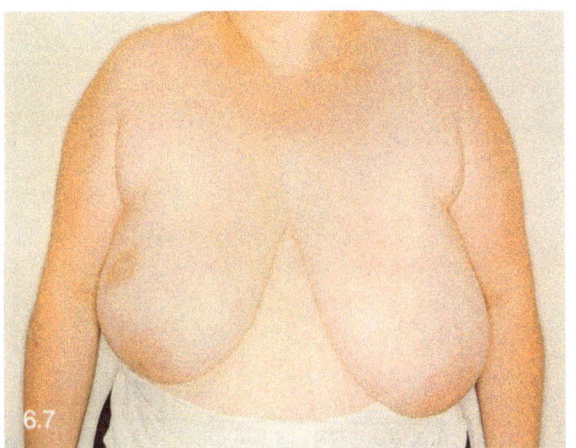

Abb. 6.7. 23jährige Patientin mit juveniler Mammahyperplasie und Adipositas

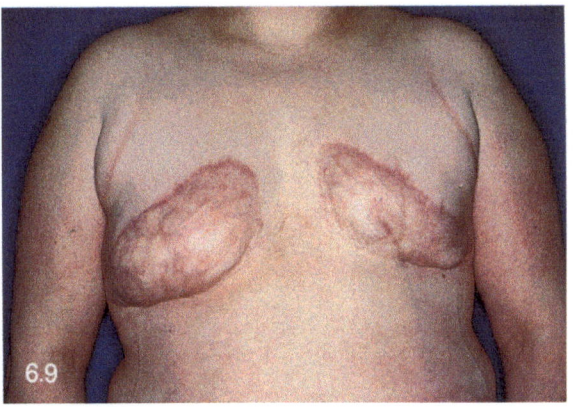

Abb. 6.9. Zwei Jahre nach Versorgung mit Netztransplantaten. Die Patientin wünscht z. Z. keine Mamillenrekonstruktion mehr

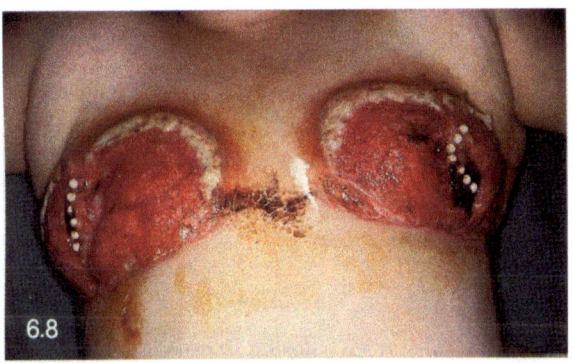

Abb. 6.8. Postoperativ war es zu einer foudroyanten Infektion (Staph. epidermidis!) gekommen, die dem Vollbild eines Pyoderma gangraenosum (= Vasculitis necroticans) entspricht. Die Ursache ist wahrscheinlich eine vasculäre Hyperergie auf Staphylokokken (epidermidis)-Toxin. Es wurden PMMA-Ketten eingelegt. Die Nekrotisierung schritt auch in unserer Klinik weiter fort, so daß eine großzügige Umschneidung des torpiden Randes notwendig wurde

Hochstand der Mamillen: Das kosmetische Resultat einer Reduktionsmammaplastik steht und fällt mit der Position der Mamillen. Diese sollten präoperativ nicht von Fixpunkten aus (Jugulum, Klavikula, Oberarm) ausgemessen werden, sondern allein auf die Höhe der Inframammarfalte bezogen werden (LEMPERLE u. HÖHLER 1972). Durch die natürliche Lockerung der Haut fällt jede Brustdrüse wieder auf die Inframammarfalte herab, die den Thorax wie einen Gürtel der Empirezeit umfaßt (Abb. 4.3).

Zu hoch eingesetzte Mamillen lassen sich nur dadurch korrigieren, indem sie umschnitten und auf die größte Prominenz der neuen Brust gesetzt werden. Der dabei entstehende Defekt kann in schräg verlaufender Richtung verschlossen werden; die Narbenbildung ist in der Regel zufriedenstellend, da es sich um Patientinnen mit schwachem Bindegewebe handelt.

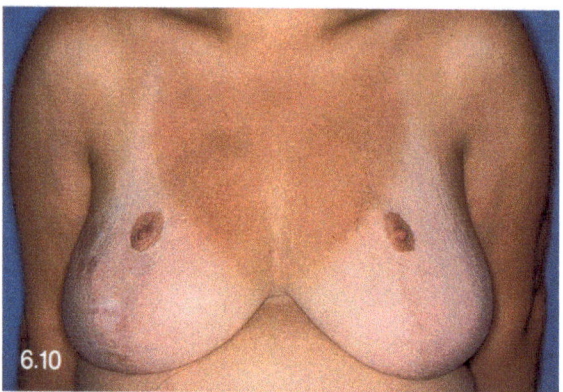

Abb. 6.10. Hier wurde beim Anzeichnen der neuen Mamillenposition nicht von der Höhe der Inframammarfalte ausgegangen (Abb. 4.3), sondern von fixen Maßen (18 cm vom Jugulum). Der intraoperativ zu hoch gesetzte Brustdrüsenkörper hat sich hinter den Mamillen wieder auf seine natürliche Lokalisation gesenkt

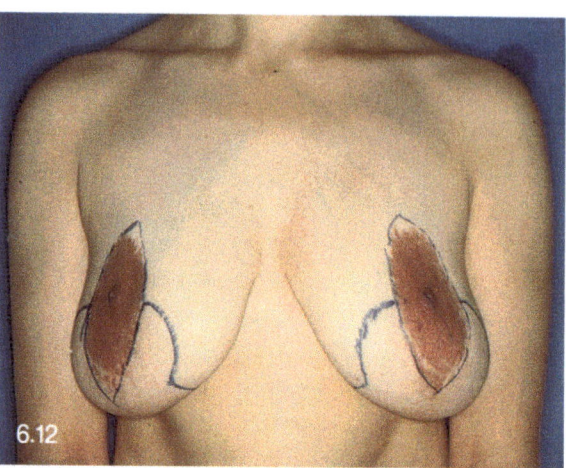

Abb. 6.12. Zustand nach Reduktionsmammaplastik mit wesentlich zu groß und zu hoch angesetzten Mamillen

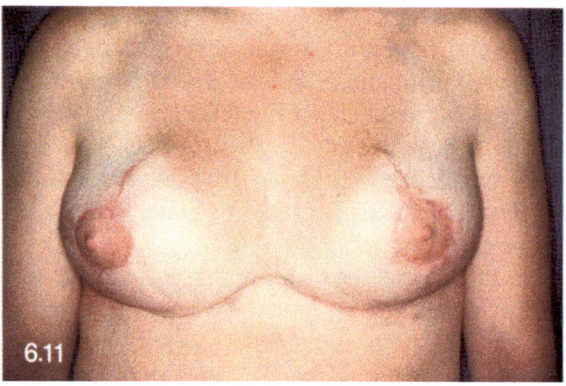

Abb. 6.11. In jedem Fall müssen die Mamillen umschnitten und um 1,5 Mamillendurchmesser tiefer gesetzt werden. Die Brust (4 Wochen postoperativ) wird sich wieder etwas durchhängen

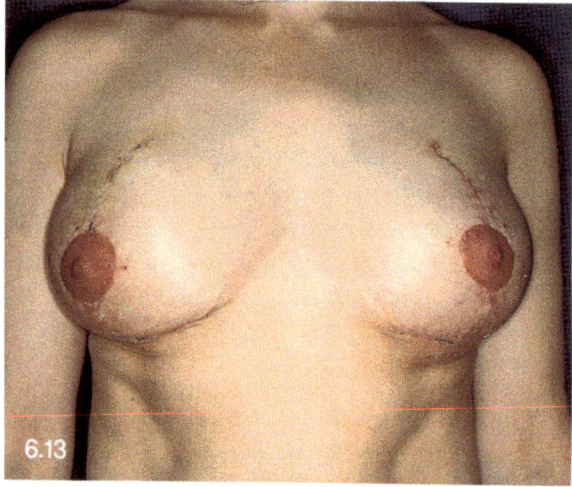

Abb. 6.13. Umschneiden und Verkleinern der Mamillen und Einnähen in einer tieferen Position. Ein nochmaliges Nachstraffen ohne Mamillentiefersetzung hätte zu keinem bleibenden Erfolg geführt

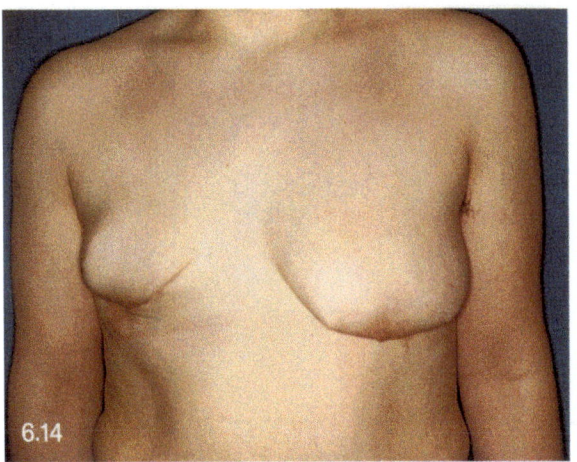

Abb. 6.14. 35jährige Patientin nach mißlungener Reduktionsmammaplastik beiderseits

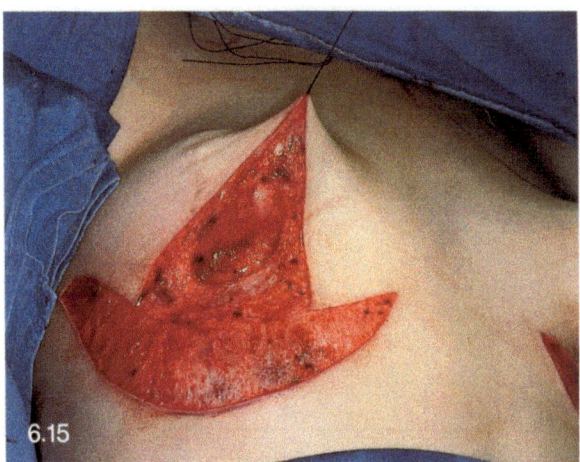

Abb. 6.15. Das Volumen der rechten Brust soll mit Hilfe eines deepithelisierten thorakoepigastrischen Lappens aufgefüllt werden

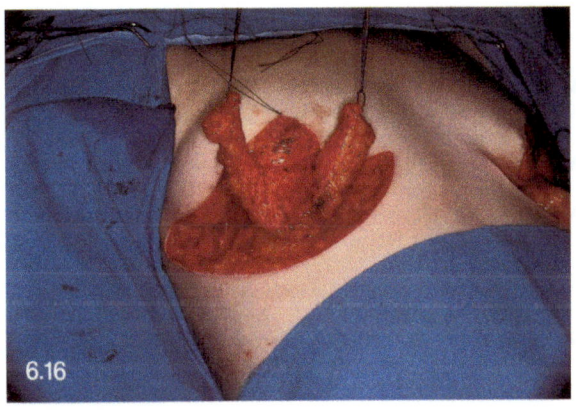

Abb. 6.16. Der Lappen ist beidseitig umschnitten, erhält aber seine Durchblutung von den epigastrischen Perforantes

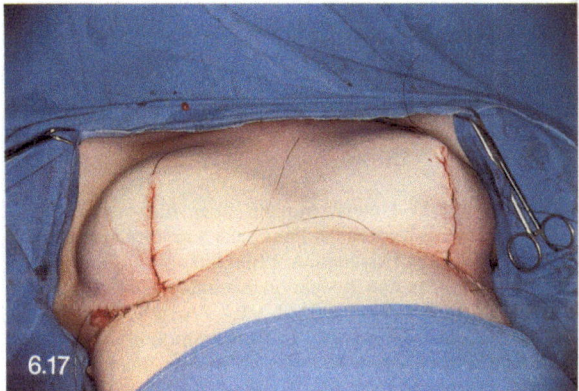

Abb. 6.17. Gute Brustform durch den eingeschlagenen Lappen. Die Haut des Oberbauchs ist mit bleibenden Einzelknopfnähten an der Zwischenrippenmuskulatur in Höhe der Inframammarfalte fixiert worden

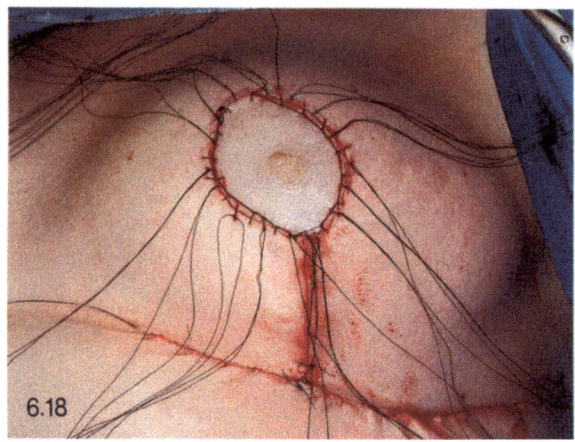

Abb. 6.18. Freie Transplantation der links erhaltenen Mamille. Rechts wurde aus einem übrigen Randstreifen und einer Narbenplatte eine Mamille rekonstruiert

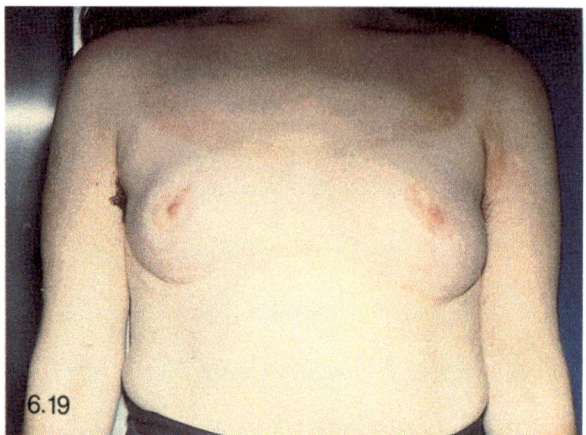

Abb. 6.19. 5 Jahre später

Literatur

Bolger WE, Seyfer AE, Jackson SM (1987) Reduction mammaplasty using the inferior glandula „pyramid" pedicle: experiences with 300 patients. Plast Reconstr Surg 80: 75–84

Fleige R (1983) Untersuchungen über die Wirkung von durchblutungsfördernden Pharmaka auf Hautlappenplastiken bei Ratten. Dissertation, Frankfurt

Höhler H (1978) Die Reduktionsmammaplastik der weiblichen Brust. Z Plast Chir 2: 68–91

Jaeger K, Schneider B (1982) Die Innervation und Durchblutung der Mamille im Hinblick auf die perimamilläre Inzision. Chirurg 53: 525–527

Lassus C (1987) Breast reduction: Evaluation of a technique – a single vertical scar. Aesthetic Plast Surg 11: 107–112

Lejour M, De May A, Duchateau J, Deraemaecker R (1987) Breast reductions with the SSS technique Transact. 9.Int. Congr. Plast. Surg, Delhi Tata. Mc Graw-Hill, New York, pp 368–370

Lemperle G, Höhler H (1972) Die Bedeutung der Inframammarlinie bei der Reduktions- und Augmentations-Mammaplastik. In: Schrudde J (Hrsg) Plastische Chirurgie. Pilgram, Köln, S 119–120

Maillard GF (1986) A Z-Mammaplasty with minimal scarring. Plast Reconstr Surg 77: 66–76

Marchac D, De Olarte G (1982) Reduction mammaplasty and correction of ptosis with a short inframammary scar. Plast Reconstr Surg 69: 45–55

McKissock PK (1972) Reduction mammaplasty with a vertical dermal flap. Plast Reconstr Surg 49: 245–252

Meyer R, Kesselring UK (1979) Various dermal flaps with L-shaped suture line in reduction mammaplasty. Aesthetic Plast Surg 3: 41–46

Pitanguy I (1967) Surgical treatment of breast hypertrophy. Br J Plast Surg 20: 78–85

Regnault P (1974) Reductionmammaplasty by the B technique. Plast Reconstr. Surg 19: 24

Robbins TH (1977) A reduction mammaplasty with areola-nipple based on an inferior dermal pedicle. Plast Reconstr Surg 59: 64–67

Strömbeck JO (1960) Mammaplasty: Report of a new technique based on the two-pedicle procedure. Br J Plast Surg 13: 79–90

Strömbeck JO (1964) Macromastia in women and its surgical treatment. Acta Chir Scand [Suppl] 341

Wise RH (1956) A preliminary report on a method of planning the mammaplasty. Plast Reconstr Surg 17: 367

Teil C
Entwicklungsstörungen

7 Amazonen- und Poland-Syndrom

Indikationen

Entwicklungsstörungen in Form eines Amazonen- oder Poland-Syndroms sollten so früh wie möglich, d.h. im Alter zwischen 10 und 15 Jahren operativ korrigiert werden, um den jungen Mädchen Hemmungen, Komplexe und sportliche Verzichte zu ersparen. Eventuell notwendig werdende spätere Korrekturen wie Implantatwechsel oder Nachstraffungen rechtfertigen in jedem Fall eine unbeschwerte Pubertät.

Andererseits muß auf die immer zu befürchtete Neigung zu hypertropher Narbenbildung hingewiesen werden; Eingriffe, die größere Operationsschnitte erfordern (Latissimuslappenplastik) müssen ggf. bis zum Abschluß des Wachstums mit 18 Jahren verschoben werden.

Zum echten Poland-Syndrom (POLAND 1841) gehören als obligate Merkmale (Abb. 7.7):
1) die Aplasie des Pectoralis major,
2) Fehlbildungen der Hand, wie Kurzfingrigkeit, Syndaktylie und Oligodaktylie.

Fakultative Merkmale sind:
1) die einseitige Mammahypo- oder Aplasie bei Frauen, Mamillendysplasien beim Mann,
2) eine radiokubitale Synostose,
3) eine Vierfingerfurche.

Das Amazonensyndrom (MÜHLBAUER u. WANGERIN 1977) beinhaltet lediglich die Hypoplasie oder Aplasie einer Brust bei erhaltener Muskulatur (Abb. 7.1).

Technik

Der einfachste Eingriff ist immer der beste. Beim einfachen Poland-Syndrom bringt die frühzeitige Augmentation der zurückgebliebenen Seite zunächst einmal das notwendige Volumen für den Büstenhalter. Eine Korrektur der Mamillenposition sollte ebenso wie die ggf. notwendige Straffung der anderen Seite ans Ende des Brustwachstums, d.h. der Pubertät, verlegt werden.

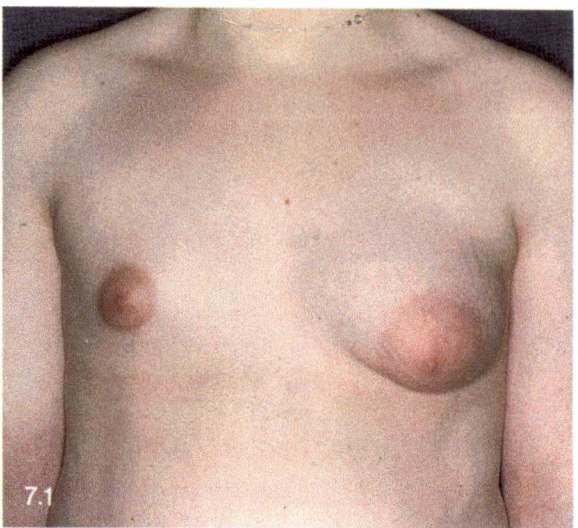

Abb. 7.1. Hypoplasie der rechten Brust (Amazonensyndrom)

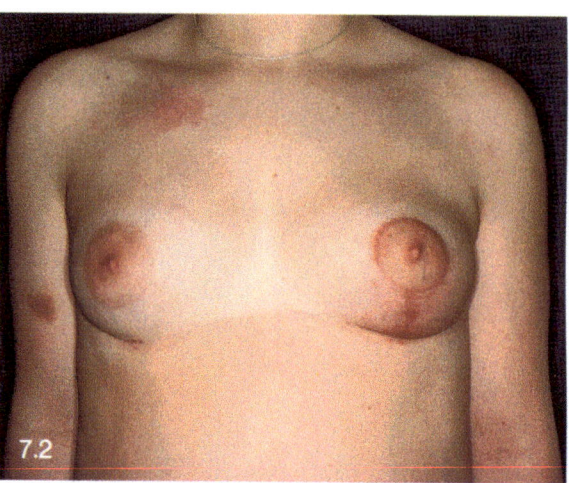

Abb. 7.2. Zustand nach Augmentationsmammaplastik rechts mit einem 200-ml-Implantat und angleichender Bruststraffung

Amazonen- und Poland-Syndrom 41

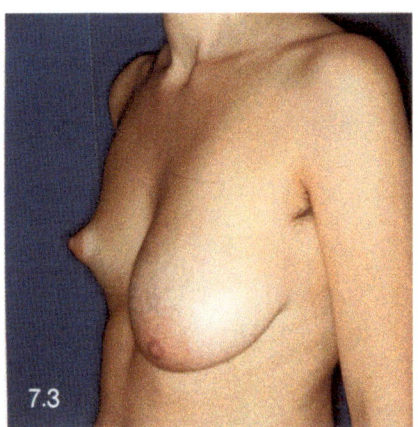

Abb. 7.3. Mammahyperplasie und Ptose links bei kleiner Brust rechts

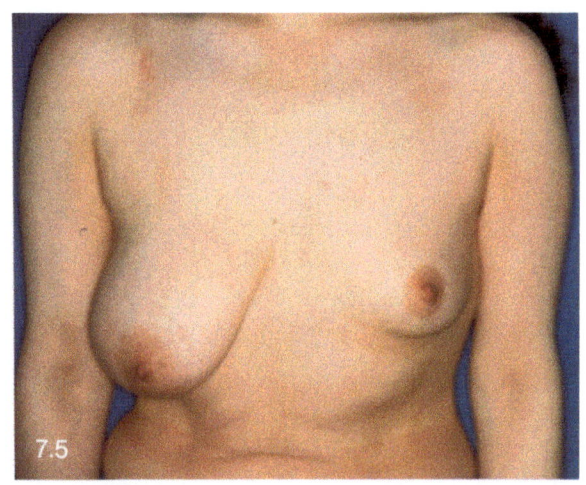

Abb. 7.5. Einseitige Hyperplasie und Ptose rechts

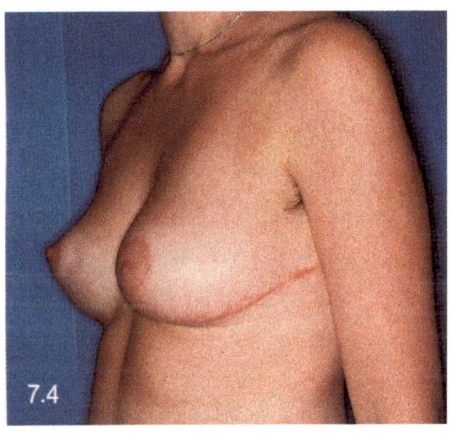

Abb. 7.4. Zustand nach Augmentation rechts mit einer 50-ml-Prothese und Reduktionsmammaplastik links

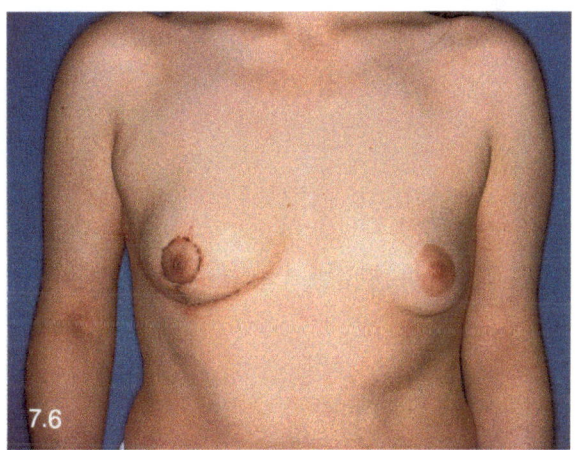

Abb. 7.6. Angleichende Reduktionsplastik rechts

42 Entwicklungsstörungen

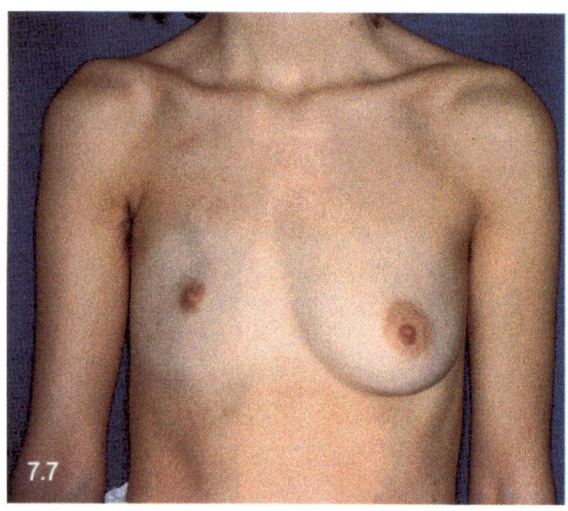

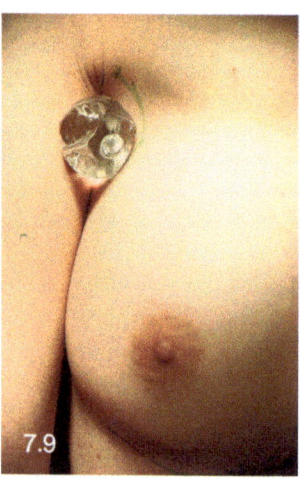

Abb. 7.7. Poland-Syndrom mit hochsitzender Mamille, fehlendem M. pectoralis major und Syndaktylie

Abb. 7.9. Der Pektoralisdefekt in der vorderen Axillarlinie wird durch ein 40-ml-Silikonimplantat ausgeglichen

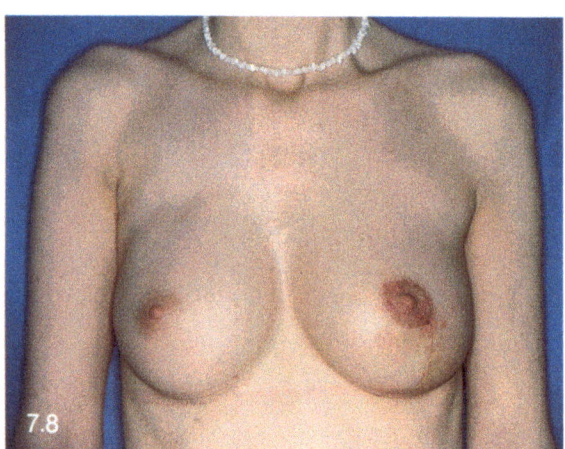

Abb. 7.8. Augmentation der rechten Brust mit einem 230-ml-Implantat und Straffung der linken Seite nach Maillard

Amazonen- und Poland-Syndrom 43

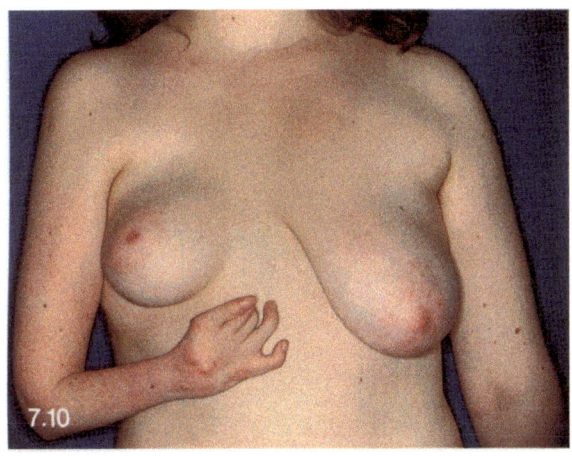

Abb. 7.10. Typisches Poland-Syndrom mit fehlendem M. pectoralis major und Handfehlbildung

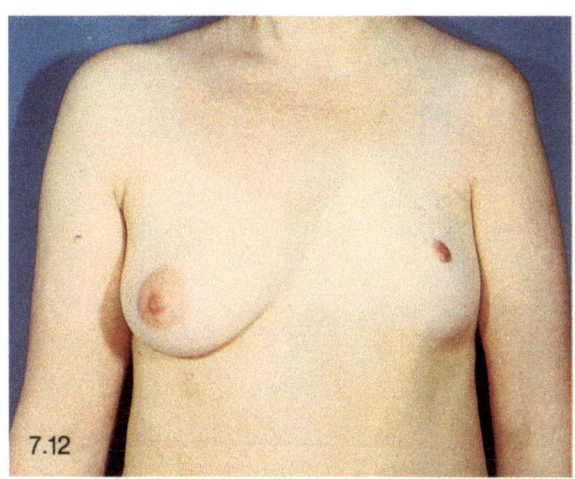

Abb. 7.12. Poland-Syndrom mit Verschmälerung der linken Schulter

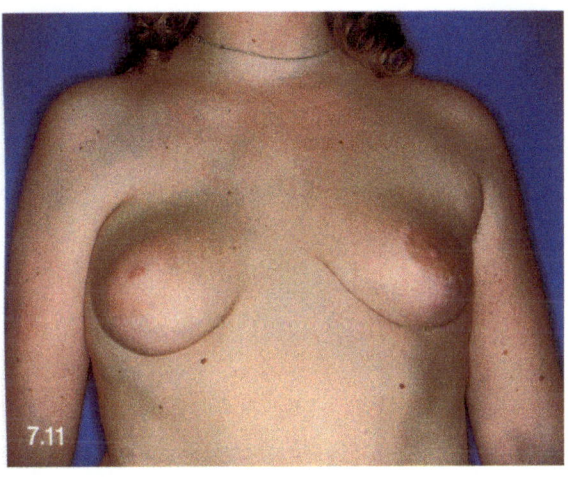

Abb. 7.11. Nach angleichender Reduktion der linken Seite

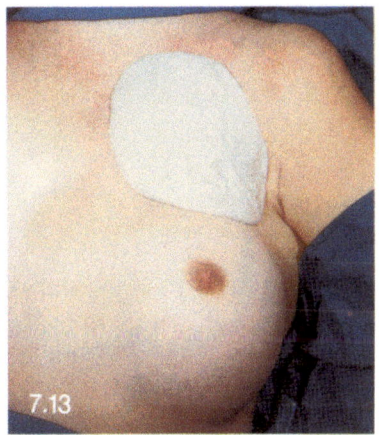

Abb. 7.13. Ein RTV-Silikonimplantat (Dow Corning) (s. Abb. 10.3) wird in den Pektoralisdefekt gegossen und subkutan gelegt

Abb. 7.14. Zustand nach gleichzeitiger Straffung ▷ rechts und Pektoralisersatz. Die linke Mamille könnte nach medial unten gezogen werden (s. Abb. 3.13)

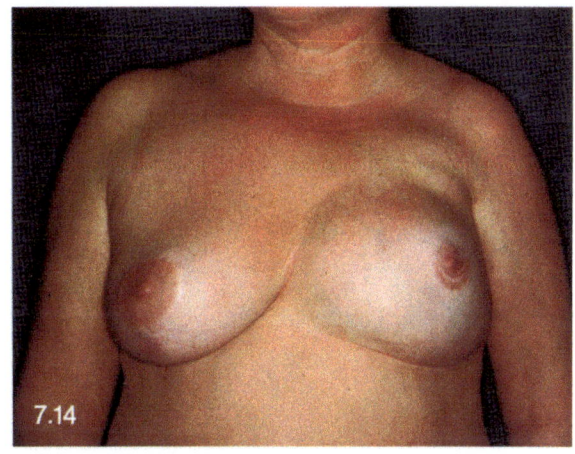

44　Entwicklungsstörungen

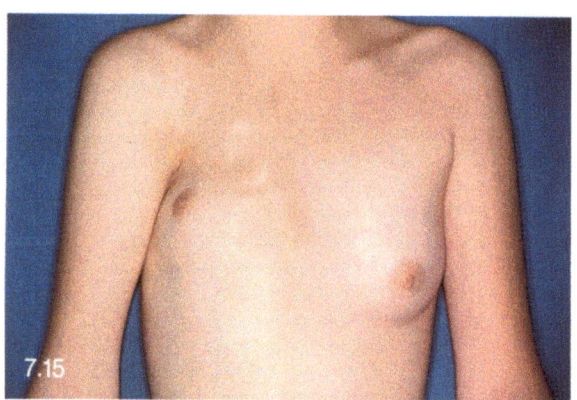

Abb. 7.15. Poland-Syndrom mit schwerer Thoraxdeformität

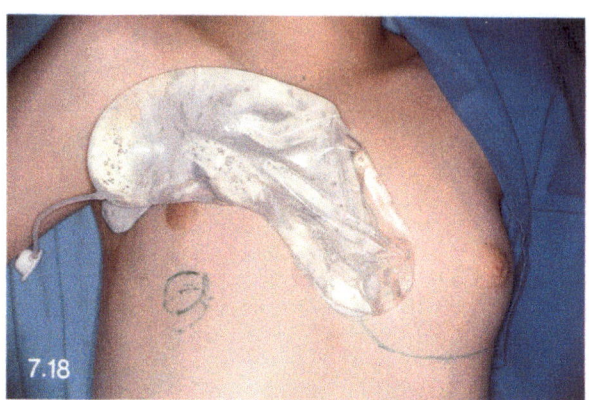

Abb. 7.18. Um die Mamille kaudalwärts zu bringen, wird ein nierenförmiger Hautexpander über das Silikonimplantat gebracht

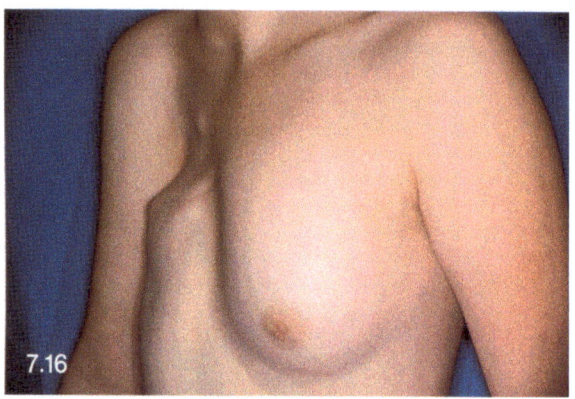

Abb. 7.16. Die 2., 3. und 4. Rippe fehlen

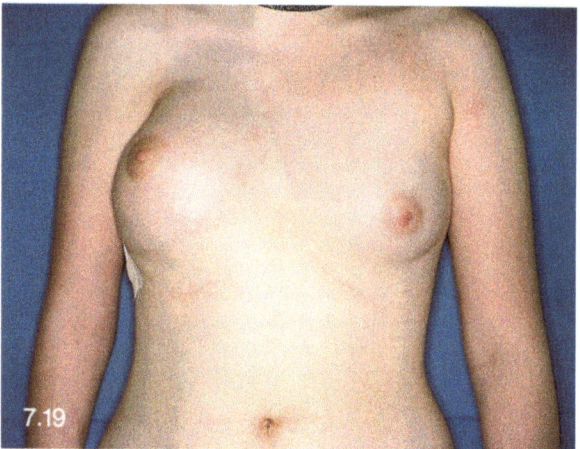

Abb. 7.19. Der Hautexpander ist gegen ein 150-ml-Implantat ausgewechselt worden. Die überdehnte Haut ist wieder geschrumpft. Eine Versetzung der rechten Mamille kann zu einem späteren Zeitpunkt erfolgen (Abb. 6.10)

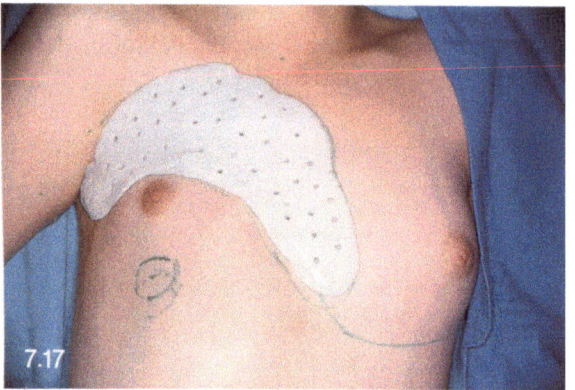

Abb. 7.17. Der Thoraxdefekt wird mit einem RTV-Silikonimplantat, das präoperativ gegossen wurde (s. Abb. 10.4), ausgeglichen

Amazonen- und Poland-Syndrom 45

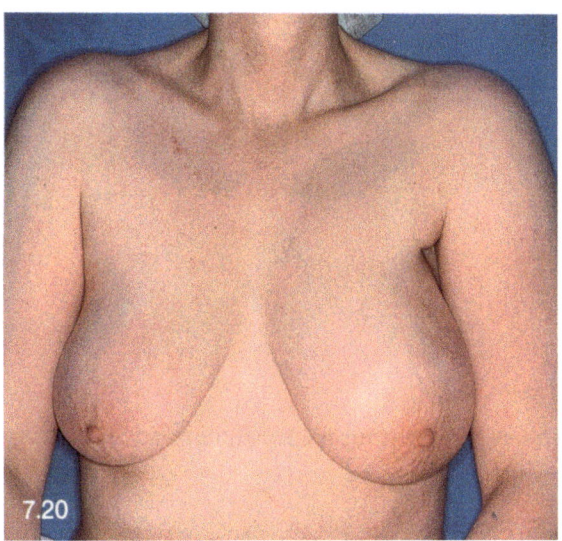

Abb. 7.20. Lymphödem der linken Brust, das seit 5 Jahren im Gefolge eines M. Hodgkin zunimmt

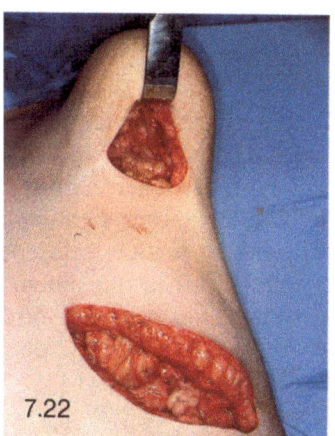

Abb. 7.22. Nach Durchtrennung des Brustdrüsenkörpers in eine oberflächliche und tiefe Schicht wird das Omentum dazwischengeschoben

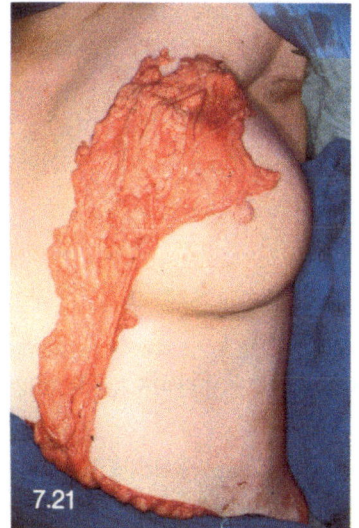

Abb. 7.21. Unter der Vorstellung einer Verbesserung des Lymphabflusses wird eine Omentumplastik angelegt

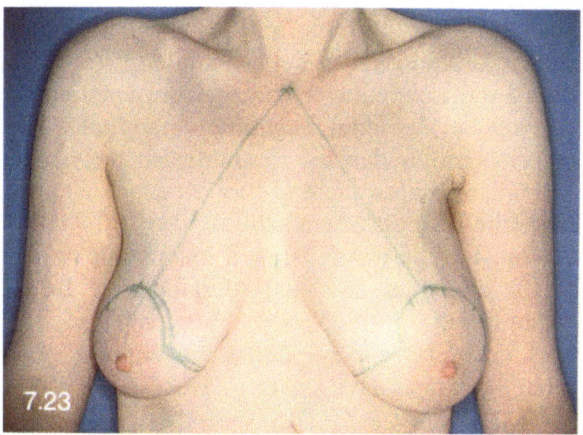

Abb. 7.23. Drei Monate später ist die Brust deutlich kleiner, so daß jetzt eine Reduktionsplastik indiziert ist

46 Entwicklungsstörungen

8 Tubuläre Brust

Die tubuläre Brust ist eine relativ seltene, angeborene Deformität, die erst in den letzten 10 Jahren die Aufmerksamkeit der plastischen Chirurgen auf sich zog. Die Ursache dieser Fehlentwicklung ist eine Hypoplasie der beiden unteren Quadranten einer oder beider Brüste mit einem entsprechend kurzen Abstand zwischen Mamille und Inframammarfalte (Abb. 8.10). Häufig ist damit ein Mamillenprolaps verbunden (Abb. 8.1).

Technik

Die Technik muß dem jeweiligen Fall angepaßt werden. Eine Mamillenstraffung in Form einer „donut-excision" (GRUBER u. JONES 1980) mit einem Verschluß der Wundränder in Form einer Tabaksbeutelnaht bringt mit Sicherheit eine Vergrößerung der Mamille auf die alte Größe mit sich (Abb. 8.11), da der Mamillenprolaps ja durch ein unterentwickeltes Korium entstanden ist, welches keinerlei Zugkräften standhält. Aus diesem Grunde darf die Zirkumferenz der neuen Mamillenposition nicht größer als die der anderen Seite oder als 12 cm sein.

Von dem perimamillären Schnitt kann in der Regel die Haut zwischen Mamille und Inframammarfalte intraoperativ überdehnt werden und entweder ein Implantat eingebracht oder nach WILLIAMS (WILLIAMS u. HOFFMANN 1981)

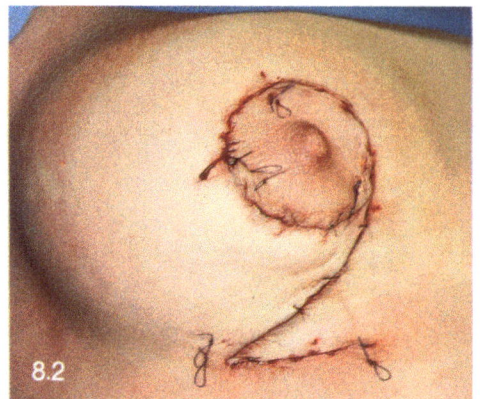

Abb. 8.2. Straffung nach Maillard (s. Abb. 15.8–15.14)

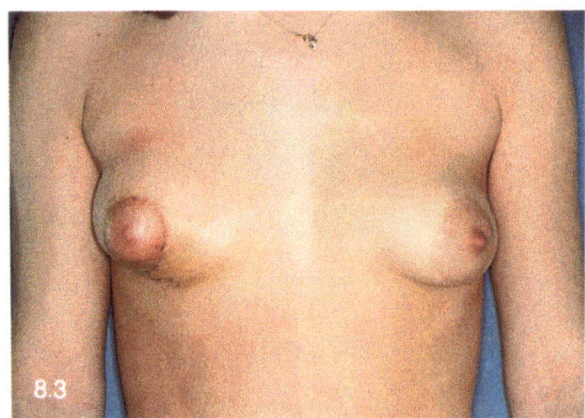

Abb. 8.3. Acht Tage postoperativ ist die Brust durch die Z-Plastik noch eingeschnürt

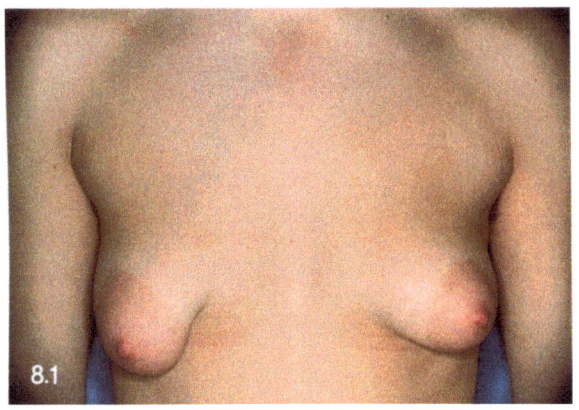

Abb. 8.1. Tubuläre Brust, rechts stärker als links. Die Patientin wollte nur eine Angleichung

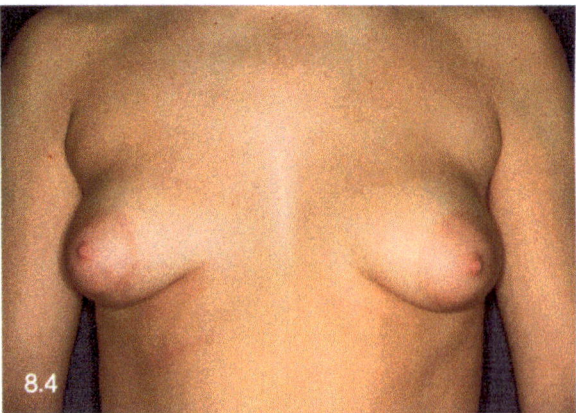

Abb. 8.4. Drei Monate später ist eine Symmetrie erreicht

der nur in den beiden oberen Quadranten vorhandene Brustdrüsenkörper von dorsal gelöst und mit Hilfe von radiären Inzisionen in die unteren beiden Quadranten ausgebreitet werden (Abb. 8.11 a und 8.12 b).

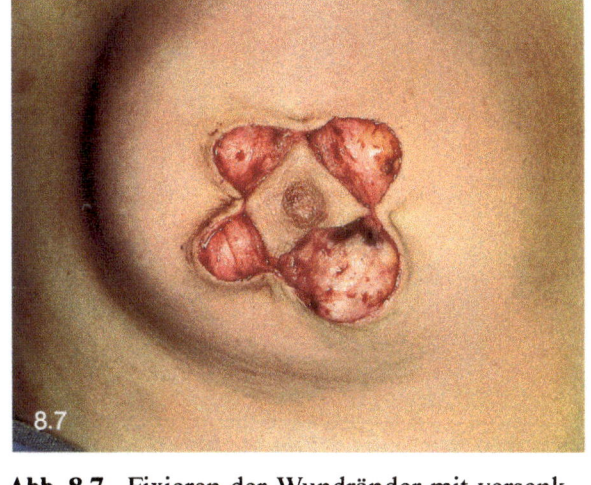

Abb. 8.7. Fixieren der Wundränder mit versenkten, resorbierbaren Fäden

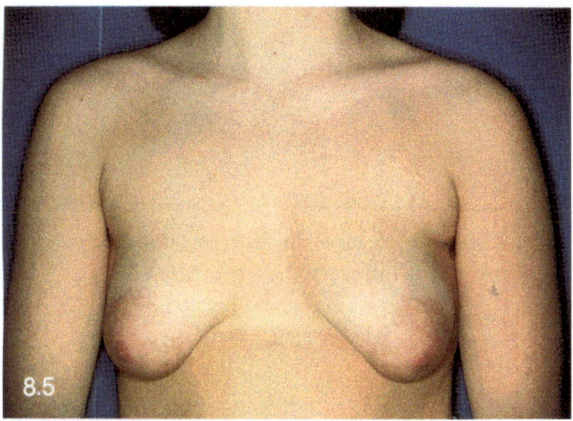

Abb. 8.5. Typische tubuläre Brust beiderseits

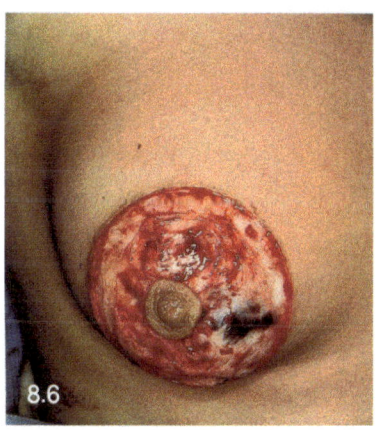

Abb. 8.6. Verkleinerung der Mamille und Deepithelisieren des Mamillenprolapses

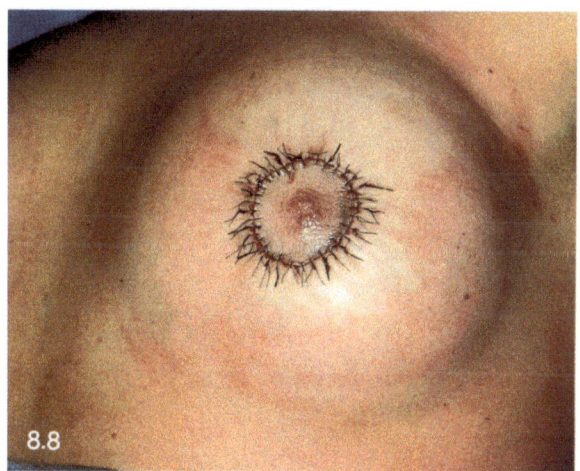

Abb. 8.8. Einnähen der Mamille in die tabakbeutelähnlich verkleinerten Wundränder

48 Entwicklungsstörungen

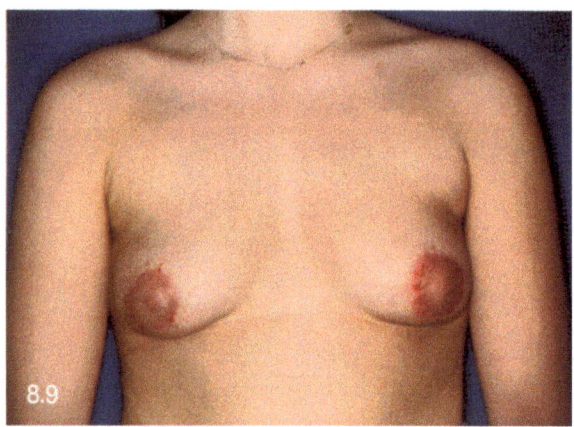

Abb. 8.9. Ein Jahr später (s. Abb. 8.5) sind die Wundränder wieder auseinandergewichen und die Mamillen vergrößert

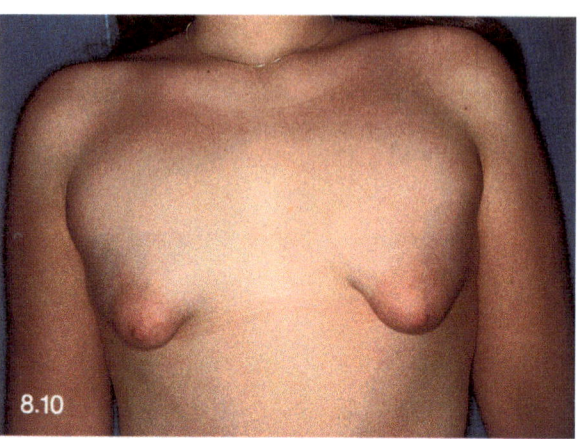

Abb. 8.10. Typische tubuläre Brust mit den fehlenden beiden unteren Quadranten

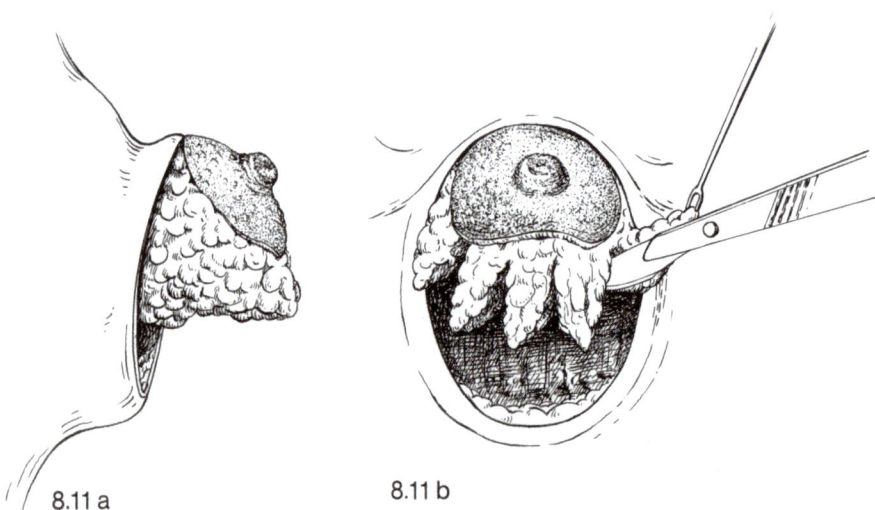

Abb. 8.11 a, b. Ausbreiten des Brustdrüsenkörpers in eine nach kaudal geschaffene Tasche (**a**) nachdem er radiär inzidiert (**b**) und in der neuen Inframammarfalte fixiert wurde (nach Williams u. Hoffmann 1981) und Verkleinerung der Mamillenhöfe

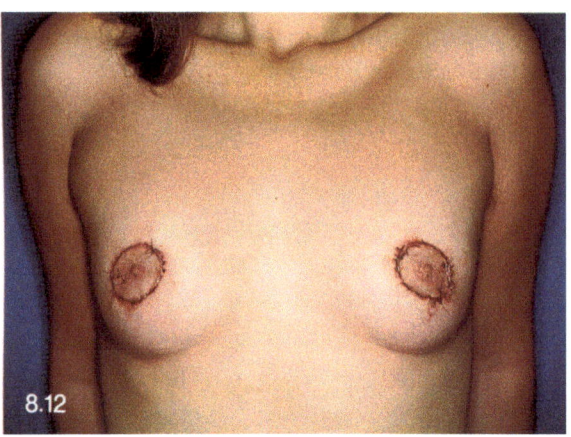

Abb. 8.12. Direkt postoperatives Ergebnis

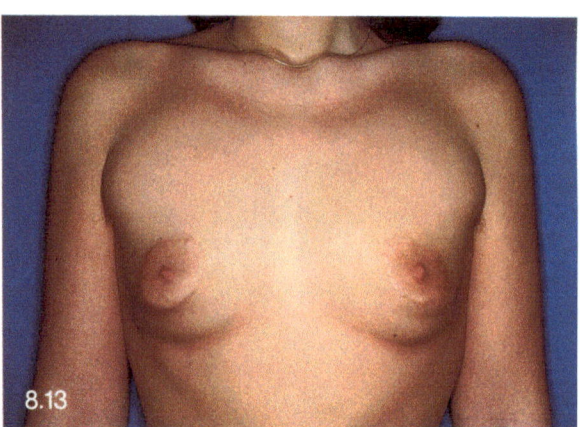

Abb. 8.13. Zustand nach 3 Jahren

Tubuläre Brust 49

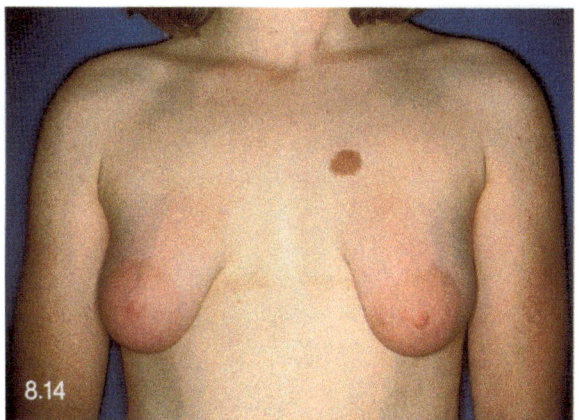
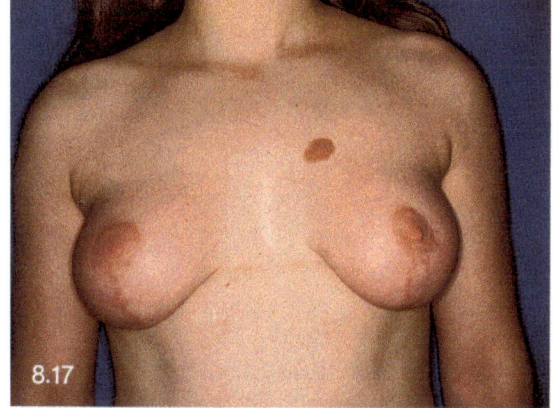

Abb. 8.14. „Tubuläre Brust" bei 18jähriger Patientin

Abb. 8.17. 4 Monate später

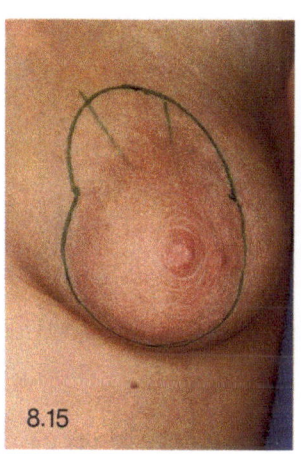
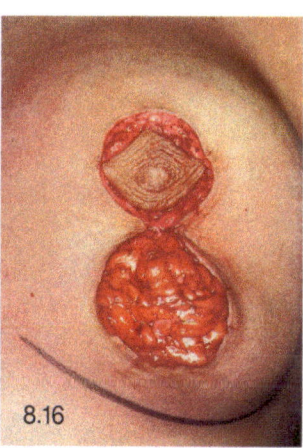

Abb. 8.15. Anzeichen der „B-Technik" nach Regnault, die oft nur die Mamille umfaßt
Abb. 8.16. Einnähen der verkleinerten Mamille in die obere Hälfte des „B". Senkrechte bis schräge Adaptation der Wundränder unter Resektion einer kleinen Tüte am kaudalen Ende

50 Entwicklungsstörungen

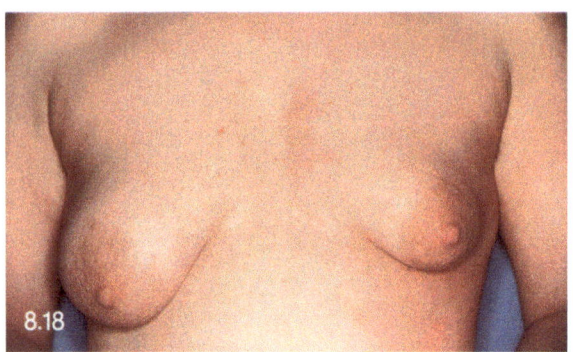

Abb. 8.18. Tubuläre Brust beiderseits mit Hypoplasie links. Die Patientin wünscht kein Silikonimplantat

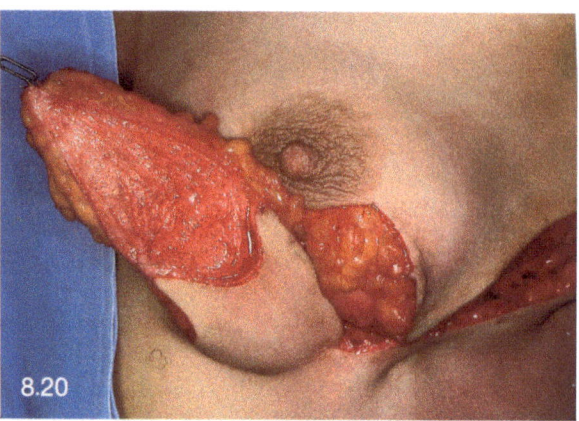

Abb. 8.20. Dieser Lappen wird zur Hälfte deepithelisiert. Die andere Hälfte dient zur Verlängerung der Strecke zwischen Mamille und Inframammarlinie

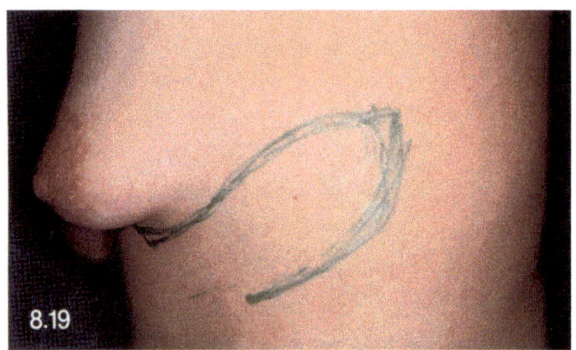

Abb. 8.19. Bilden eines thorakoepigastrischen Lappens (s. Abb. 17.2)

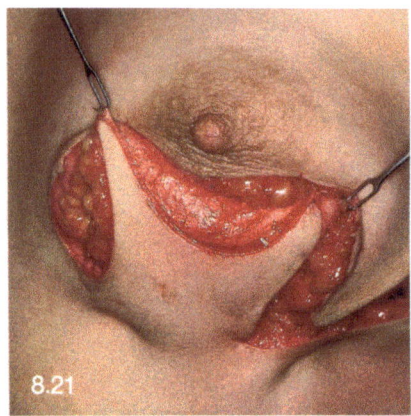

Abb. 8.21. Einbringen des deepithelisierten Lappens

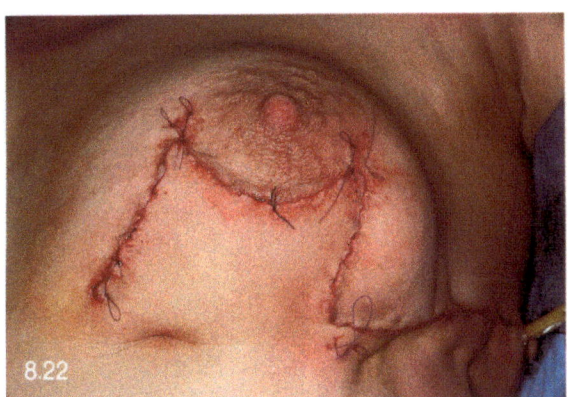

Abb. 8.22. Verschluß der Wunde

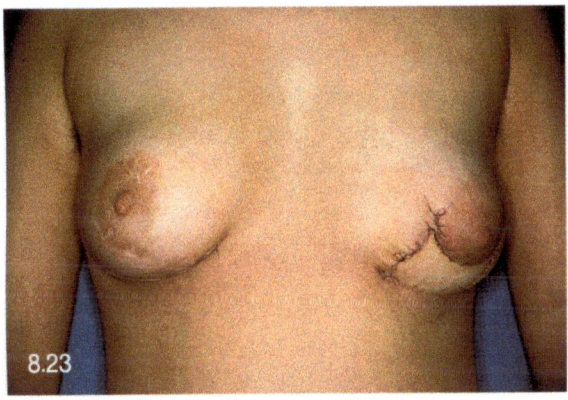

Abb. 8.23. Frühes postoperatives Ergebnis. Gleichzeitige Straffung der rechten Brust

9 Mamillenanomalien

Indikation

Einseitige oder beidseitige HOHLWARZEN, die auf Kältereiz oder bei Berührung hervortreten oder auch immer eingezogen bleiben, sind relativ häufig und äußerst selten von Ekzemen begleitet. Letzteres ist selbstverständlich eine absolute medizinische Operationsindikation. Vorwiegend kommen jedoch jüngere Frauen mit der Frage nach einer operativen Korrektur, aus Gründen der Asymmetrie oder Ästhetik.

Ähnlich wie bei der Dupuytren-Kontraktur oder bei der Induratio penis plastica sind die Milchgänge von einer kräftigeren bindegewebigen Schicht umgeben, die beim Wachstum der Brust eine relative Verkürzung der Milchgänge verursacht. Da eine Skelettierung der einzelnen Milchgänge gefährlich und auch zu aufwendig wäre, kommt nur eine vollständige Durchtrennung aller Milchgänge in Frage (Abb. 9.14). Damit ist aber auch die Möglichkeit des späteren Stillens vergeben.

Technik

Eine Vielzahl komplizierter Techniken ist beschrieben worden, unter denen alle, die die Stillfähigkeit erhalten wollen, erfolglos sein müssen. Die Mamille besteht aus 8-12 Milchgängen, die umgeben sind von radiären und zirkulären Bündeln glatter Muskulatur - dem M. areolo-mamillaris. Ein oberflächliches und ein tiefes Nerven- und Arteriennetz versorgt die Mamille.

Wie überall in der plastischen Chirurgie ist die einfachste Methode oft die beste: eine quere Inzision durch die an einem Einzinker hervorgezogene Mamille teilt diese in 2 Hälften, so daß in der Tiefe die Milchgänge in horizontaler Richtung bis zur Haut der Areola hin durchtrennt werden können.

Denkt eine Patientin mit Hohlwarzen gleichzeitig an eine Augmentationsmammaplastik, so sollte letztere zuerst durchgeführt werden, da durch den Druck des Implantats auf die Brustdrüse die Mamille durchaus dauerhaft evertiert bleiben kann.

Komplikationen

Eine exzentrische Einziehung der operierten Hohlwarze ist nur dann vorstellbar, wenn einer der verkürzten Milchgänge nicht durchtrennt wurde. Am Ende der Durchtrennung müssen beide Mamillenhälften stehen bleiben!

Durchblutungsstörungen, die zu einer oberflächlichen Nekrose geführt hätten, sahen wir nie. Ebenso klagte keine der Patientinnen über einen Verlust der Tiefensensibilität.

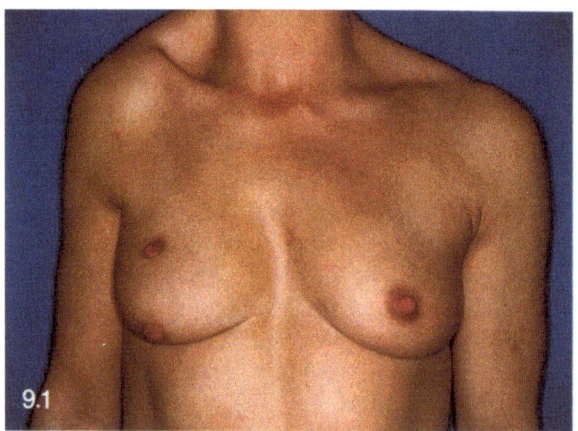
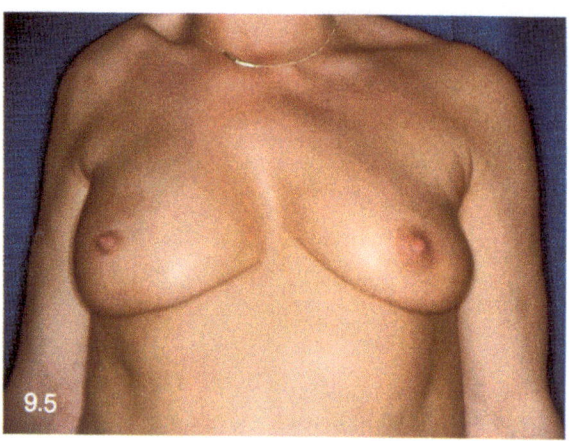

Abb. 9.1. Doppelte Mamillenanlage bei angeborenem Schulterhochstand

Abb. 9.5. Die rechte Mamille könnte exzentrisch weiter ausgebreitet werden

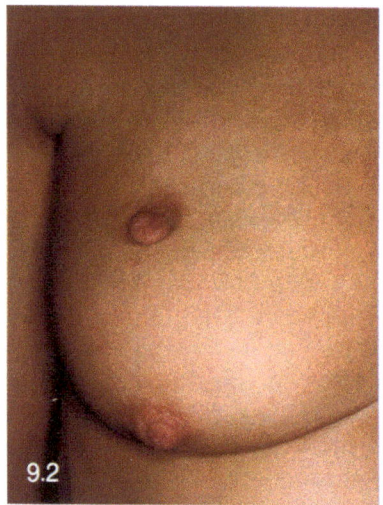
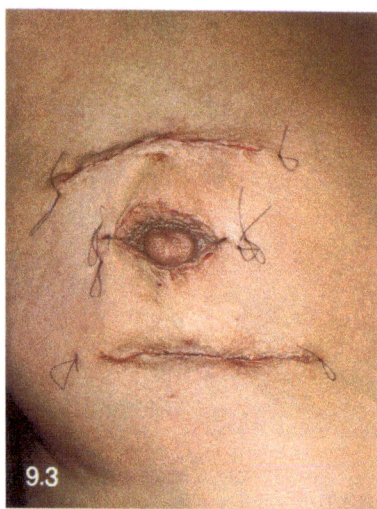
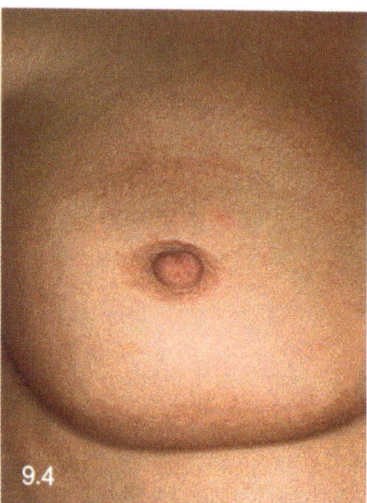

Abb. 9.2. Die untere Mamille scheint Austrittspunkt des größeren Anteils des Brustdrüsengewebes zu sein

Abb. 9.3. Die obere Mamille wurde exzidiert und verworfen, die untere Mamille in eine Öffnung zwischen beiden Mamillen transponiert. Dazu mußte die untere Hälfte des Brustdrüsenkörpers mobilisiert werden. Intrakutaner Verschluß der früheren Mamillenposition

Abb. 9.4. Postoperatives Ergebnis 4 Jahre später

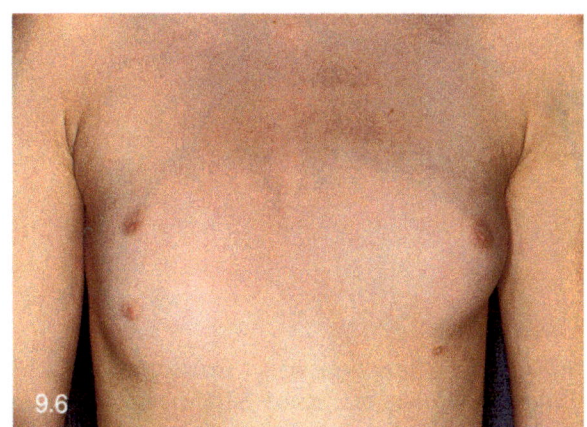

Abb. 9.6. Doppelbrust rechts. Jede Mamille ist etwa halb so klein wie die der linken Seite

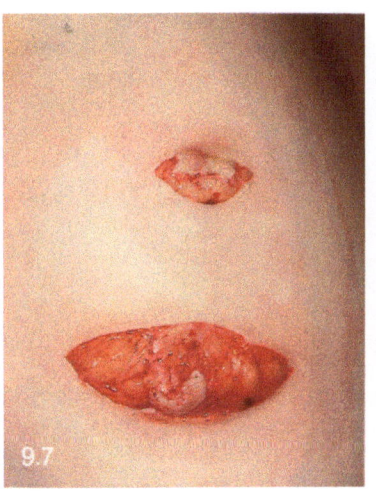 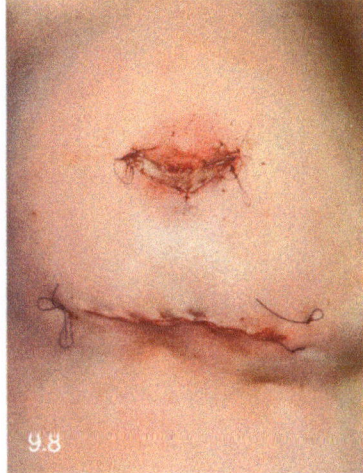

Abb. 9.7. Öffnen der oberen Mamille durch einen Radiärschnitt nach unten und der unteren nach oben. Mobilisieren des unteren Brustdrüsenkörpers dorsal und ventral

Abb. 9.8. Nach Hochziehen der unteren ausgebreiteten Mamille wird diese mit der oberen zu einer zusammengesetzt

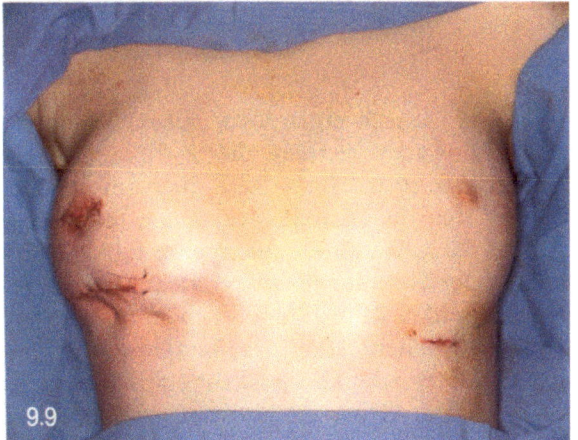 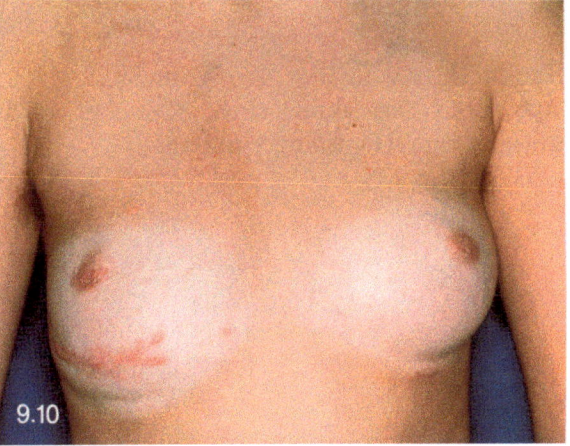

Abb. 9.9. Unmittelbar postoperatives Bild. Links wurde noch eine überzählige Mamille entfernt

Abb. 9.10. Zwei Jahre postoperativ. Die Inframammarfalte muß neu fixiert werden

54 Entwicklungsstörungen

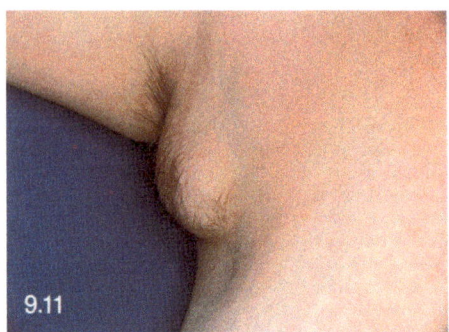

Abb. 9.11. Akzessorisches Brustdrüsengewebe links präaxillär bei einer 38jährigen Patientin nach erheblicher Gewichtsreduktion

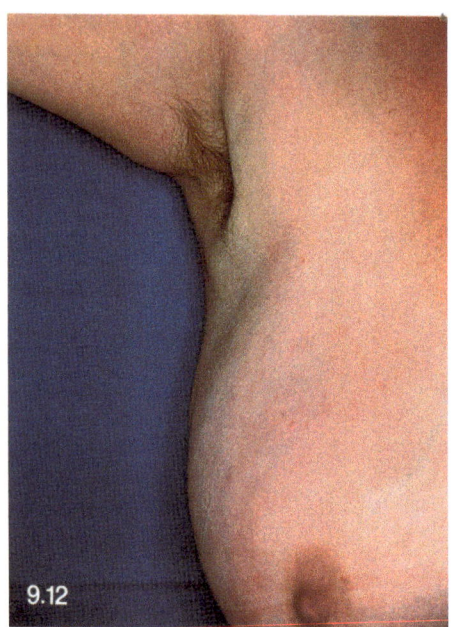

Abb. 9.12. Das akzessorische Gewebe wurde mitsamt einer Hautspindel entfernt

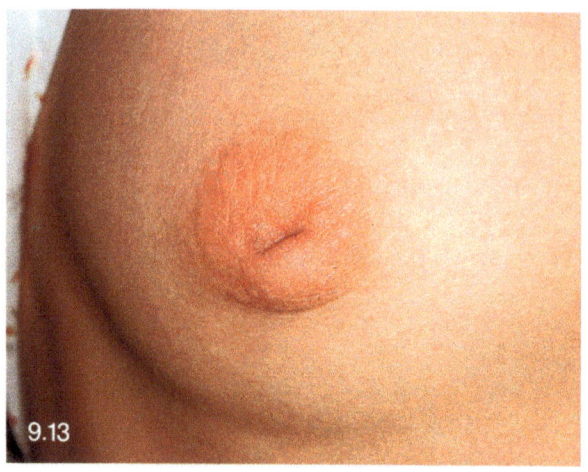

Abb. 9.13. Hohlwarze, die sich auf Reiz nicht stellt und deshalb Ursache für ein Ekzem sein kann

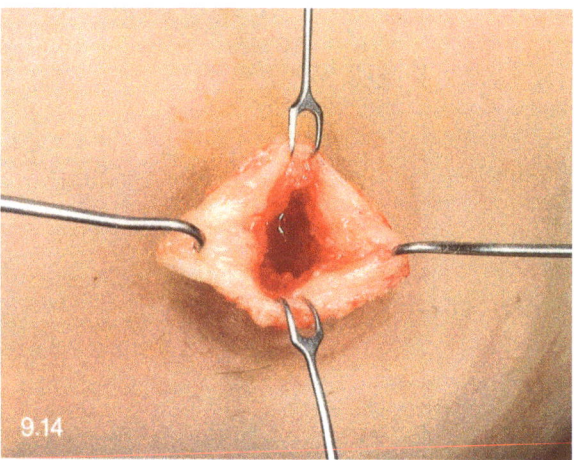

Abb. 9.14. Durch einen 1 cm langen Schnitt in der Hohlwarze werden die 8–12 verkürzten Milchgänge in ca. 1 cm Tiefe quer durchtrennt, worauf sich die Mamille ausstülpen läßt. Diese Ausstülpung kann noch durch eine Tabakbeutelnaht in der Tiefe aus resorbierbarem Material gesichert werden (Blutstillung ist nicht notwendig). Die hervorluxierte Haut der Mamille wird mit einigen Nähten adaptiert, und für einige Tage wird ein Schaumstoffring um die jetzt erigierte Warze gelegt

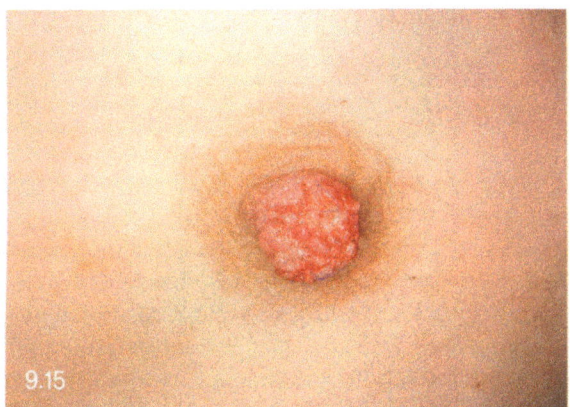

Abb. 9.15. Ergebnis direkt postoperativ

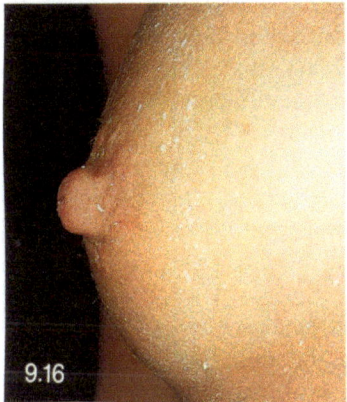

Abb. 9.16. Ergebnis nach 8 Tagen

Abb. 9.18. Die zu lange Mamille kann jedoch ▷ auch teleskopartig zurückgeschoben werden, indem ein 1 cm breiter Ring zirkulär deepithelisiert wird

Abb. 9.19. Fixation der Mamillenspitze mit Einzelknopfnähten an der Areola

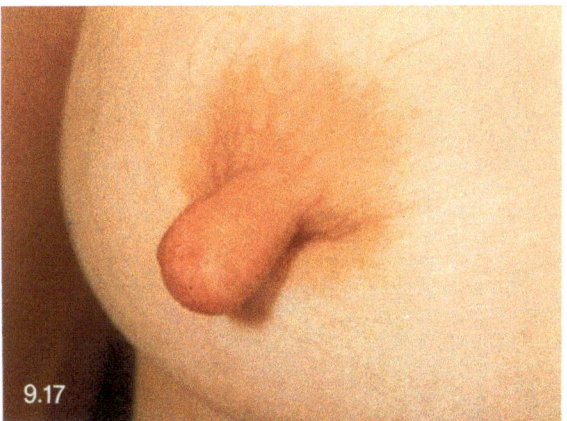

Abb. 9.17. Hyperplasie der Mamillen. Die Mamille kann einfach in gestrecktem Zustand in der gewünschten Höhe amputiert werden. Die Wunde kann mit Einzelknopfnähten konzentrisch verschlossen oder aber auch offen gelassen werden, da aus den Milchgängen heraus die Deepithelisierung erfolgt

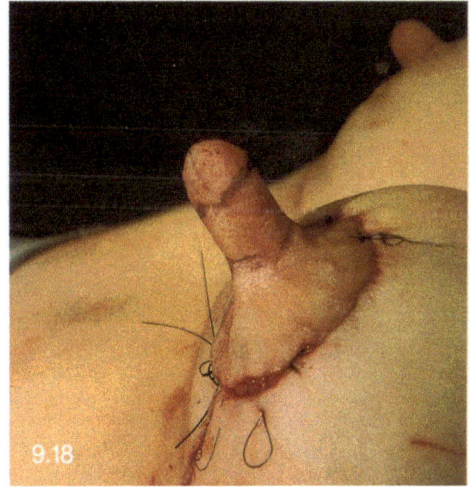

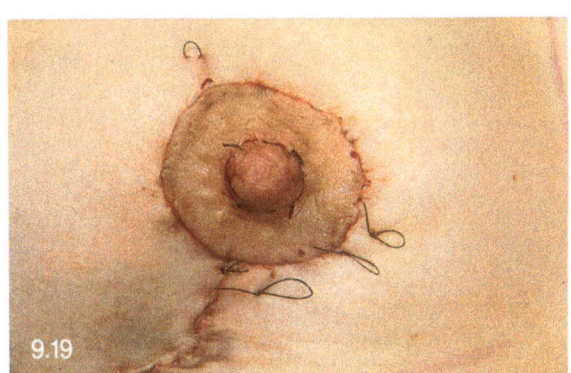

56 Entwicklungsstörungen

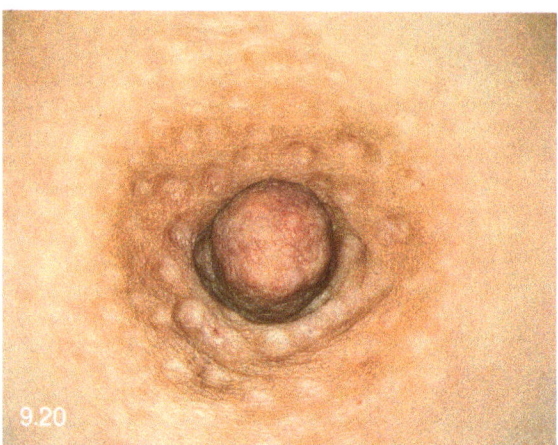

Abb. 9.20. Hyperplasie der Montgomery-Drüsen, an denen sich die Patientin stört

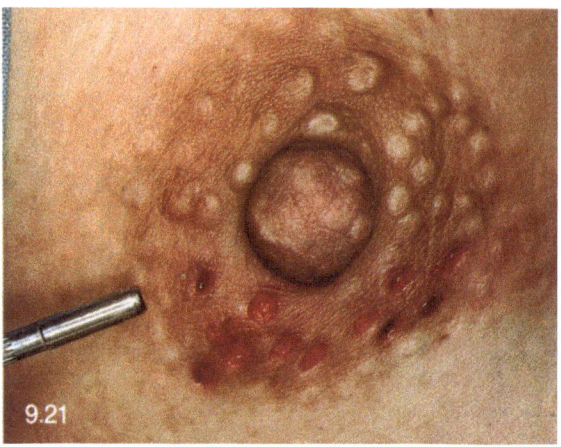

Abb. 9.21. Die auffälligsten der Drüsen können mit einem Trepan ausgestanzt werden

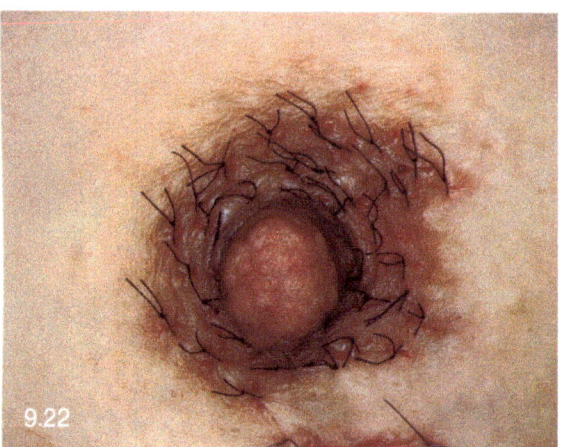

Abb. 9.22. Verschluß der Wundränder in konzentrischen Linien mit Einzelknopfnähten

10 Trichterbrust

Indikation

Die Trichterbrust fällt i. allg. bei Frauen weniger auf als bei Männern. Nur 5% der Patienten mit einer Trichterbrust bedürfen aus physiologischen Gründen einer operativen Aufrichtung des Trichters. Bei allen anderen ist sie vorwiegend ein psychologisches Problem, das mit einem subkutan eingebrachten Silikonimplantat behoben werden kann.

Mit einer Häufigkeit von 1:2000 ist die Trichterbrust durchaus keine seltene Fehlbildung; die physiologischen Beeinträchtigungen werden jedoch gewöhnlich weit überschätzt. Eine reduzierte Vitalkapazität kann durch Anhebung des Trichters nicht verbessert werden, und die bekannten Veränderungen im EKG (p-dextrocardiale) beruhen meistens auf einer Verdrehung der Herzachse und selten auf einer Behinderung des Auswurfvolumens. Spätfolgen an der Wirbelsäule sind sicher nur bei extremen Deformitäten zu erwarten.

Da die Mehrzahl der Patienten keine pathologischen Symptome aufweist, sollte aus ästhetischen Gründen die einfachste Art einer Korrekturoperation erfolgen.

Am besten eignet sich dazu die Zeit vor dem Schuleintritt, d.h. das Alter von 5-6 Jahren. Oft wird jedoch der Trichter erst in der Pubertät durch das Brustwachstum auffälliger, so daß dann erst die Operation notwendig wird.

Trichterbrust 57

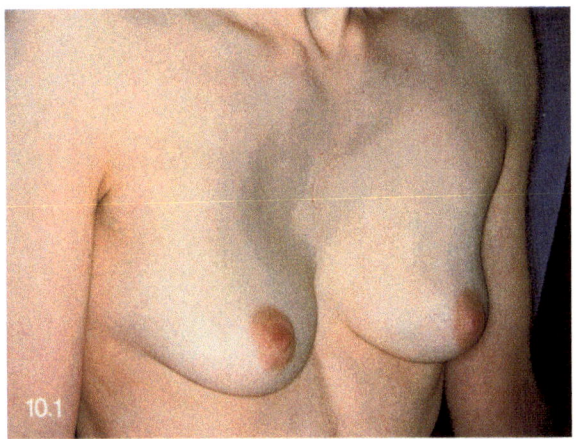

Abb. 10.1. Extreme Trichterbrust ohne pathologische Parameter

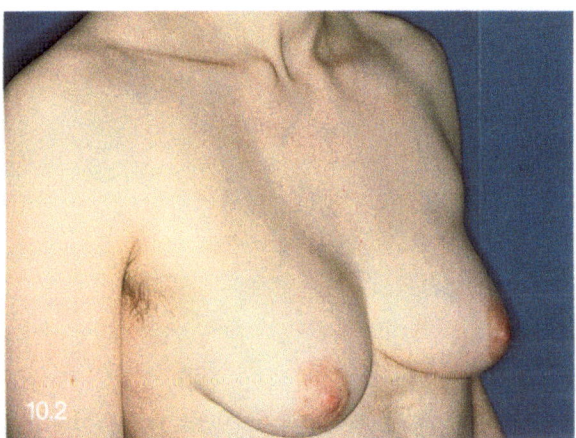

Abb. 10.2. Postoperatives Ergebnis

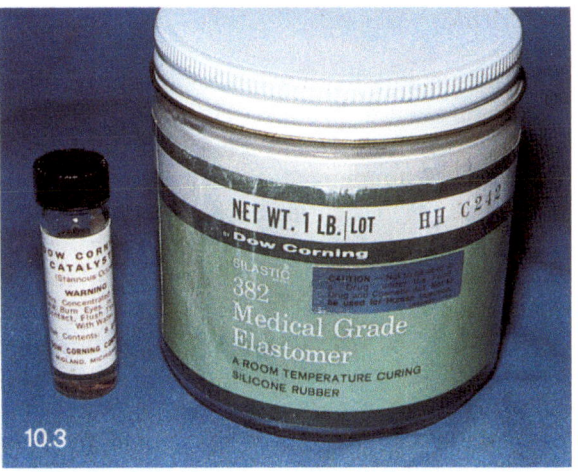

Abb. 10.3. RTV-Silikon der Fa. Dow-Corning („room temperature vulcanizing") und der dazugehörige Katalysator konnten im Handel bezogen werden

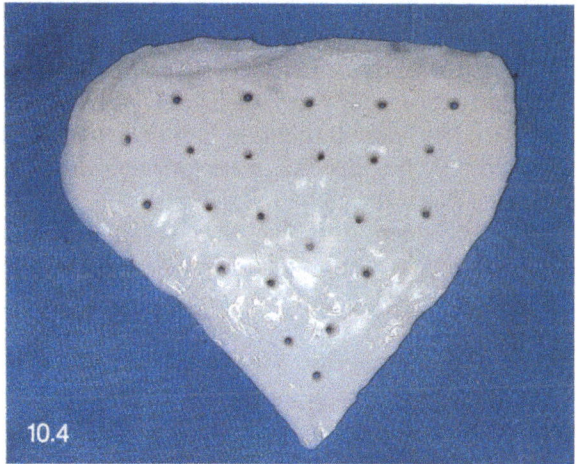

Abb. 10.4. Das präoperativ gegossene Implantat wird sterilisiert und durch einen Schnitt in einer Inframammarfalte eingebracht

Technik

Die amerikanische Firma Dow-Corning führte 1972 ein neues Produkt ein: Das *RTV*-Silastik 382 Medical Grade Elastomer (Abb. 10.2). Dieses bei Raumtemperatur vulkanisierende Silikonelastomer besteht aus 2 Komponenten: dem hellgrauen, honigartig viskösen Basispolymer aus Dimethylpolysiloxanen und dem klaren Katalysator aus Zinnoktoat. Die Zeit bis zur vollständigen Vernetzung wird durch die Menge des zugefügten Katalysators bestimmt: 5 Tropfen Katalysator auf 20 g Basispolymer führen bei Raumtemperatur z. B. innerhalb von 5 min zu einer vollständigen Aushärtung. Dabei wird im Gegensatz zu anderen Polymeren, wie z. B. Acrylatklebern oder Palacos, keine exotherme Wärme frei.

Nach der vollständigen Vernetzung ist das Silikonelastomer wie alle anderen medizinischen Silikonprodukte chemisch inert; es ist nicht toxisch, nicht allergisierend und ruft keine Fremdkörperreaktion hervor. Trotzdem wurde 1987 aufgrund des Amerikanischen Umweltministeriums wegen des Zinnanteils der Vertrieb eingestellt. Um das Implantat herum bildet sich ähnlich wie bei der Augmentationsmammaplastik eine bindegewebige Kapsel aus.

Am liegenden Patienten wird vor der Operation der Trichter mit Wasser gefüllt und dieses Wasser gewogen, damit die richtige Menge RTV-Silikon mit dem Katalysator versetzt werden kann. Die honigartige Mischung wird dann in den dünn mit Vaseline ausgestrichenen Trichter gegossen und das nach 2–5 min gehärtete Implantat entnommen und im Autoklaven sterilisiert. Zur Optimierung der Kontur kann zuvor mit dem Skalpell die Vorderseite des Implantats etwas eingekerbt werden, um die leichte Konkavität des natürlichen Brustbeines gegenüber den Rippen zu schaffen. Mit einer Lederlochzange werden dann 20–40 Löcher eingestanzt, um das Gewicht des Implantats zu reduzieren und um eine Fixierung durch ein wachsendes Bindegewebe zu ermöglichen (Abb. 10.4).

Der Schnitt kann bei Kindern in Richtung der Hauptfaltlinien des Oberbauchs unterhalb des Xiphoids in ca. 6 cm Länge und bei Frauen in einer der Inframammarfalten erfolgen. Von dort wird die Haut über dem Sternum mit der spreizenden Schere und dann mit dem Finger abge-

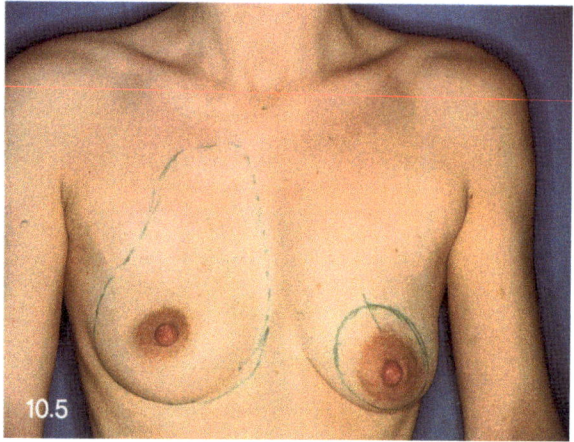

Abb. 10.5. Seitlicher Trichter, der die Rippen II–VI rechts umfaßt

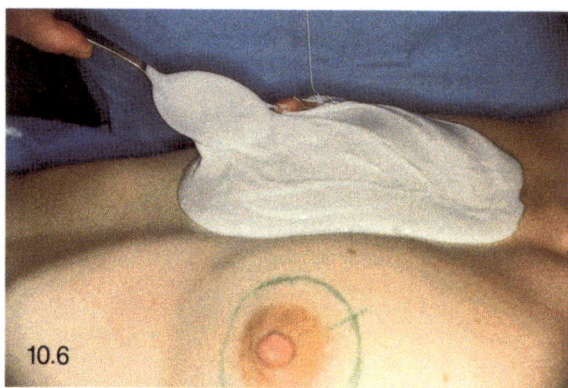

Abb. 10.6. Ausgießen des Trichters mit honigartigem Silikon, dem der Katalysator bereits zugesetzt wurde. Die Härtung erfolgt innerhalb 2–10 min

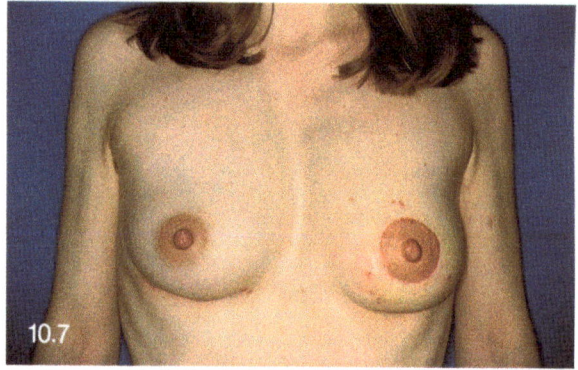

Abb. 10.7. Das gegossene Implantat wurde durch die rechte Inframammarfalte eingebracht. Gleichzeitig wurde die linke Mamille angehoben

löst und eine exakte Blutstillung mit Hilfe eines Kaltlichtretraktors angeschlossen. Eine Redon-Drainage hinter dem Implantat sollte 6-10 Tage liegen bleiben, da immer mit einer verstärkten Wundsekretion zu rechnen ist. Gegebenenfalls kann bei Verdacht auf Infektion mit Staphylococcus epidermidis auch ein Antibiotikum über einige Stunden instilliert werden.

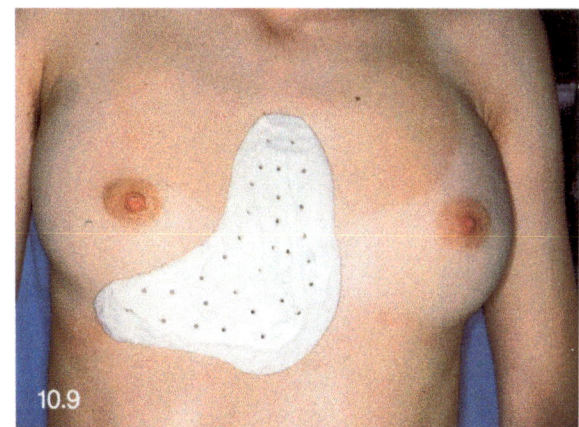

Abb. 10.9. Ein ähnliches Implantat wie dieses wurde gegossen und durch die rechte Inframammarfalte eingebracht

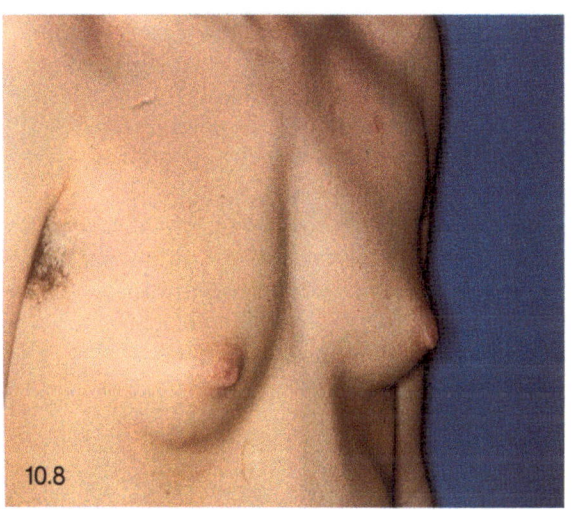

Abb. 10.8. Einseitige Eindellung der Rippen IV-X rechts

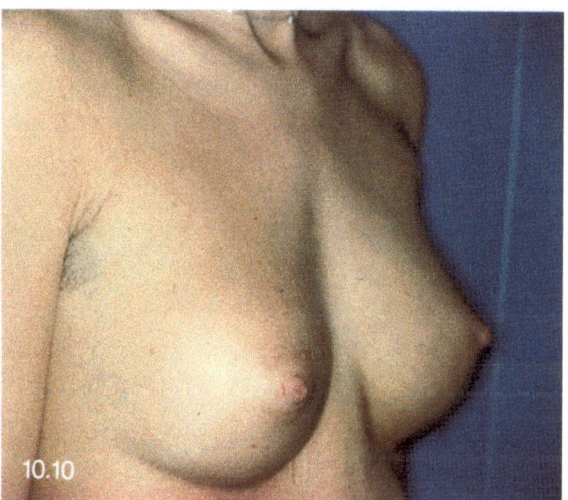

Abb. 10.10. Gleichzeitig Augmentation beider Brüste mit 150-ml-Implantaten

60 Entwicklungsstörungen

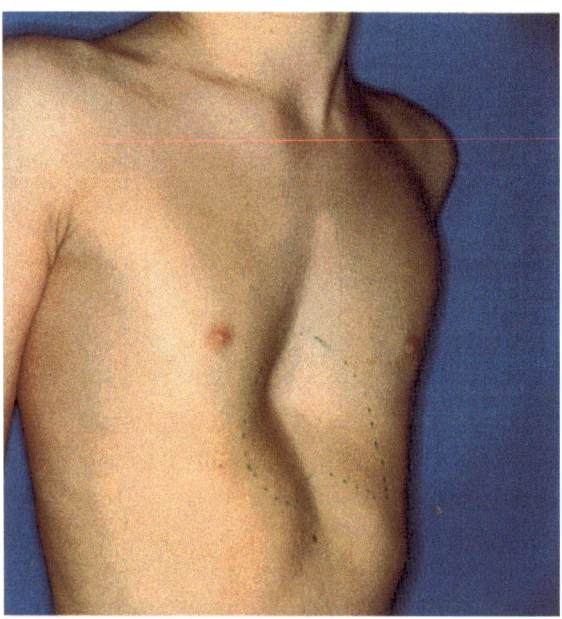

Abb. 10.11. Um psychische Schwierigkeiten beim Sport und Schwimmen zu vermeiden, kann der Trichter durchaus schon bei Schuleintritt ausgefüllt werden

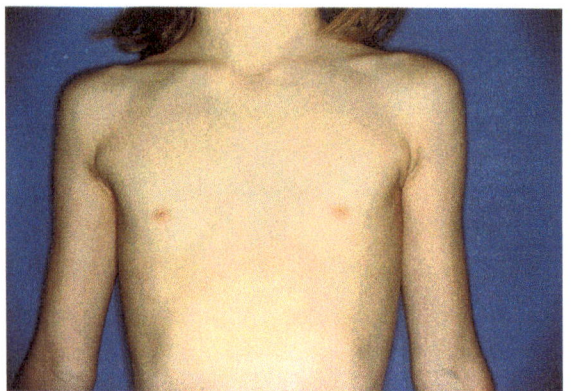

Abb. 10.12. 8jähriges Mädchen nach Implantation von RTV-Silikon

Komplikationen

Auch nach der Entfernung der Redon-Drainage kann es zu weiterer Serombildung kommen, so daß etwa ⅓ der Patienten nach der stationären Entlassung punktiert werden muß. Der Grund für diese lang anhaltende Sekretion ist wahrscheinlich die anfangs bei jedem Atemzug erfolgte Reibung zwischen Implantat und Brustbein. Hält die Sekretion länger als 2 Wochen an, muß an eine Infektion mit Staphylococcus epidermidis gedacht und Gentamycin oder ein anderes Antibiotikum instilliert werden.

Bei Frauen kann die Trichterbrust mit einer Hypoplasie der Mammae verbunden sein, hier bringt die gleichzeitige Implantation von Silikongelprothesen – am besten über eine gesonderte Inzision in der Axilla – eine zusätzliche optische Verbesserung (Abb. 10.8–10.10).

Ist das Implantat zu groß oder zu klein geraten, so ist eine spätere Korrektur relativ problemlos, indem ein weiteres Implantat daruntergeschoben oder vorstehende Kanten abgeschnitten werden.

Gegenüber den von verschiedenen Firmen angebotenen silikongelgefüllten Prothesen nach Gipsabguß hat die selbstgegossene RTV-Silikonprothese den Vorteil der späteren Korrekturmöglichkeit. Derzeit wird jedoch nur der Weg über den Gipsabguß angeboten.

11 Gynäkomastie und Transsexualität

Indikation

Die Entwicklung der Brust beim Mann durch Zunahme des Drüsenkörpers muß von der unechten Gynäkomastie durch Fettansammlung bei Adipositas unterschieden werden. Ursache der Gynäkomastie ist ein Überwiegen von Östrogen gegenüber der Testosteronkonzentration bzw. eine gesteigerte Ansprechbarkeit der Östrogenrezeptoren der männlichen Brustknospe auf weibliche Geschlechtshormone. Jede Herabsetzung der Testosteronsynthese führt zum Überwiegen des Östrogenanteils und somit zum Wachstum der Brust. Dieser Zustand ist anzutreffen beim Klinefelter-Syndrom, beim primären Hypogonadismus, nach Orchitiden und während der chronischen Hämodialyse. Eine überschießende Östrogenproduktion findet sich bei feminisierenden Tumoren der Hoden, der Leberzirrhose und während der Östrogentherapie des Prostatakarzinoms. Mitunter können auch thyreostatisch wirkende Stoffe eine Gynäkomastie hervorrufen. Im Alter zwischen 10 und 15 Jahren kann eine ein- oder beidseitige Knotenbildung, die Kirschgröße erreichen kann, als physiologisch angesehen werden, zumal sie sich nach einigen Monaten fast immer wieder spontan zurückbildet. Besteht eine Gynäkomastie länger als 6-12 Monate, so sollte sie - nach Ausschluß einer hormonellen Dysfunktion - der Operation zugeführt werden.

Technik

Handelt es sich um eine sehr fettreiche Brust, so kann durchaus zunächst der Versuch einer Fettabsaugung mit den entsprechenden kurzen und relativ dünnen Kanülen (Abb. 11.8) gemacht werden (COURTISS 1987). Die Kanüle wird am besten von der hinteren Axillarlinie und von einem kleinen horizontalen Schnitt im Oberbauch aus eingeführt.

Reicht die Absaugung nicht aus, so müssen durch einen intra- oder perimamillären Schnitt das verbliebene Drüsengewebe und die Bindegewebesepten am Ende der Absaugung reseziert werden (Abb. 11.6).

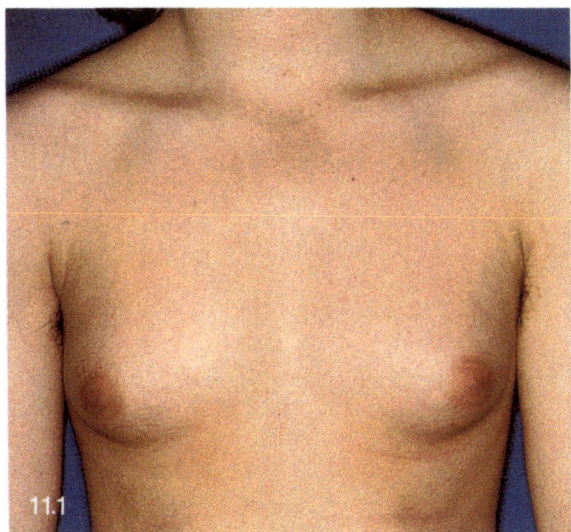

Abb. 11.1. Gynäkomastie mit normalem Hormonstatus

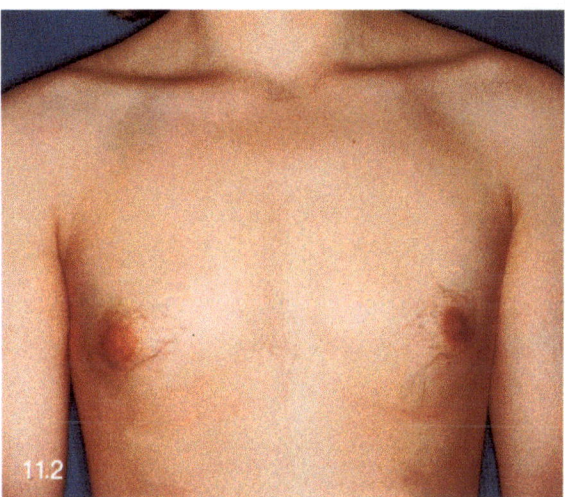

Abb. 11.2. Postoperatives Ergebnis nach subkutaner Mastektomie

62   Entwicklungsstörungen

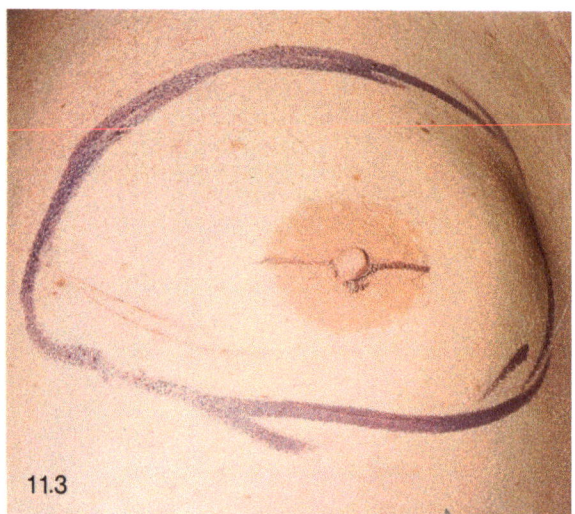

Abb. 11.3. Die Ausdehnung des zu resezierenden Brustdrüsengewebes wird im Sitzen angezeichnet. Die Schnittführung sollte immer trans- oder perimamillär, nie außerhalb der Mamille sein

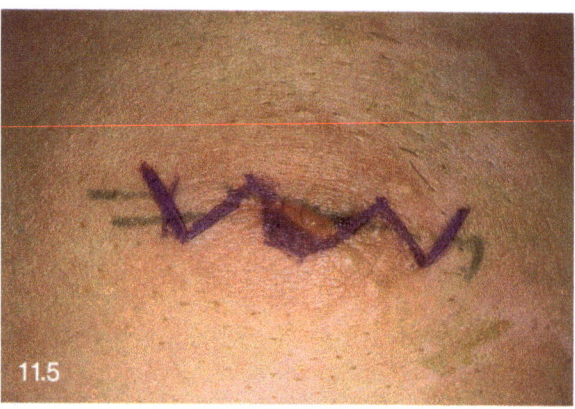

Abb. 11.5. Die Unterbrechung einer Narbe durch Einschnitte führt zu ihrer Verlängerung. Durch diesen winkelförmigen Schnitt, der noch jeweils um ein weiteres „V" nach lateral hin verlängert werden könnte, kann eine relativ große Brustdrüse hervorluxiert werden

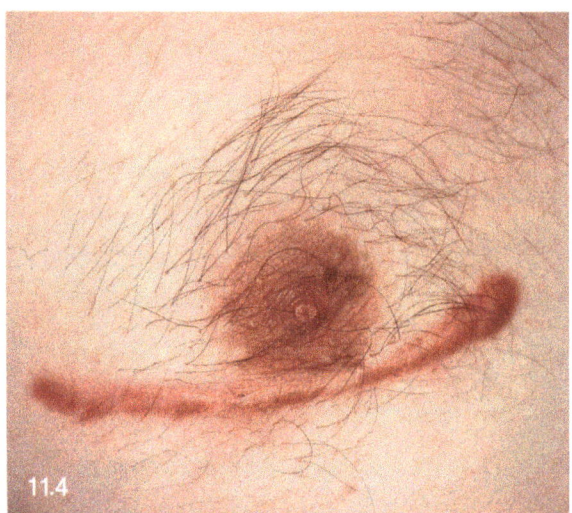

Abb. 11.4. Innerhalb der Mamille gibt es keine hypertrophe Narbenbildung, da die Kutis ähnlich wie in den Augenlidern extrem dünn ist. Diese Narbe wäre zu vermeiden gewesen

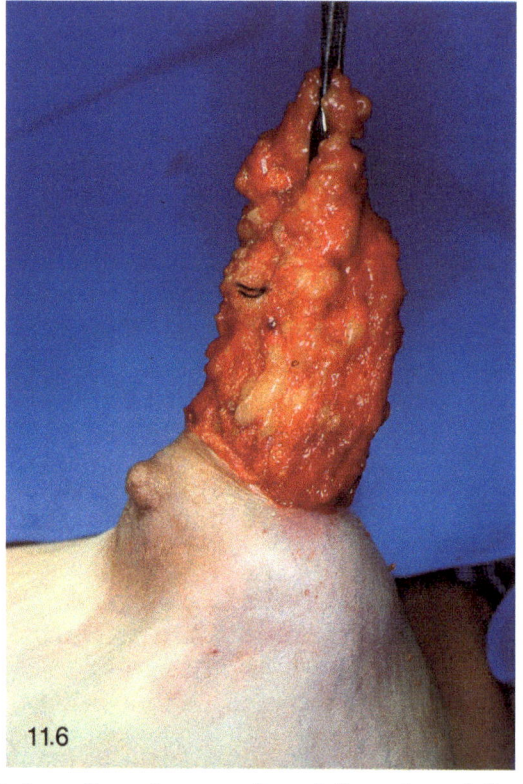

Abb. 11.6. Bei der Präparation der Brustdrüse muß darauf geachtet werden, daß genügend Gewebe submamillär stehen bleibt, damit es später keine Eindellung im Mamillenbereich gibt. Dann wird exzentrisch mit einer kräftigen Schere der Brustdrüsenkörper aus der Haut gelöst, wobei man sich bezüglich der Tiefe an der Dicke des Fettpolsters der umgebenden Haut orientiert. Ist der Drüsenkörper rundherum bis auf den Brustmuskel gelöst, so kann er meistens von oben her relativ einfach stumpf von der Pektoralisfaszie gelöst werden

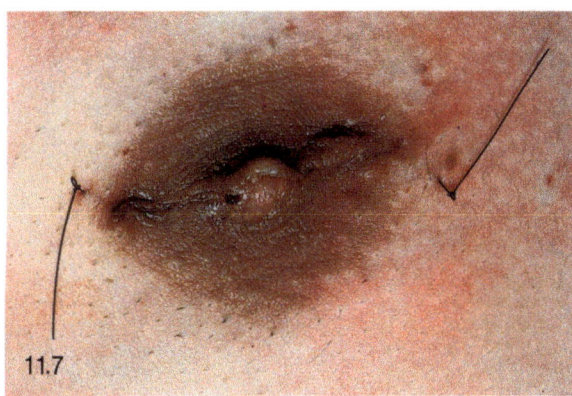

Abb. 11.7. Nach Anlegen einer Redon-Drainage für 6–8 Tage (!) wird die Inzision mit Einzelknopfnähten in der Tiefe und einer Intrakutannaht wieder verschlossen

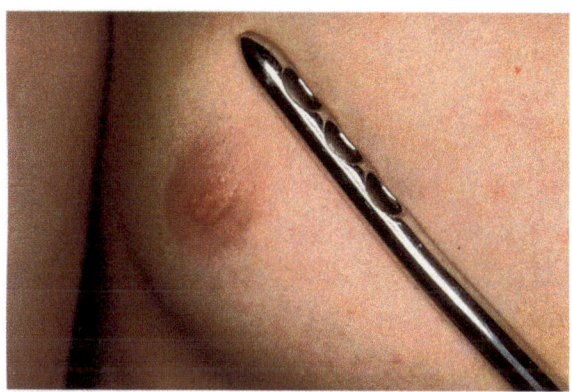

Abb. 11.8. Bei fettreichen Gynäkomastien, z. B. nach Östrogenbehandlung des Prostatakarzinoms kann das Gewebe mit der Absaugkanüle entfernt werden

Transsexualität

Ein Transsexueller hat einen Körper, der hinsichtlich Chromosomen, Hormonhaushalt, Anlage und Beschaffenheit der äußeren und inneren Geschlechtsorgane, Körperbau und Behaarung, eindeutig männlichen bzw. weiblichen Geschlechts ist, der sich jedoch psychisch in jeder Hinsicht dem anderen Geschlecht zugehörig fühlt. In der Bundesrepublik gibt es etwa 3000–5000 Transsexuelle, von denen etwa ⅔ biologisch-somatisch männliche sind.

Durch das Transsexuellen-Gesetz vom 10. September 1980 wurde dieser Zustand als Krankheit anerkannt und die gesetzlichen Krankenkassen verpflichtet, die Kosten für geschlechtsumwandelnde Operationen zu tragen.

Die gegengeschlechtliche Hormontherapie leistet Vorzügliches. Unter dem Einfluß der Östrogene kommt es in unterschiedlicher Ausprägung zur Entwicklung von Brüsten und zur Abrundung der kantigen männlichen Gestalt, leider jedoch nicht zur Rückbildung des Bartwuchses, des Adamsapfels und des Knochenbaus.

Die Wirkung hoher Testosterongaben bei der Frau ist sehr viel dramatischer: die Gesichts- und Körperbehaarung wird oft stärker als beim durchschnittlichen Mann, die Stimme tiefer, die Akren ausgeprägter, Muskel- und Subkutangewebe männlich und die Klitoris hypertrophiert, oft bis zu Kleinfingerstärke. Einmal vorhandenes Brustdrüsengewebe bildet sich jedoch nicht zurück, so daß bei den meisten weiblichen Transsexuellen eine subkutane Mastektomie neben den geschlechtsumwandelnden Operationen am Genitale notwendig wird.

Während die Augmentation durch eine axilläre Inzision in der für Frauen beschriebenen Weise in der Regel sehr effektiv ist, weil Haut und Unterhautgewebe durch den Einfluß weiblicher Hormone bereits gelockert sind, gestaltet sich die subkutane Mastektomie beim weiblichen Transsexuellen je nach Größe unterschiedlich schwierig. In jedem Fall sollte keine primäre Hautstraffung erfolgen, da die Haut der Brust gerade bei jungen Patientinnen erstaunlich elastisch ist und damit eine große Schrumpfungsneigung zeigt (Abb. 11.10). Nur bei 4 von 18 weiblichen Transsexuellen war eine zirkuläre Hautreduktion 6–12 Monate nach der Erstoperation notwendig.

64 Entwicklungsstörungen

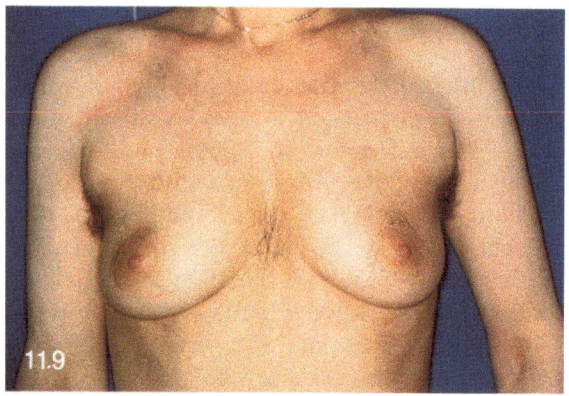

Abb. 11.9. Weiblicher Transsexueller

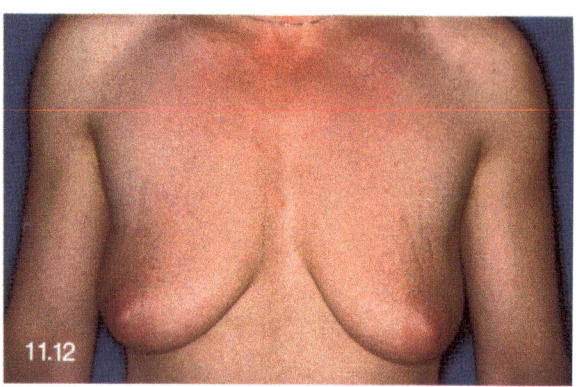

Abb. 11.12. Weiblicher Transsexueller

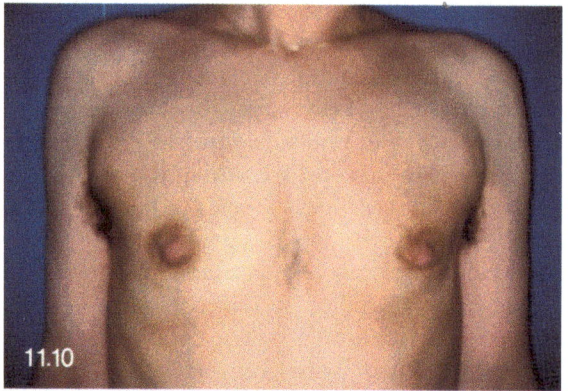

Abb. 11.10. Subkutane Mastektomie ohne Reduktion des Hautmantels

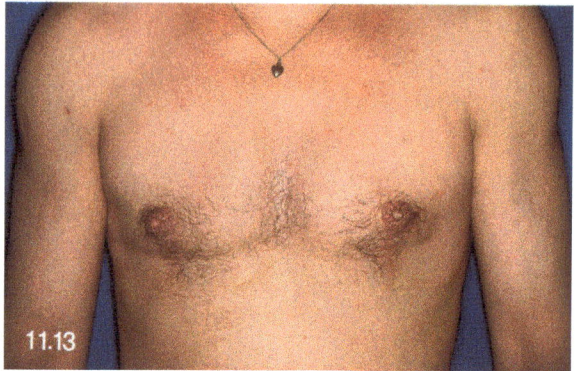

Abb. 11.13. Zwei Jahre nach subkutaner Mastektomie ohne Hautreduktion und Therapie mit männlichen Hormonen

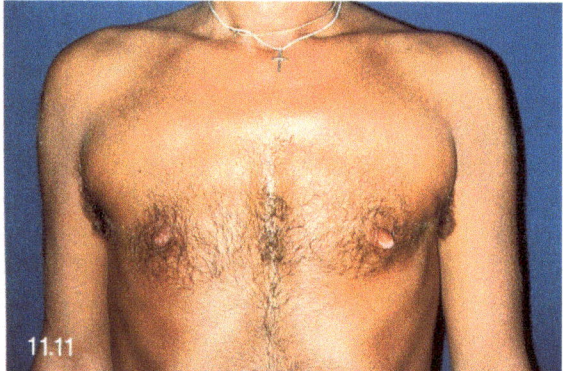

Abb. 11.11. Ein Jahr nach gegengeschlechtlicher Hormonbehandlung. Die Wirkung auf Haarwuchs, Skelett und Muskulatur ist beachtlich

12 Verbrennungsfolgen

Drittgradige Verbrennungen an der vorderen Thoraxwand sind relativ häufig, wenn Kleinkinder sich an der Tischdecke festhalten und sich mit heißem Kaffee verbrühen oder einen Topf mit heißem Wasser vom Herd ziehen. Bleibt die Brustwarze erhalten und wird die Brustanlage nicht bei der Nekrosenabtragung mit entfernt, so entwickelt sich in der Pubertät die Brust nur so weit, wie es die Narbenplatten und Transplantate zulassen.

Wenn keine Kontrakturen vorliegen, die die Beweglichkeit des Schultergelenks einschränken, sollte mit operativen Maßnahmen bis zum Einsetzen der Brustentwicklung gewartet werden. Dann sind Schwenklappenplastiken, Vollhauttransplantate aus beiden Leistenbeugen, die bis zu Handflächengröße entnommen werden können, und Spalthauttransplantate bei größeren Defekten die Methode der Wahl. Erstaunlich sind immer wieder die großen Defekte, die bei Inzisionen im verbrannten Brustbereich entstehen, und ebenso erstaunlich die Ausbildung einer vollen Brust innerhalb von wenigen Wochen nach der Lockerung der vernarbten Haut und Deckung der entstandenen Defekte mit Spalthaut, Vollhaut oder Schwenklappen.

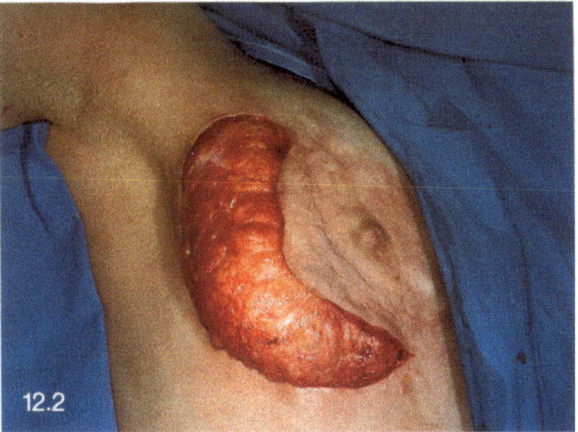

Abb. 12.2. Nach Inzision der Verbrennungskontrakturen quillt die Brustdrüse plötzlich heraus

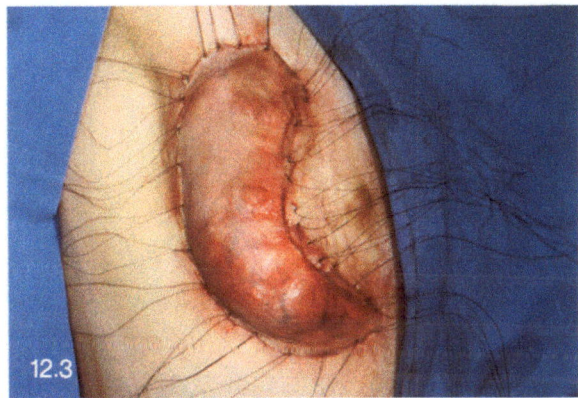

Abb. 12.3. Der so entstandene Defekt wird mit einem Spalthauttransplantat gedeckt (ein besseres ästhetisches Resultat würde mit Vollhaut aus beiden Leistenbeugen erzielt). Fixieren des Transplantats mit Einzelknopfnähten

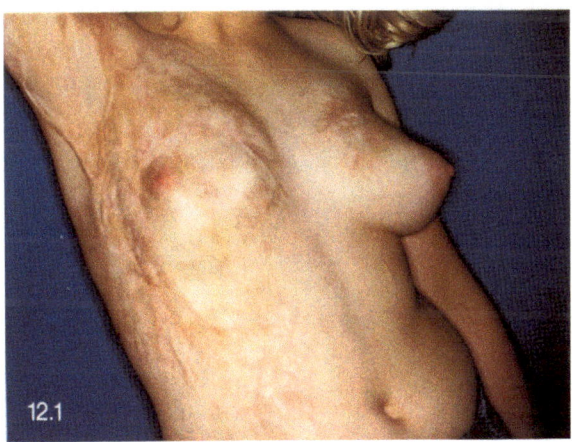

Abb. 12.1. Nach einer frühkindlichen drittgradigen Verbrennung wurde das Brustwachstum auf der rechten Seite gehemmt

Abb. 12.4. Bolusdruckverband aus Schaumstoff ▷ während der folgenden 8 Tage

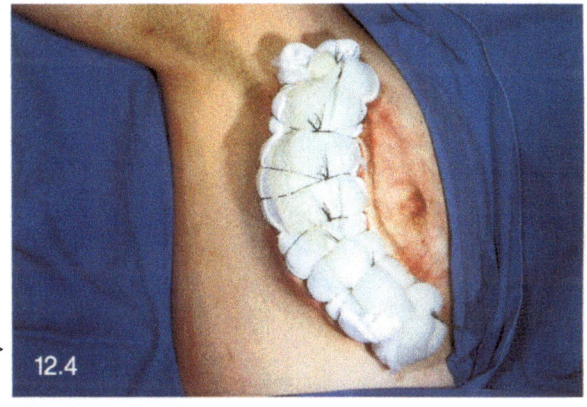

66 Entwicklungsstörungen

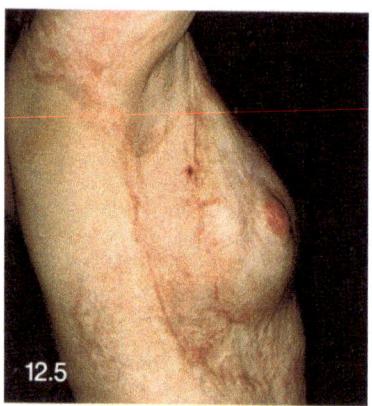

Abb. 12.5. Ergebnis 2 Monate später: Die Mamille ist jetzt in richtiger Position. Das Brustdrüsengewebe kann sich ausdehnen

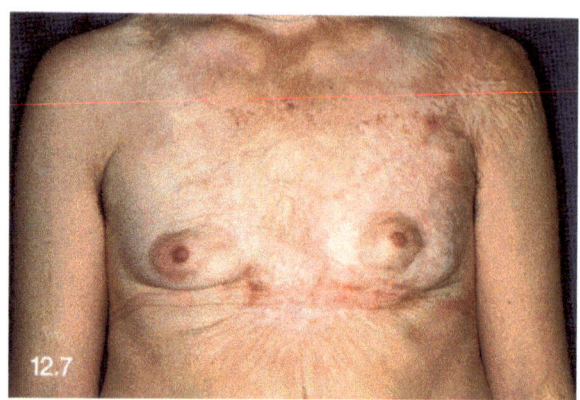

Abb. 12.7. Verbrennungskontrakturen ziehen beide Brüste nach medial

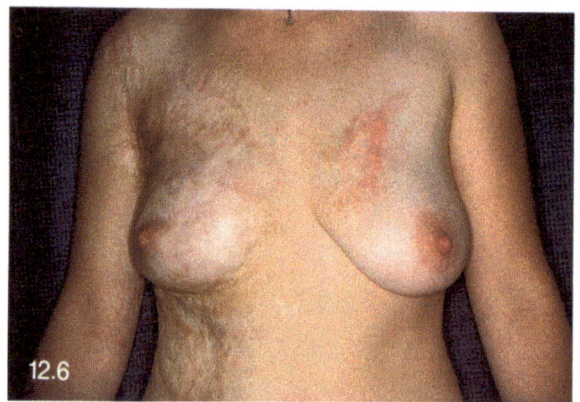

Abb. 12.6. 12 Jahre später zufriedenstellendes Resultat

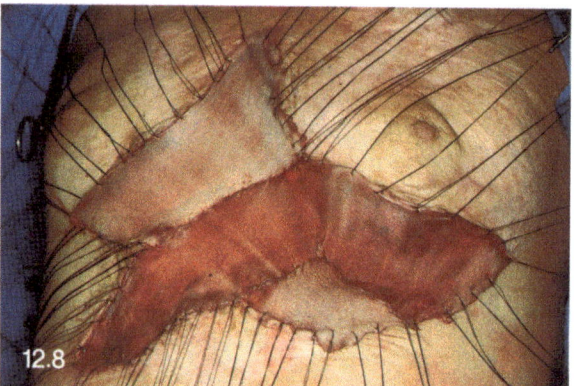

Abb. 12.8. Allein durch eine H-förmige Inzision entsteht ein 30 × 20 cm großer Defekt, der mit Spalthauttransplantaten aus der Gesäßregion gedeckt wird

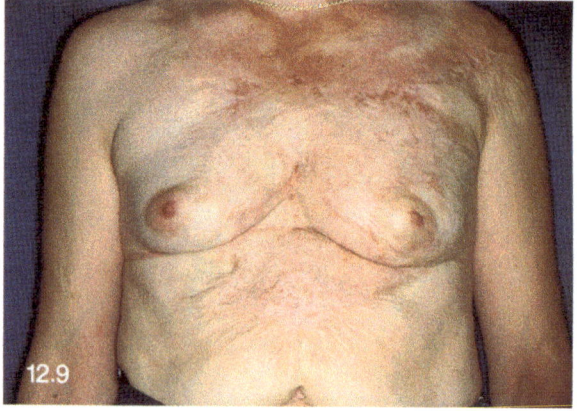

Abb. 12.9. Resultat 1 Jahr später

Verbrennungsfolgen 67

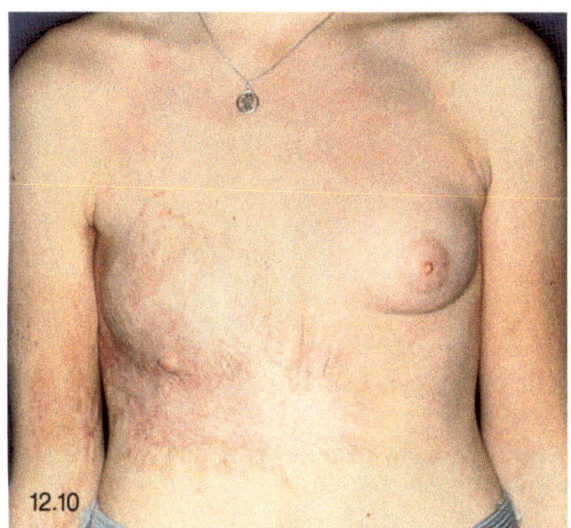

Abb. 12.10. Die rechte Brust ist durch eine Narbenplatte nach kaudal gezogen

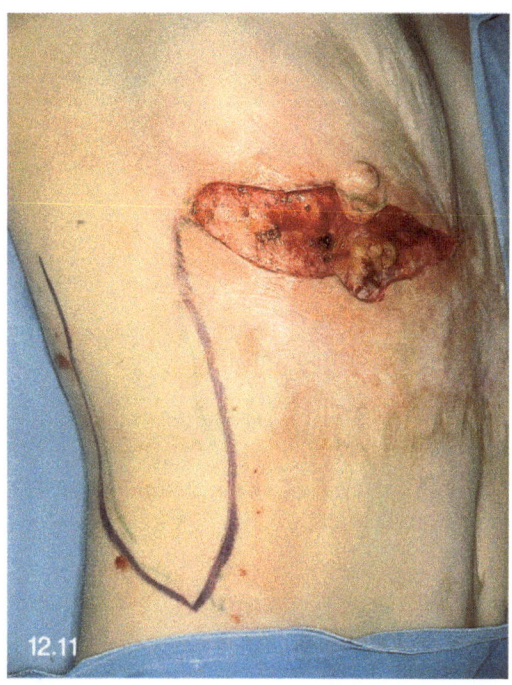

Abb. 12.11. Durch horizontale Inzision rutschen Brust und Mamille nach oben. Der entstehende Defekt wird mit einem seitlichen vertikalen Thoraxlappen gedeckt. Wo immer eine Lappenplastik möglich ist, sollte diese erfolgen, da sich ein gestielter Lappen beim Brustwachstum mitdehnt

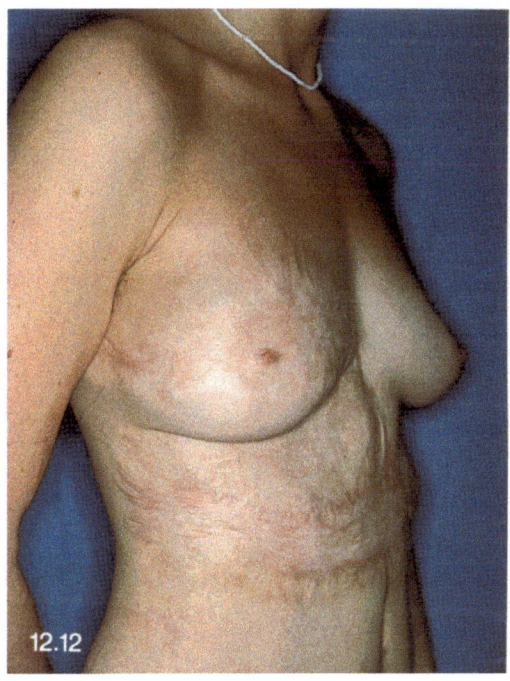

Abb. 12.12. Optimales ästhetisches Resultat

68   Entwicklungsstörungen

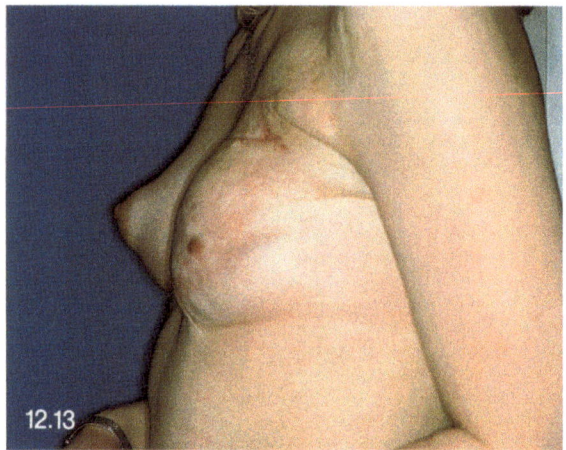

Abb. 12.13. Flache Brust, die sich unter den Verbrennungsnarben nicht ausdehnen kann

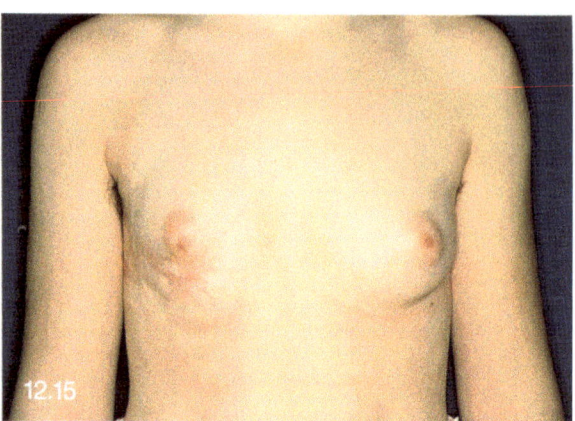

Abb. 12.15. Wachstumshemmung durch Narbenzug an der rechten Brust

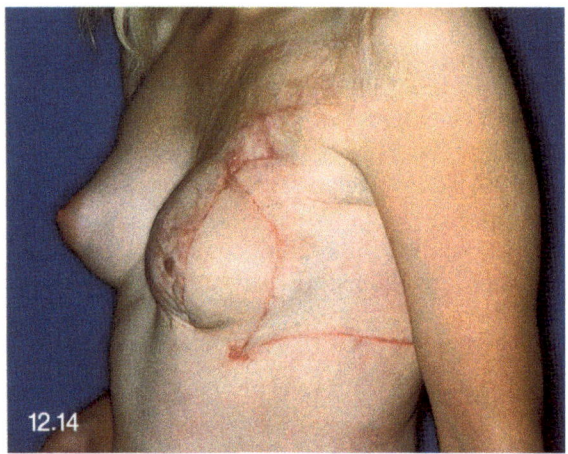

Abb. 12.14. Durch einen horizontalen Lappen von der seitlichen Thoraxwand werden die beiden lateralen Quadranten der linken Brust gedeckt. Gleichzeitig wird ein Strang zum Schultergelenk hin durch eine Z-Plastik unterbrochen

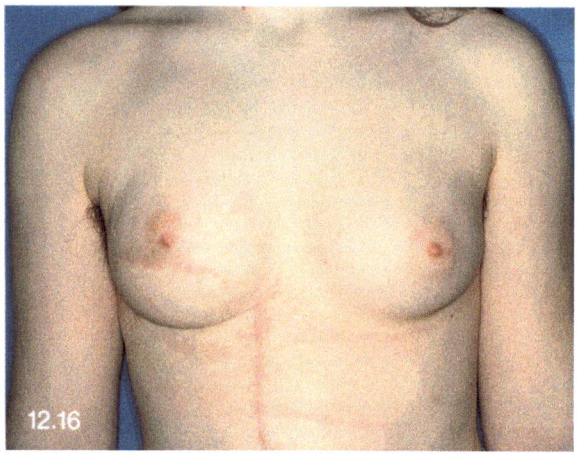

Abb. 12.16. Ein vertikaler epigastrischer Lappen (s.Abb. 18.2) wird horizontal in den nach Inzision entstandenen Hautdefekt eingeschlagen und führt zu einem perfekten Ergebnis

Literatur

Bass CB (1978) Herniated areola complex. Ann Plast Surg 1: 402

Broadbent TR, Woolf RM (1976) Benign inverted nipple. Transnipple areolar correction. Plast Reconstr Surg 58: 673-677

Courtiss EH (1987) Gynecomastia: Analysis of 159 patients and current recommendations for treatment. Plast Reconstr Surg 79: 740-759

Davidson BA (1979) Convention circle operation for massive gynecomastia to excise the redundant skin. Plast Reconstr Surg 63: 350

Gasperoni C, Salgarello M, Gargani G (1987) Tubular breast deformity: a new surgical approach. Eur J Plast Surg 9: 141-145

Gruber RP, Jones HW (1980) The „donut" mastopexy: indications and complications. Plast Reconstr Surg 65: 34-38

Hoffmann S (1982) Two stage correction of the tuberous breast. Plast Reconstr Surg 69: 169

Kraybill WG, Kaufmann R, Kinne D (1981) Treatment of advanced male breast cancer. Cancer 47: 2185-2189

Lemperle G, Exner K (1983) Die Behandlung der Trichterbrust mit RTV-Silikon-Implantaten. Handchirurgie 15: 154-157

Mühlbauer W, Wangerin K (1977) Zur Embryologie und Äthiologie des Poland- und Amazonen-Syndroms. Handchirurgie 9: 147-151

Oelsnitz G von (1983) Die Trichter- und Kielbrust. Bibliothek für Kinderchirurgie. Hippokrates, Stuttgart

Poland A (1841) Deficiency of the pectoral muscles. Guys Hosp Rep 6: 191

Vandenbusche F (1984) Asymmetries of the breast. A classification System. Aesthetic Plast Surg 8: 27

Williams G, Hoffmann S (1981) Mammaplasty for tuberous breasts. Aesthetic Plast Surg 5: 51-56

Teil D
Mammakarzinom

In der Bundesrepublik Deutschland erkranken jährlich etwa 20 000 Frauen an einem Mammakarzinom, d. h. jede 15. Frau muß im Laufe ihres Lebens mit einer Brustamputation rechnen. Obwohl die Zahl der Frauen, die ihr Karzinom in einem frühen Tumorstadium entdecken, in den letzten Jahren zugenommen hat, stirbt auch heute noch die Hälfte aller Frauen an den Fernmetastasen. Theoretisch käme damit die andere Hälfte der Frauen für einen Wiederaufbau in Betracht.

Leider hat die adjuvante und therapeutische Chemotherapie beim Mammakarzinom nicht den Erfolg gezeigt, der noch vor 10 Jahren von ihr erwartet wurde. Bereits zum Zeitpunkt der Operation abgeschwemmte Metastasen werden durch die Chemotherapie nur in ihrer Weiterentwicklung gehemmt; sie wachsen jedoch nach Absetzen der Chemotherapie häufig innerhalb der folgenden 6–12 Monate foudroyant und führen innerhalb kurzer Zeit zum Tode der Patientin.

Auch die Strahlentherapie, die vor 10 Jahren als adjuvante Therapie zur Verhinderung eines Lokalrezidivs weitgehend verlassen wurde, tötet höchstens die Hälfte der lokal abgeschwemmten Krebszellen; wenn wir von einer lokalen Metastasierungsrate von maximal 16% ausgehen, sind es nach postoperativer lokaler Strahlentherapie immer noch 8%!

Aufklärung

Wir sind keine Freunde der radikalen Aufklärung, weil sie der betroffenen Patientin nichts als Angst, Unsicherheit und Hoffnungslosigkeit suggeriert. Wer von *uns* könnte denn mit der Wahrheit leben? Wir sagen deshalb nur das Nötigste („Es war ein Brustkrebs, aber ...") und das, was die Patientin wissen, d. h. hören will. Wir sind Ärzte geworden, um die Lebensqualität unserer Mitmenschen zu verbessern, d. h. Optimismus auszustrahlen und Hoffnung zu wecken. Nur der Mensch, der auf die Zukunft hofft, lebt; ein Mensch ohne Hoffnung vegetiert.

Was kann ein Patient mit dem Wissen um seine Lungenmetastasen dagegen tun? Daß sich das Krebswachstum nicht mit dem Willen – der angeblich Berge versetzen soll – beeinflussen läßt, haben mehrere psychologische Studien der letzten Jahre gezeigt.

Die meisten Patientinnen tragen unter der Bürde, einen Brustkrebs gehabt zu haben, bereits schwer genug; sie sollten beim Beginn einer generalisierten Metastasierung durch ärztliche Kunst so lange wie möglich auch psychisch unbeschwert weiterleben.

Der nachsorgende Onkologe trägt die Verantwortung für eine lückenlose Kontrolle, damit ggf. einzelne Metastasen rechtzeitig der Chirurgie, Chemo-, Hormon- oder Strahlentherapie zugeführt werden.

Die sog. brusterhaltende Therapie

Ob die ebenfalls seit 10 Jahren zunehmend geübte sog. brusterhaltende Behandlung des Mammakarzinoms, d. h. die Tumorresektion im mutmaßlich Gesunden und Bestrahlung der ganzen Brust mit zusätzlicher Boosterung des Tumorbettes (VERONESI 1986; HARDER et al. 1988; KUBLI 1988), ein Weg der Zukunft sein wird, bleibt abzuwarten. Wegen der bereits hohen Rate und noch höher zu erwartenden Rate an Lokalrezidiven (FISHER 1986 hat 24% ohne, 6% mit Bestrahlung) wird diese Therapieform bewußt in diesem Buch ausgeklammert. Das Wissen um eine Multizentrizität von 20–30% beim Mammakarzinom hält uns davon ab, Brustdrüsengewebe, das ebensogut durch ein Silikonimplantat ersetzt werden kann, wissentlich zu belassen. Der Wert der prophylaktischen Bestrahlung wurde Mitte der 70er Jahre doch allgemein bezweifelt und diese Bestrahlungsart verworfen; warum sollte sie heute plötzlich effektiver sein? Beim Mammakarzinom muß Sicherheit für die Patientin unser oberstes Gebot bleiben; die Schönheit der verbliebenen oder wiederaufgebauten Brust ist zweitrangig.

Eine retrospektive Studie an 101 Patientinnen mit Frühkarzinom (FALLOWFIELD et al. 1986) zeigte, daß Angst und Depressionen bei Patientinnen mit brusterhaltenden Eingriffen größer als bei Frauen mit einfacher Mastektomie waren. Die Hauptsorge konzentrierte sich auf die Frage, ob der Eingriff wirklich der richtige war und ob das Karzinom vollständig entfernt sei. Keineswegs alle Frauen, die eine brusterhaltende Operation erhalten, wünschen diese auch; und vor psychischen Folgen bewahrt diese auch nicht.

13 Probeexzision und einfache Mastektomie

So bleibt als Routineeingriff beim Mammakarzinom der Stadien I und II die quere Mastektomie mit Ausräumung der Axilla, wie sie von PATEY beschrieben wurde (PATEY u. DYSON 1948). Nur beim fortgeschrittenen Mammakarzinom kann die „radikale Mastektomie" in schräger Richtung unter Mitnahme des großen Brustmuskels, wie sie 1894 von HALSTED und 1896 von ROTTER empfohlen wurde, zur Anwendung kommen.

Ein wesentlicher Fortschritt in der operativen Behandlung des Mammakarzinoms ist für die Frauen in den letzten 10 Jahren erzielt worden: Es wird vielerorts *stadiengerecht* und entsprechend der Lokalisation des Tumors operiert. Dies hat ästhetisch ansprechende Ablationsergebnisse zur Folge und erleichtert einen möglichen Wiederaufbau der Brust.

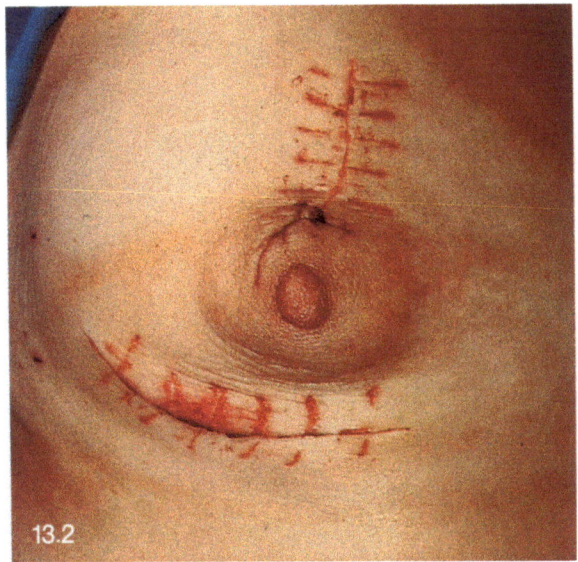

Abb. 13.2. Mehrere verdächtige Knoten gibt es selten. Sie können in der Regel von einem Perimamillärschnitt oder einem Schnitt in der Inframammarlinie entfernt werden. Radiärschnitte an der Brust sind wegen verstärkter Neigung zu hypertropher Narbenbildung obsolet. Bei jungen Frauen sollten die Nähte an der Brust intrakutan gelegt werden, da eine verbleibende „Hühnerleiter" zeitlebens an die Handschrift des Chirurgen erinnert

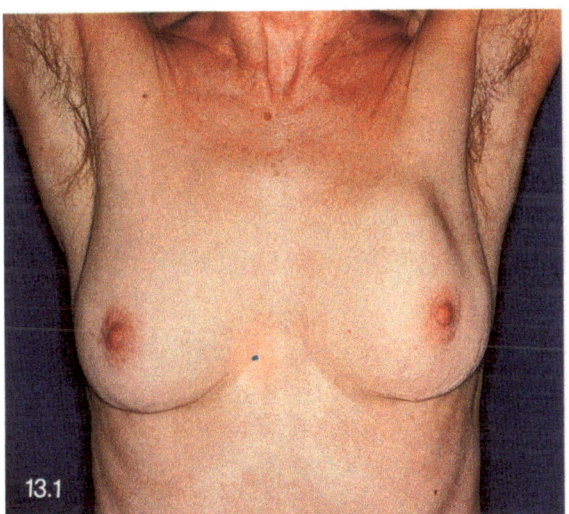

Abb. 13.1. Sichtbarer Knoten in der linken Brust. Ist der Patientin ein Knoten aufgefallen, so kann aufgrund des Tastbefundes, der Anamnese und Mammographie und des Alters der Patientin mit ca. 90%iger Sicherheit gesagt werden, ob es sich um einen gutartigen oder bösartigen Knoten handelt. Entsprechend sollte auch die Aufklärung erfolgen und der Patientin ein Konzept der verschiedenen Notwendigkeiten und Möglichkeiten dargelegt werden. Bei dem geringsten Verdacht auf Malignität ist eine Vollnarkose angezeigt

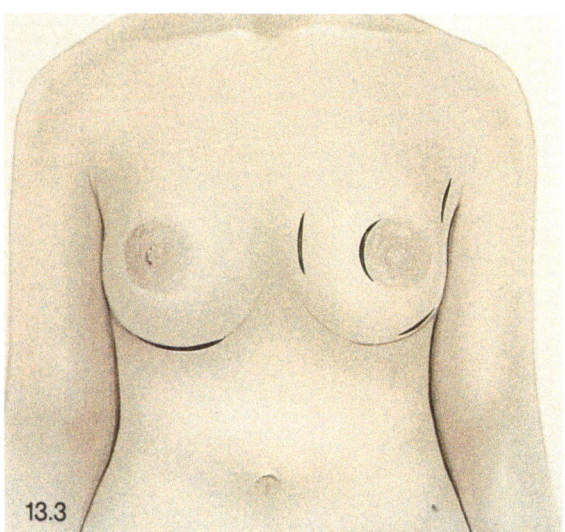

Abb. 13.3. Mit einem Perimamillärschnitt und einem Schnitt in der Inframammarlinie kommt man an jede Stelle einer normalen großen weiblichen Brust. Ist der Tumor mit aller Wahrscheinlichkeit gutartig, so kann er durch einen länger führenden subkutanen Tunnel angegangen werden. Besteht jedoch der geringste Verdacht auf Malignität, so sollte man ihn möglichst direkt angehen

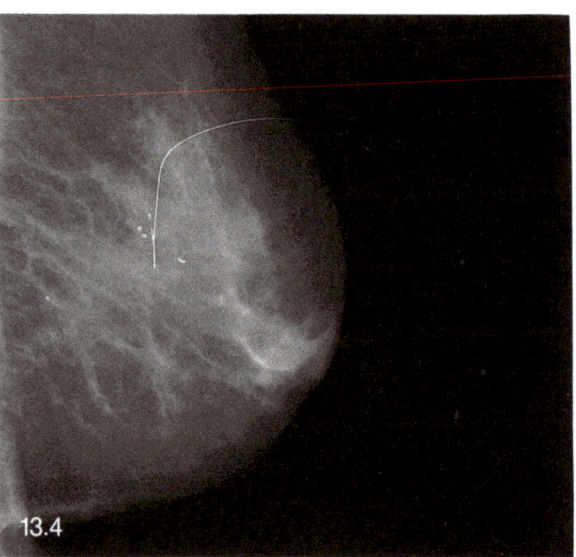

Abb. 13.4. Hat die Mammographie Mikrokalk ergeben, der nicht zu tasten ist, so bietet sich die radiologische Lokalisation mit der Frank-Nadel an

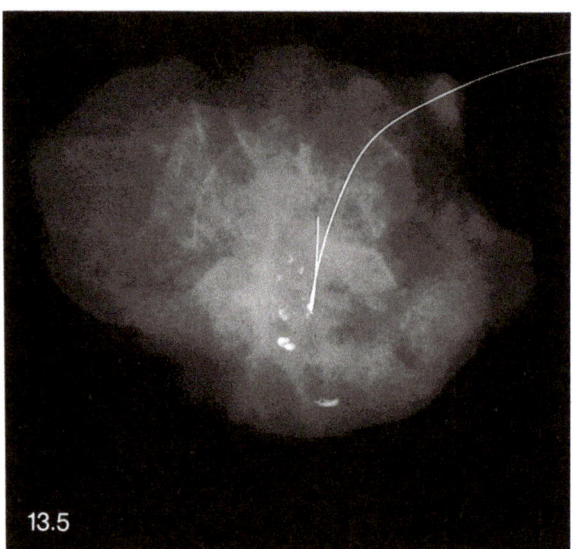

Abb. 13.5. Mikrokalk, der nicht zu tasten ist und entfernt von der Mamille liegt, sollte präoperativ vom Radiologen markiert werden. Ansonsten drückt man sich auf dem Operationstisch die Brust in vertikaler und horizontaler Richtung wie im Mammomaten flach und mißt mit dem Zentimetermaß die mögliche Stelle aus. Eine intraoperative Röntgendiagnostik des Probeexzisates ist unerläßlich

Probeexzision und einfache Mastektomie 75

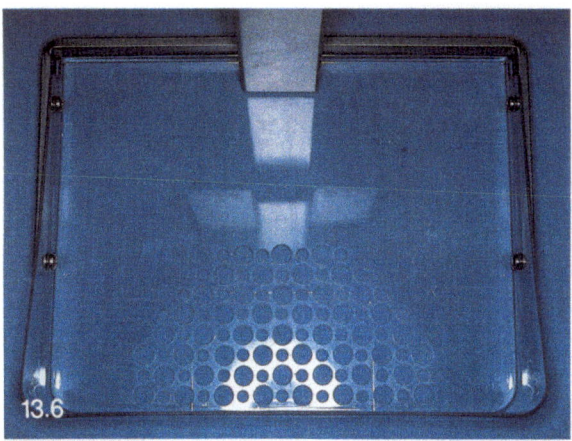

Abb. 13.6. Für den Mammomaten hat die Fa. Siemens einen zusätzlichen Tubus mit Perforationen entwickelt, durch die der Tumor lokalisiert und die Nadel mit inliegendem Harpunendraht gestochen werden kann

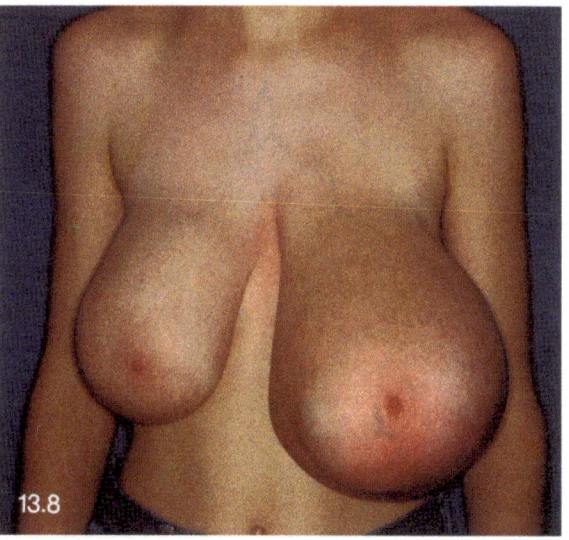

Abb. 13.8. Juveniles Fibroadenom bei einer 16jährigen Patientin

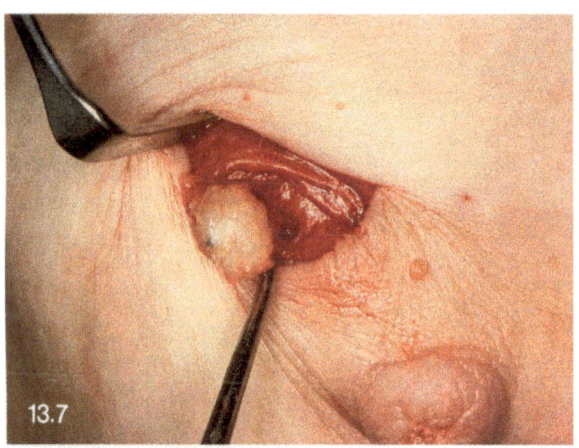

Abb. 13.7. Kleines Fibroadenom aus 4 cm Entfernung hervorgeholt. Ein Tumor sollte nie mit einem Museux gequetscht, sondern möglichst am Rand mit einem Einzinker gefaßt werden. Auf Malignität verdächtige Tumoren sollten überhaupt nicht mit Instrumenten gefaßt werden, um eine mögliche Aussaat von Zellen während der Operation zu vermeiden

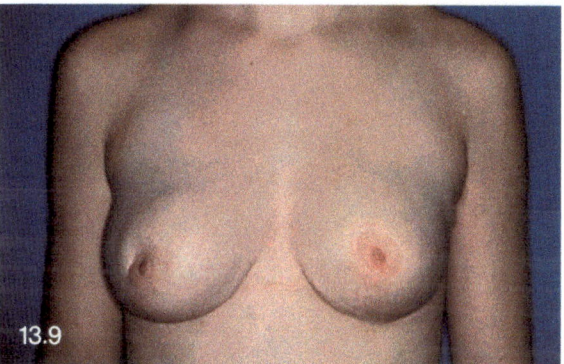

Abb. 13.9. Ein Jahr nach Entfernung des Tumors und Reduktionsplastik beiderseits

76 Mammakarzinom

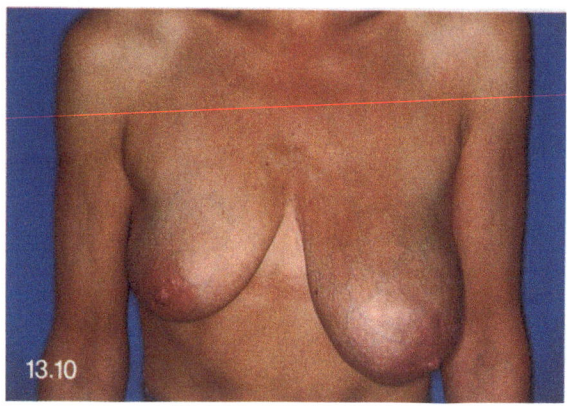

Abb. 13.10. Sogenanntes Cystosarcoma phylloides benignum, das sich seit 15 Monaten entwickelt

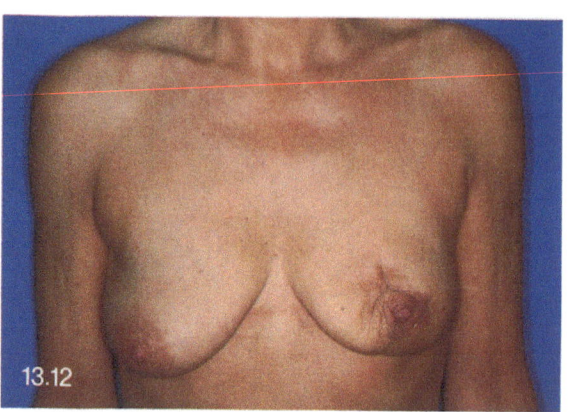

Abb. 13.12. Nach 2 Monaten ist die Haut auf die frühere Ausdehnung zurückgeschrumpft (s. Kap. 19 „Hautexpander")

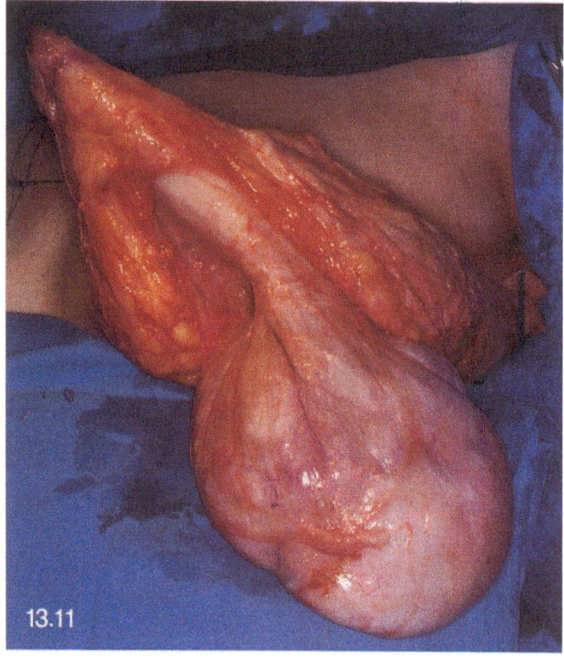

Abb. 13.11. Ein Cystadenoma phylloides braucht bei der Erstoperation lediglich exstirpiert zu werden, wenn anschließend das Tumorbett in 1 cm Dicke nachreseziert wird. Kommt es trotzdem zu einem Rezidiv, so ist eine subkutane Mastektomie und eine äußerst gewissenhafte Nachsorge angezeigt, da diese Tumoren innerhalb von Monaten entarten können

Probeexzision und einfache Mastektomie 77

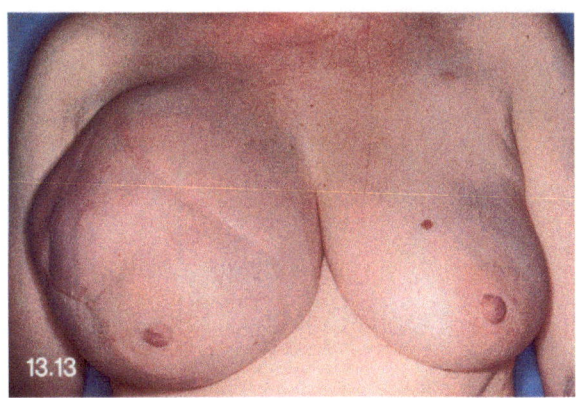

Abb. 13.13. Viertes Rezidiv eines Cystosarcoma phylloides benignum

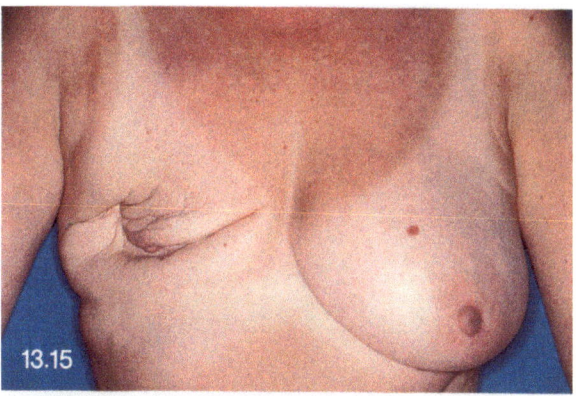

Abb. 13.15. Rezidivfreiheit nach 2 Jahren (s. aber Abb. 20.14)

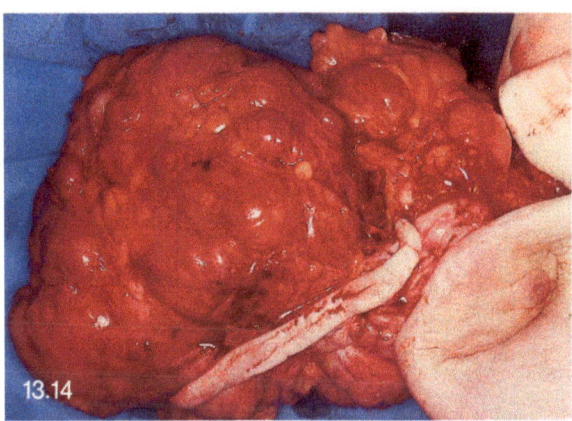

Abb. 13.14. Exzision mit Sicherheitsabstand, aber Erhaltung der Mamille

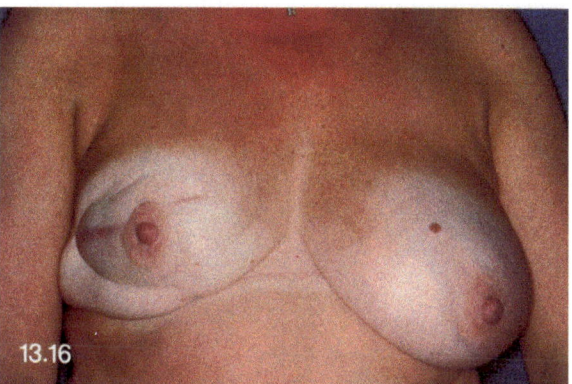

Abb. 13.16. Wiederaufbau mit doppelwandiger Silikonprothese. Eine größere Prothese und eine angleichende Reduktionsplastik links ist vorgesehen

78 Mammakarzinom

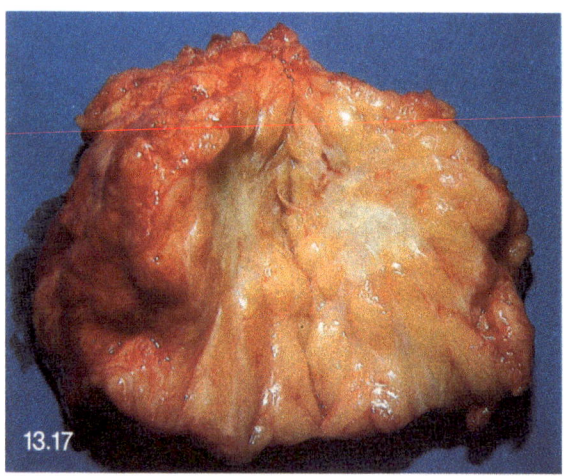

Abb. 13.17. Großzügig umschnittenes szirrhöses Karzinom. In der Resthöhle sollten nach Entfernung der Probeexzision keine Tumorzellen mehr gefunden werden

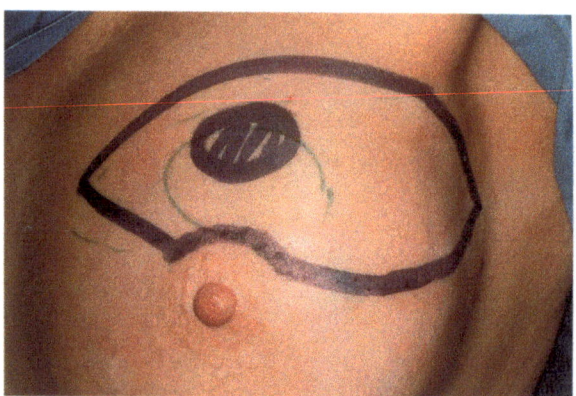

Abb. 13.19. Sitzt der Tumor oberhalb der Mamille in einer ptotischen Brust, so kann die Haut hier spindelförmig mitexzidiert und die Mamille damit höhergebracht werden. Eine vollständige Entfernung des Brustdrüsenkörpers ist in jedem Falle von Karzinom und Präkanzerose indiziert

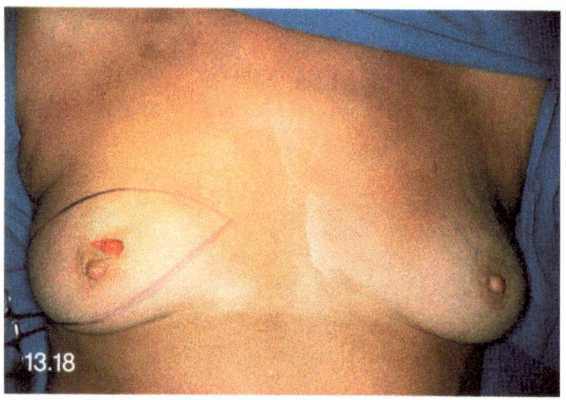

Abb. 13.18. Einfache Mastektomie bei einem zentral sitzenden Tumor, bei dem die Mamille unbedingt entfernt werden muß. Von hier aus kann auch die Achselhöhle ausgeräumt werden

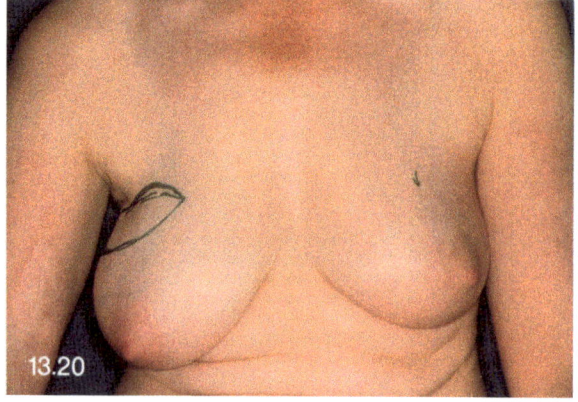

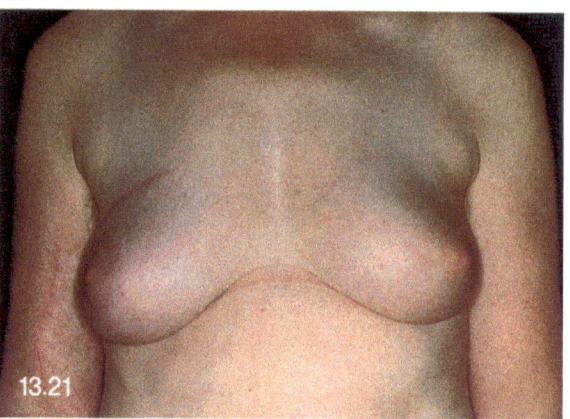

Abb. 13.20. Links wurde der äußere obere Quadrant wegen eines kleinen Karzinoms mit Hauptspindel entfernt. Da die Form der Brust eher gewonnen hat, wurde die gleiche Haut- und Gewebespindel auch rechts entfernt. Voraussetzung dafür ist natürlich eine gute Narbenbildung

Abb. 13.21. Zufriedenstellendes Ergebnis. Die Patientin zählt jedoch wegen des belassenen Brustdrüsengewebes weiterhin zur Risikogruppe. Wir selbst sehen in der z. Z. vielerorts praktizierten Tumorektomie und Nachbestrahlung keinerlei Vorteile, da die Nachsorge wegen der häufigen Fibrosierung des bestrahlten Brustdrüsengewebes äußerst erschwert sein kann

Probeexzision und einfache Mastektomie 79

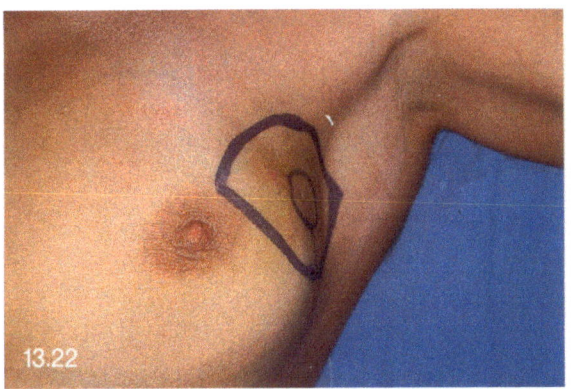

Abb. 13.22. Exzision einer Hautspindel bei hautnahem Karzinom und subkutaner Mastektomie von diesem Schritt aus bei gleichzeitiger Ausräumung der Axilla

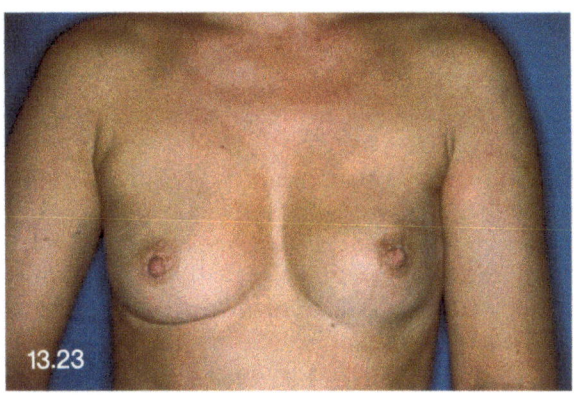

Abb. 13.23. Postoperatives Resultat nach sofortigem Wiederaufbau

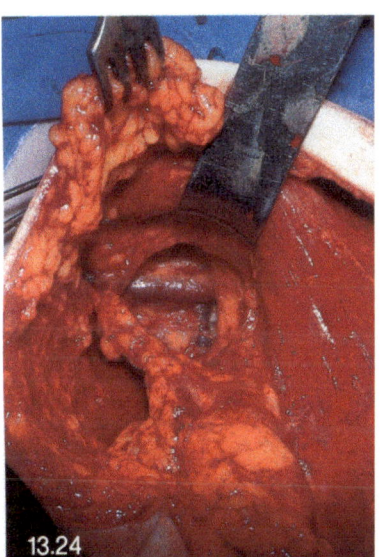
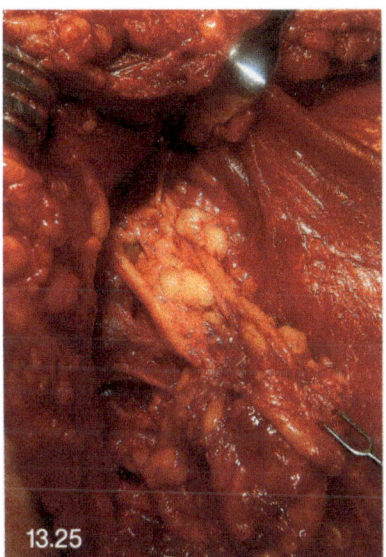
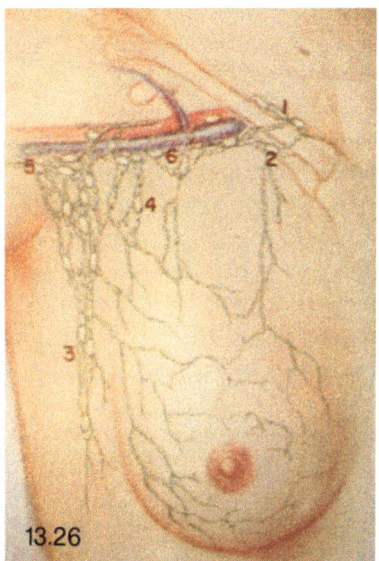

Abb. 13.24. Diese Axilla ist frei von palpablen Lymphknoten, so daß hier lediglich die subaxilläre Lymphknotenkette und die Rotter-Lymphknoten zwischen M. pectoralis major und minor aus diagnostischen Gründen entfernt werden müssen

Abb. 13.25. Diese Axilla ist bereits klinisch mit Lymphknotenmetastasen durchsetzt, so daß hier eher eine radikale Ausräumung, d.h. Skelettierung der Vene und Entfernung aller Lymphknotenstationen, indiziert ist

Abb. 13.26. Lymphabfluß des Brustdrüsengewebes. Man sollte sich auch bei der Lymphknotendissektion an der Lokalisation des Tumors orientieren und entsprechend radikal verfahren

14 Primärer Wiederaufbau

Um einer Frau, die einmal einen Brustkrebs hat, das Risiko eines Rezidivs so klein wie möglich zu halten, sollte u. E. immer der gesamt Brustdrüsenkörper in Form einer subkutanen Mastektomie, ggf. unter Mitnahme einer Hautspindel bei hautnahem Sitz oder der Mamille bei mamillennahem Sitz, entfernt werden. Grundsätzlich soll bei allen Karzinomoperationen ein ausreichender Sicherheitsabstand in einer Größenordnung des doppelten Tumordurchmessers gewährleistet sein. Die Standardtherapie des kleinen Mammakarzinoms bleibt deshalb in unserer Hand die einfache Mastektomie mit Ausräumung der Axilla (Abb. 13.19). Bei einer Lokalisation im oberen äußeren Quadranten kann jedoch in Ausnahmefällen die Mamille erhalten bleiben (Abb. 13.23). Trotz einzelner negativer Erfahrungen mit der subkutanen Mastektomie, die auf eine extreme Kapselfibrose zurückzuführen sind, sehen wir immer wieder Ergebnisse, „an die der beste Wiederaufbau nicht heranreicht" (WOODS 1986) (Abb. 13.24). Selbstverständlich gelten für eine Patientin mit „hauterhaltender Mastektomie" die gleichen Kriterien der Krebsnachsorge, wobei dem klinischen Tastbefund der über dem Implantat liegenden Haut besondere Aufmerksamkeit geschenkt werden muß.

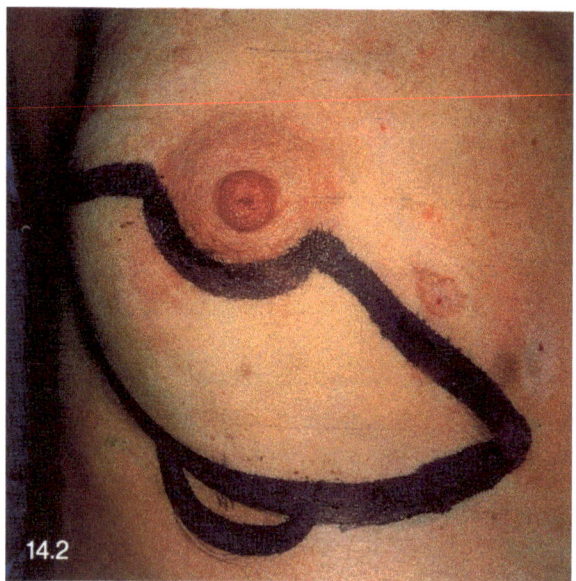

Abb. 14.2. Sitzt der Tumor im unteren Quadranten und ist er kleiner als 1 cm, so kann er unter Mitnahme einer Hautspindel bei Erhaltung der Mamille entfernt werden; ggf. ist eine gesonderte Inzision für die Ausräumung der Axilla erforderlich

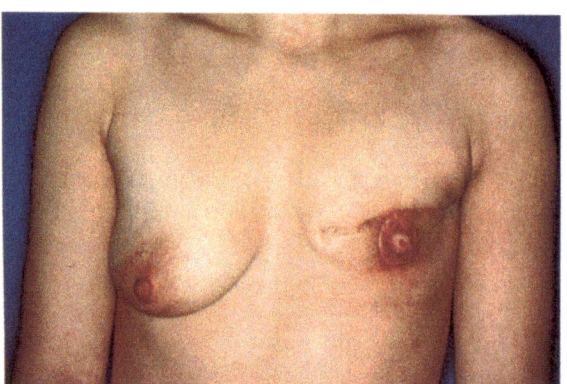

Abb. 14.1. Zustand nach einfacher Mastektomie und Replantation der weit vom Tumor entfernten Mamille direkt intraoperativ. Dieses Verfahren wird nicht empfohlen, da das Anwachsen der Mamille auf der ausgedünnten Haut erschwert ist. Besser ist die Konservierung der Mamille in der Leistenbeuge (s. Abb. 24.5)

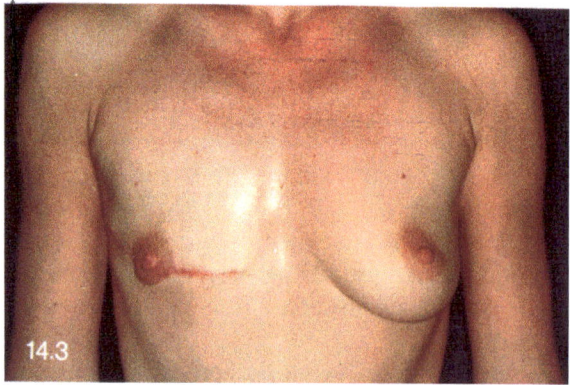

Abb. 14.3. Dieses primär postoperative Ergebnis ermöglicht einen einfachen Wiederaufbau mit einer Oberbauchverschiebeplastik (s. Abb. 16.2) oder einem Hautexpander (s. Abb. 19.3)

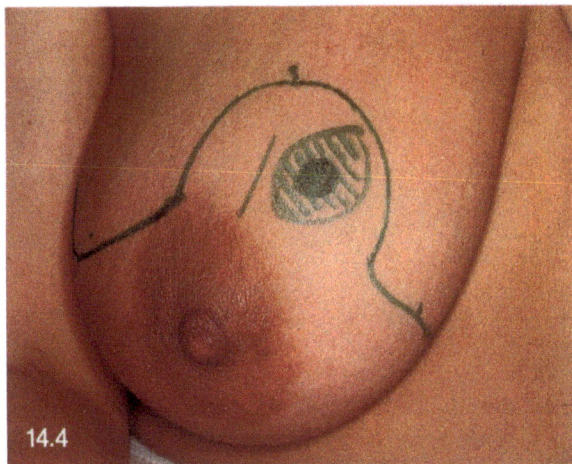 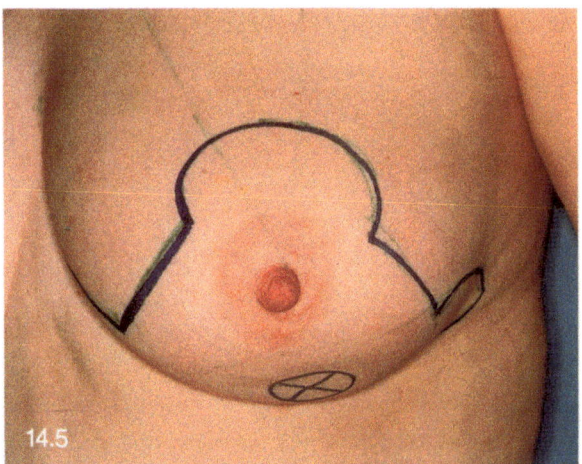

Abb. 14.4. Ist der Tumor klein und sitzt er oberhalb der Mamille, jedoch von deren Ausführgängen mindestens 4 cm entfernt, so kann bei einer ptotischen Brust diese in Form einer Bruststraffung angehoben werden. Die Mamille muß im vorliegenden Fall selbstverständlich kaudal gestielt sein (s. Abb. 5.2)

Abb. 14.5. In Form einer subkutanen Reduktionsmastektomie mit kranialem Mamillenstiel kann eine Brustdrüse mit kleinem kaudal liegendem Tumor entfernt und gleichzeitig wieder aufgebaut werden

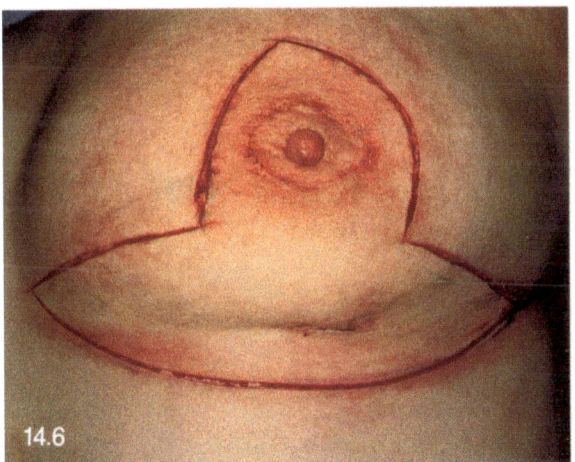 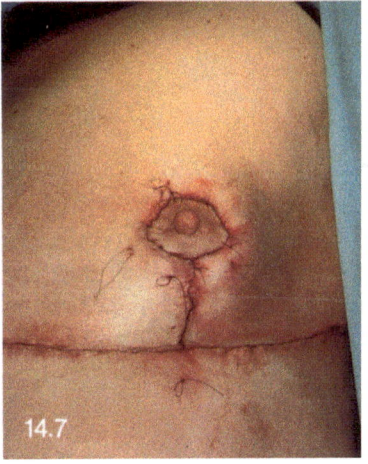

Abb. 14.6. Kleinstkarzinom („minimal breast cancer") in Höhe der Inframammarfalte. Hier kann die Mamille kranial gestielt bleiben und die verbliebene Haut in Form einer subkutanen Reduktionsmastektomie nach Ausräumung der Axilla in typischer Weise adaptiert werden

Abb. 14.7. Ansprechendes postoperatives Resultat. Die linke Brust kann später augmentiert, die rechte angleichend reduziert werden

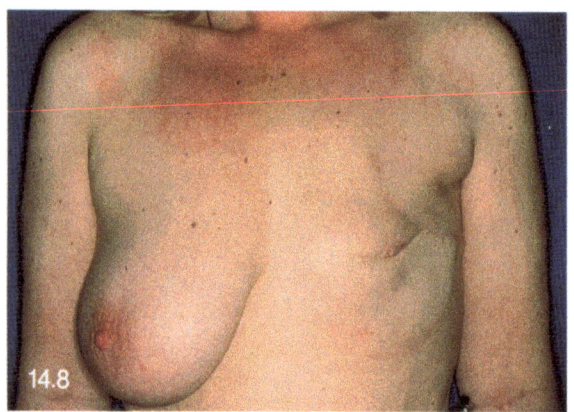

Abb. 14.8. Wegen eines großen intraduktalen Karzinoms wurde die linke Brust unter Belassung der medialen Anteile der Haut abladiert

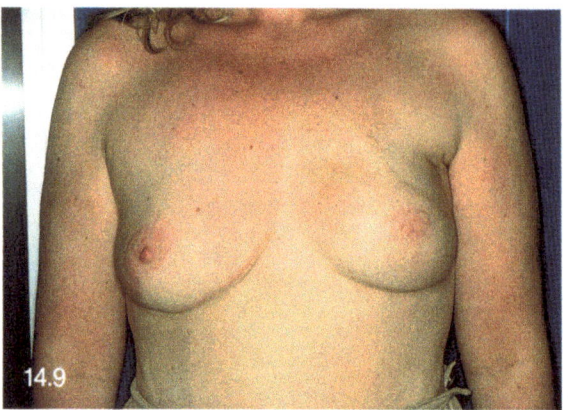

Abb. 14.9. Ein Wiederaufbau durch einfaches Aufdehnen der belassenen Haut gelingt gut. Die Mamille wird bei der gleichzeitigen Reduktion der rechten Seite aus deren Hälfte rekonstruiert

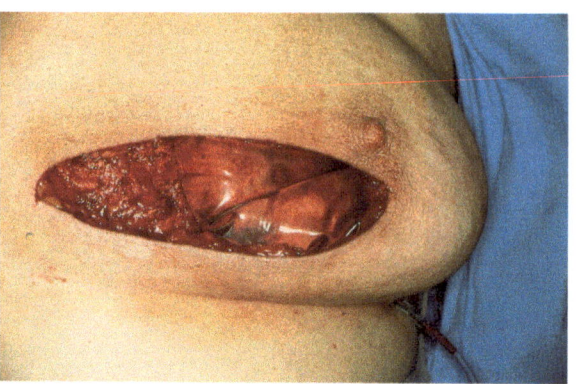

Abb. 14.10. War der Tumor klein, mamillenfern und mitten im Brustdrüsengewebe, so daß die Wahrscheinlichkeit eines Lokalrezidivs gering ist, kann der entfernte Brustdrüsenkörper sofort durch eine Silikonprothese ersetzt werden. Wir bevorzugen wieder die präpektorale Lage des Implantats, da sich die Unzufriedenheit mit subpektoral gelegten Implantaten häuft (s. Abb. 15.29). Etwaige Lokalmetastasen entstehen fast immer in der Haut, so daß die Prothese keine pathologischen Befunde verschleiert

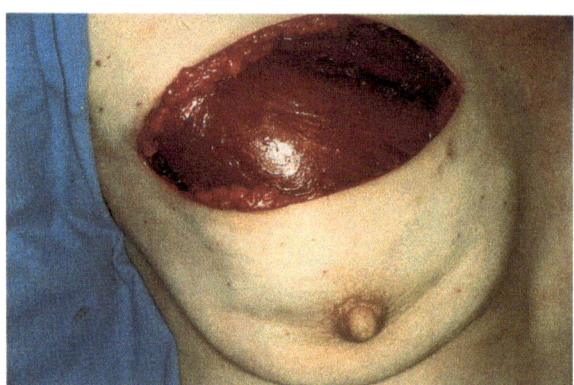

Abb. 14.11. In diesem Fall wurde die Prothese subpektoral gelegt, da die Durchblutung des belassenen Hautmantels riskant ist – sie reicht von kaudal her nur bis zur Mamille – und eine Wunddehiszenz bei präpektoraler Einlage zu erwarten gewesen wäre

Primärer Wiederaufbau 83

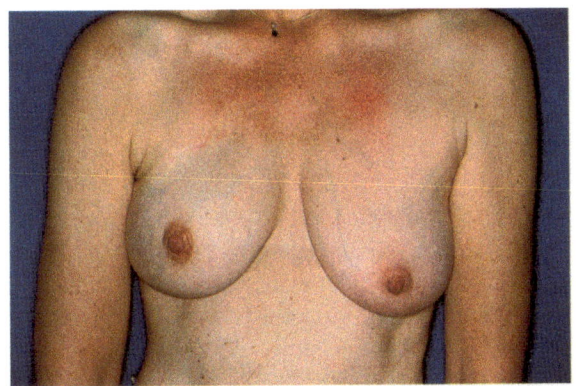

Abb. 14.12. Postoperatives Ergebnis

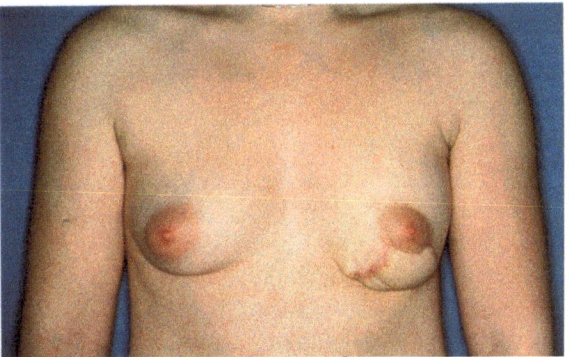

Abb. 14.14. Ein kleines, nahe an der Haut der Inframammarfalte gelegenes Karzinom wurde mit einer Hautspindel und subkutaner Mastektomie reseziert. Der Defekt wurde mit einem thorakoepigastrischen Lappen und einem Implantat gedeckt (s. Abb. 8.19–8.23)

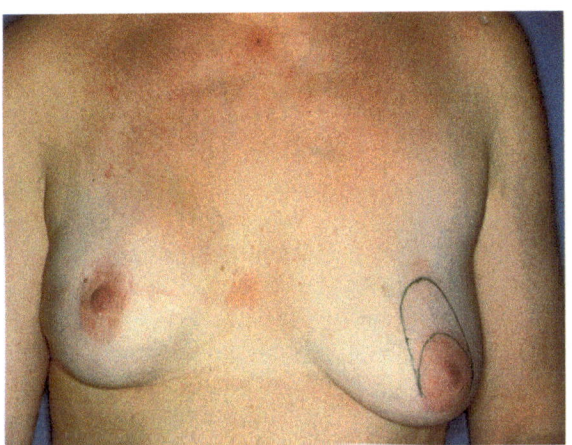

Abb. 14.13. Hier wurde die Ablation wie in Abb. 14.2 unter Erhaltung der Mamille und gleichzeitigem doppelwandigem Silikonimplantat durchgeführt. Jetzt muß die Höhe der linken Mamille noch angeglichen werden

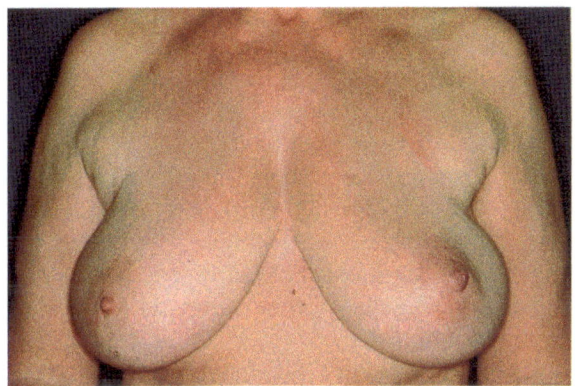

Abb. 14.15. Patientin 3 Monate nach Entfernung eines Kleinstkarzinoms („minimal breast cancer") in Form einer subkutanen Mastektomie links und gleichzeitigem Ersatz des Brustdrüsenkörpers durch ein 650-ml-Silikonimplantat mit 12,5 ml Prednisolonzusatz

15 Subkutane Mastektomie

Indikation

Zwei Tatsachen haben die subkutane Mastektomie in Verruf gebracht: 1. der immer zurückbleibende Rest von 3–5% Brustdrüsengewebe, insbesondere im Mamillenbereich, und 2. die hohe Rate an Kapselfibrosen und damit ästhetisch schlechteren Ergebnissen als nach einfacher Mastektomie und Wiederaufbau.

Die 1. Tatsache kann u. E. vernachlässigt werden, da wir unter 268 Karzinompatientinnen mit subkutanen Mastektomien nur 2 Lokalrezidive eines Karzinoms und 3mal einen Mamillenbefall nach einem intraduktalen Karzinom beobachteten. In der umfangreichen Literatur werden jedenfalls keine Zahlen über Lokalrezidive erwähnt, so daß der Prozentsatz sehr niedrig sein muß. Außerdem ist schon der kleinste Knoten in Linsen- oder Erbsengröße in der Haut über dem Implantat zu tasten, so daß eine Nachresektion rechtzeitig erfolgen kann.

Die unschönen ästhetischen Ergebnisse („Mastektomiekrüppel", OLBRISCH 1981) stammen aus einer Zeit, in der die doppelwandigen Implantate mit Kortisonzusatz noch unbekannt und gleichzeitige Straffungen über der Haut, d.h. sog. Reduktionsmastektomien nicht angeschlossen wurden. Seit der Verwendung der doppelwandigen Implantate (HARTLEY 1976) mit Kortisonzusatz ist die Rate der Kapselfibrosen Baker III und Baker IV von 54% vor 1978 auf 24,5% danach gesunken. Eine manuelle Kapselsprengung kann 1 Jahr nach der Operation meist erfolgreich durchgeführt werden; gelingt diese nicht, so ist ein operativer Implantatwechsel mit einer erhöhten Kortisonfüllung (50 oder 100 mg Prednisolon) oder ein „texturiertes" Implantat angezeigt (LEMPERLE u. EXNER 1989).

Gutartige Veränderungen, wie ein rezidivierendes Fibroadenoma phylloides, schmerzhafte Mastopathien, eine Mastopathie III, sowie Präkanzerosen in Form eines duktalen oder lobulären In-situ-Karzinoms, aber auch ein kleines, zentral sitzendes Mammakarzinom sind die Hauptindikationen für die subkutane Mastektomie. Dabei ist besonders darauf zu achten, daß der Abstand der Veränderung zu Mamille mindestens 4 cm beträgt und die Haut an keiner Stelle in Mitleidenschaft gezogen ist.

Technik

Gewöhnlich wird durch einen 10 cm langen Schnitt in der Inframammarfalte die Haut eröffnet und von dort der Brustdrüsenkörper aus der Haut geschnitten. Liegen bereits Narben nach früheren Probeexzisionen vor, so ist es mitunter klug, diese Narben wieder zu eröffnen, damit die Durchblutung nicht gefährdet wird. Der Hauptgrund für Mamillennekrosen sind halbzirkuläre Narben um die Mamillen herum. Ein Perimamillärschnitt kann durchaus nach lateral erweitert werden, und von dort kann die Brustdrüse ebenso sicher exstirpiert werden (Abb. 11.5).

Die insbesondere von Gynäkologen sehr propagierte subpektorale (Abb. 14.12) Einbringung der Prothese ist zwar der sicherere und weniger infektionsgefährdete Weg, das postoperative ästhetische Ergebnis wird aber oft durch eine unschöne Verformung der Brust bei Bewegung des Armes beeinträchtigt (Abb. 15.29). Wir sind deshalb in den letzten Jahren routinemäßig wieder von der subserratopektoralen Tasche abgekommen und legen das Implantat meist präpektoral, wobei wir größte Rücksicht auf das subkutane Fettgewebe, das die Mamillendurchblutung gewährleistet, nehmen.

Seit Mitte 1988 verwenden wir bei subkutanen Mastektomien oder rezidivierenden Kapselbildungen ausschließlich „texturierte" Implantate, d.h. solche mit Polyurethan-Schaumstoff-Beschichtung (Replicon) oder aufgerauhter Silikonoberfläche (Biocell, Misti, Siltex). Bei Kapselrezidiven muß dabei die gesamte Kapsel entfernt werden (Kapsulektomie!), damit das Bindegewebe zentripetal einwachsen kann. Postoperativ dürfen diese Implantate nicht bewegt werden, da sie ja einwachsen sollen; sie werden am besten mit einem „Stuttgarter Gürtel" (Fa. Sporflex, Nürtingen) 3 Wochen lang nach kaudal auf die Inframammarfalte gedrückt. Nach der Verwendung von 46 Implantaten haben wir 2 Infektionen und 2 leichte Dislokationen, jedoch keine Kapselfibrose gesehen.

Subkutane Mastektomie 85

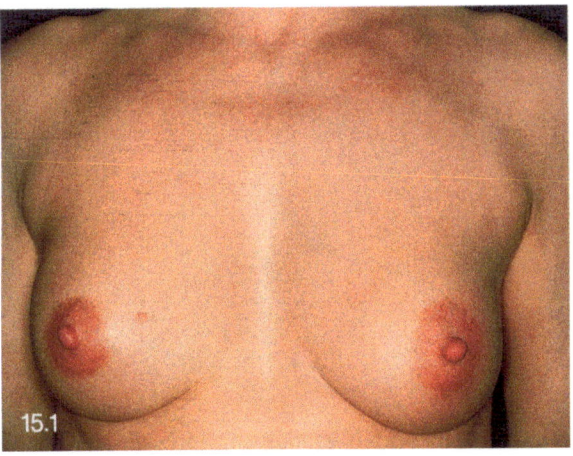

Abb. 15.1. Zustand nach subkutaner Mastektomie rechts wegen isolierter Mikroverkalkungen, die ein Carcinoma lobulare in situ ergeben hatten. *Isolierter* Mikrokalk rechtfertigt nicht in jedem Falle auch eine subkutane Mastektomie der anderen Brust

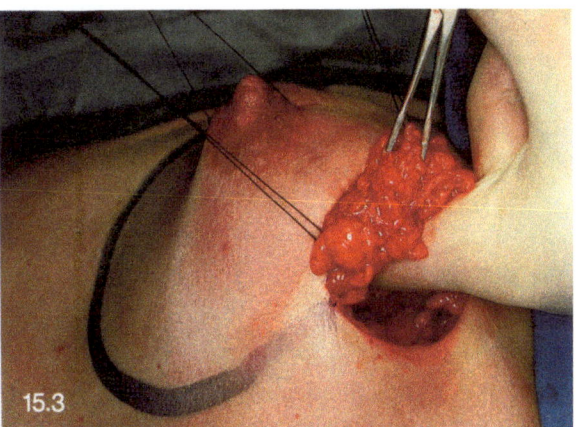

Abb. 15.3. Der Brustdrüsenkörper kann jetzt stumpf von der Pektoralisfaszie gelöst werden, wobei häufig peripher noch einige Adhäsionen mit der Haut durchtrennt werden müssen. Am Ende wird das verbliebene Subkutangewebe durch Umkrempeln oder mit Hilfe eines Leuchthakens inspiziert und etwaige Drüsenreste reseziert und dann eine Redon-Drainage und das entsprechende Implantat eingelegt

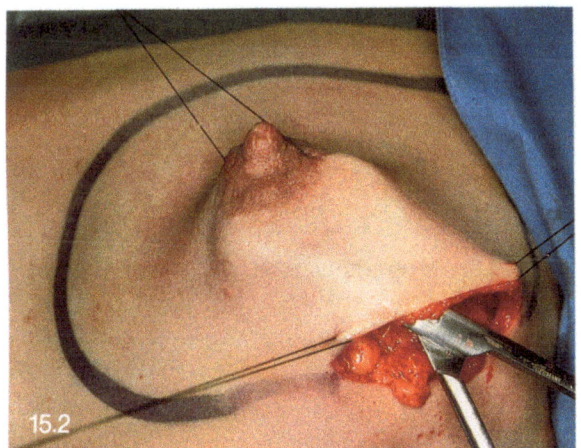

Abb. 15.2. Bei der subkutanen Mastektomie wird von einem perimamillären oder inframammären Schnitt zunächst der Brustdrüsenkörper mit einer scharfen Schere (nach Castanares) aus seiner Verankerung der Cooper-Bänder mit der Haut gelöst und möglichst viel subkutanes Fett stehen gelassen. Es verbleibt unter der Mamille in der Regel ein fünfmarkstückgroßer Rest Brustdrüsengewebe, den die Patientin genau kennen muß

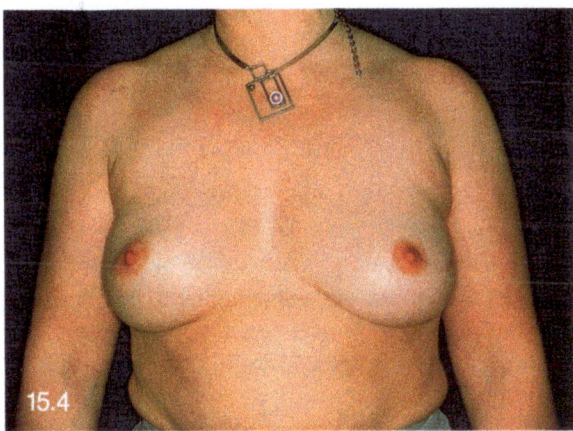

Abb. 15.4. Fünf Jahre nach subkutaner Mastektomie rechts wegen eines zentral sitzenden Kleinstkarzinoms, Ausräumen der Axilla und gleichzeitigem Wiederaufbau mit einer Silikonprothese

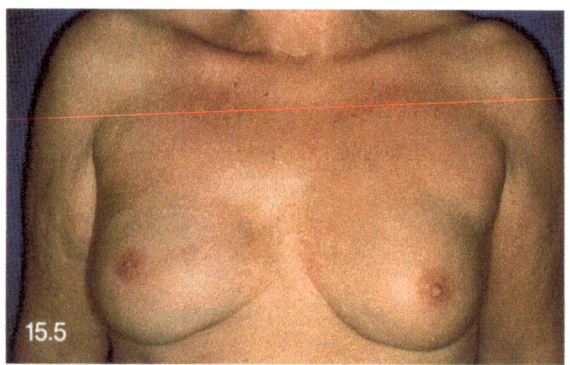

Abb. 15.5. Drei Jahre nach subkutaner Mastektomie beiderseits wegen eines intraduktalen Karzinoms (ohne nachweisbare Invasion) rechts. Dies ist eine der beiden Patientinnen, die nach subkutaner Mastektomie eine Lokalmetastase eines invasiven Karzinoms entwickelt haben

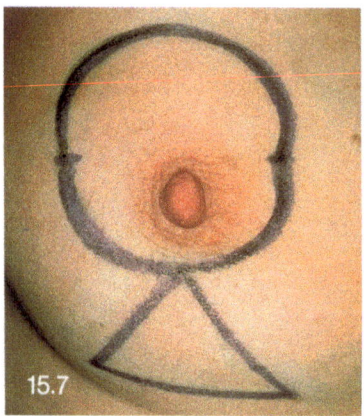

Abb. 15.7. Handelt es sich um eine leichte Ptose der Brust, so kann der verbleibende Hautmantel nach Maillard gestrafft werden

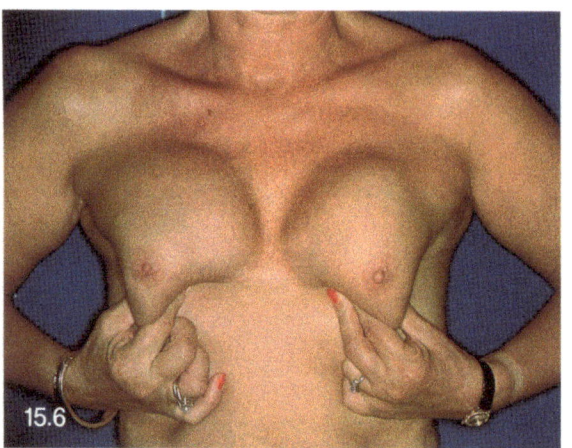

Abb. 15.6. Derart gut verschiebliche Implantate und damit weiche Brüste sehen wir nur nach Zusatz von 12,5 mg Prednisolon in doppelwandigen Implantaten

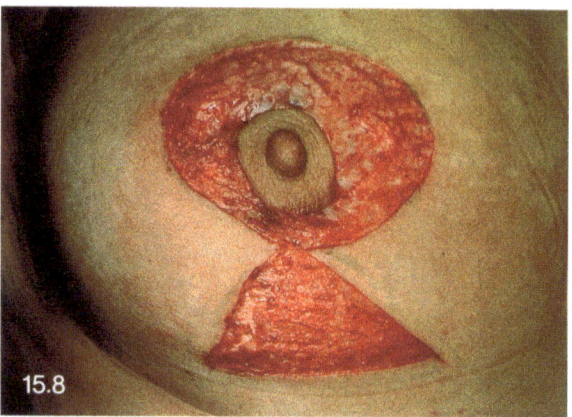

Abb. 15.8. Deepithelisieren der angezeichneten Areale

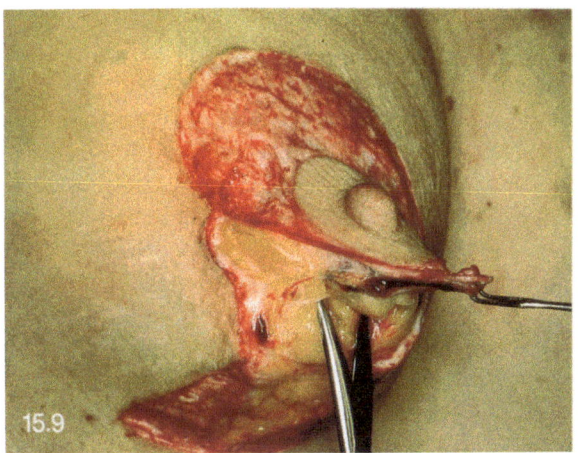

Abb. 15.9. Mit der kräftigen Schere wird der Brustdrüsenkörper aus dem Hautmantel gelöst, wobei immer an die Durchblutung der Mamille gedacht werden muß

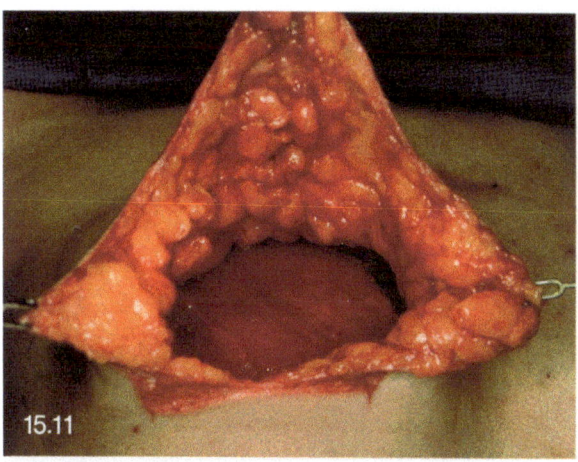

Abb. 15.11. Bei gleichzeitiger Hautstraffung ist die Öffnung sehr weit und damit die Wundhöhle übersichtlich für die Blutstillung. Ansonsten ist ein Leuchthaken (Hanaulux) dafür sehr geeignet

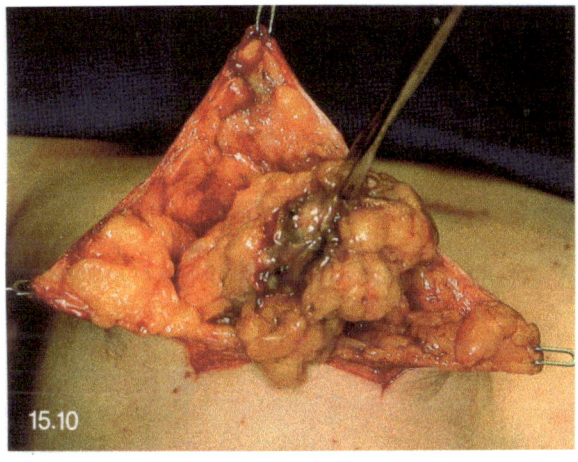

Abb. 15.10. Der grob zystisch veränderte Brustdrüsenkörper wird an seiner Unterseite stumpf gelöst

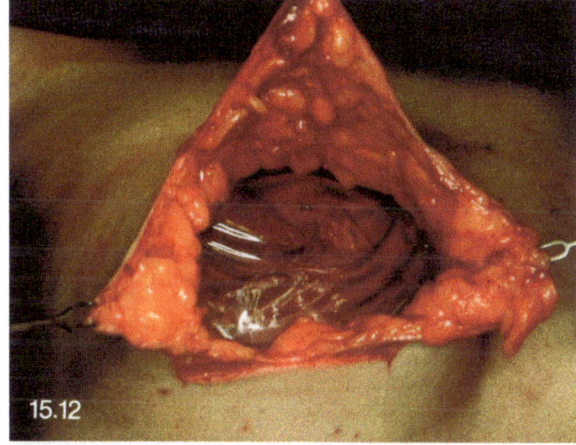

Abb. 15.12. Präpektorales Einlegen eines doppelwandigen Implantats mit Prednisolonzusatz

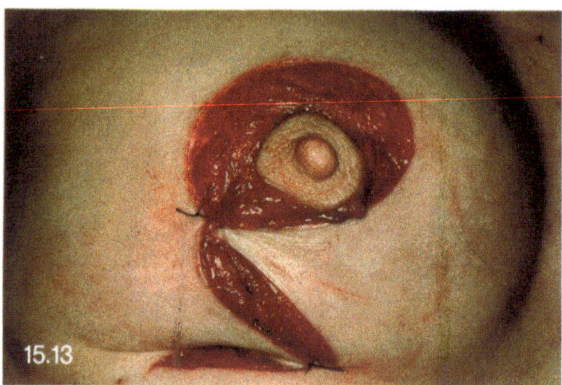

Abb. 15.13. Adaptation der Wundränder, wobei die Zirkumferenz des Mamillenareals möglichst 12 cm (d·π) betragen sollte

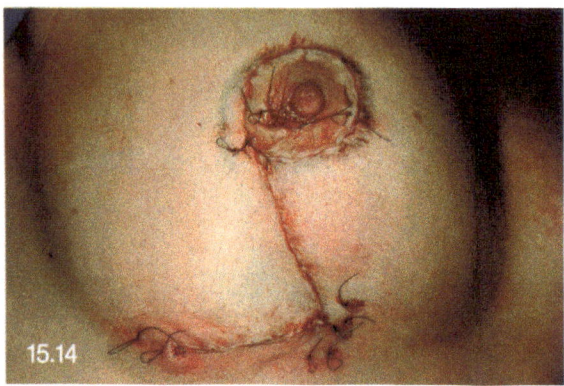

Abb. 15.14. Intrakutaner Verschluß

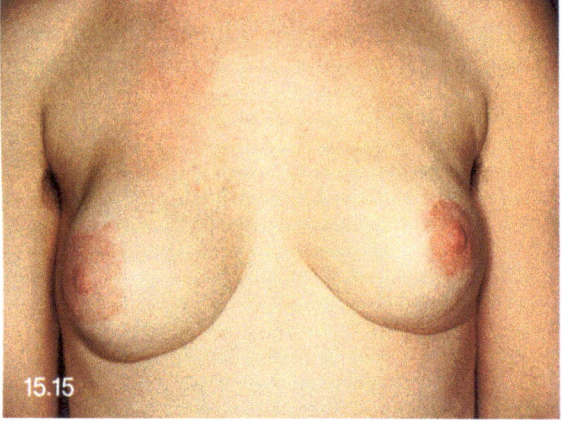

Abb. 15.15. Sieben Monate nach subkutaner Mastektomie, Hautstraffung nach Maillard und doppelwandigem Implantat

Komplikationen

Eine subkutane Mastektomie ist immer von einer starken Hämatombildung und einer postoperativen Sekretion aus der großen Wundfläche, die oft ¼ m² beträgt, gefolgt. Ausreichende Abflußmöglichkeiten mit Redon-Drainagen, die evtl. gespült werden müssen, wenn sie sich festgesaugt haben, lösen in der Regel dieses Problem. Schwieriger ist es mit einer sich anbahnenden Teil- oder Totalnekrose einer Mamille. Die intra- und postoperative Gabe von Dextran 40 und Trental hat sich als Prophylaxe gut bewährt. Nach 8 Tagen sollte diese Therapie jedoch abgesetzt werden, worauf es relativ schnell zu einer deutlichen Demarkierung der nekrotischen Teile kommt. Jetzt ist die chirurgische Entfernung aller Nekrosen und Sekundärnaht über der verbliebenen Prothese baldmöglichst indiziert.

Perforationen der Haut und Expositionen der Prothese sind – wenn sie nicht aufgrund einer lokalen Minderdurchblutung der Haut entstanden sind – meistens das Zeichen für eine bakterielle Infektion um die Prothese herum. Hier sollte eine Saug-Spül-Drainage mit dem entsprechenden Antibiotikum für 8–14 Tage angelegt und die Perforationsstelle über dem Implantat verschlossen werden.

Die Ursache für Infektionen einer wiederaufgebauten Brust sind vorwiegend der auf der Haut ubiquitäre Staphylococcus epidermidis, der sich klinisch in der Regel erst nach Wochen bemerkbar macht. Aber auch Infektionen mit Staphylococcus aureus, die sehr viel foudroyanter und mit echter Eiterbildung verlaufen, werden gesehen. Trotz bester Hautdesinfektion ist es bei den vielen Manipulationen während der subkutanen Mastektomie durchaus vorstellbar, daß durch Tupfer, Handschuhe und das Einbringen der Prothese Hautkeime in die Wundhöhle eingeschleust werden. Postoperative Spülungen der Implantathöhle haben bei 80% (!) der Patientinnen „apathogene" Hautkeime ergeben (REINMÜLLER), die meistens von der Haut der Patientin stammten. Durch die inerte Prothesenoberfläche steht dem Körper nur eine Wundseite für die humorale und zelluläre Abwehr von Bakterien zur Verfügung. Es genügt eine Falte in der Prothesenwand oder im Bereich des Ventils, um einem Bakterium die Möglichkeit zur Teilung und Weiterentwicklung zu geben. Vorbeugend ist deshalb die intraoperative Instillation von ca. 50 ml Antibiotikalösung während der ersten 2 h zu empfehlen.

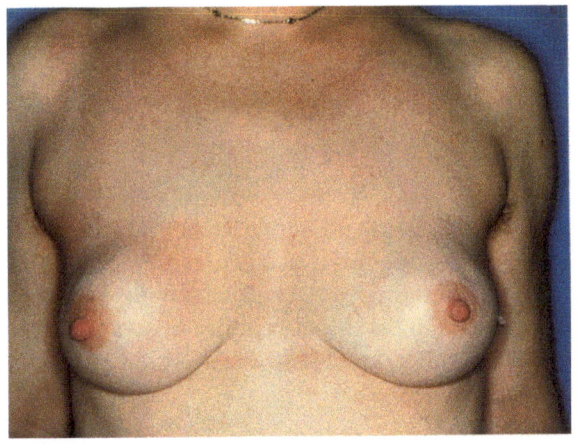

Abb. 15.16. Kapselfibrose Baker II beiderseits, im Stehen unauffällige Brüste

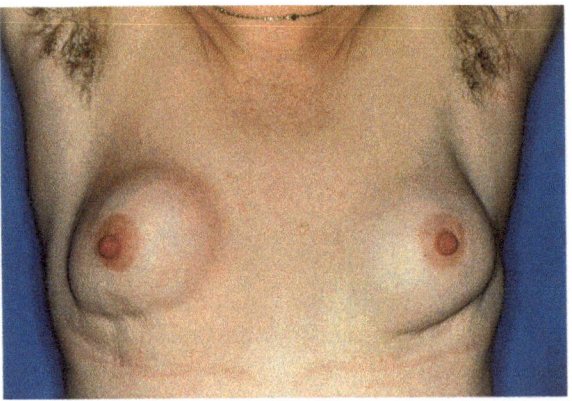

Abb. 15.17. Typisches Bild nach subkutaner Mastektomie. Beim Heben der Arme wird die Kapsel mit hochgezogen

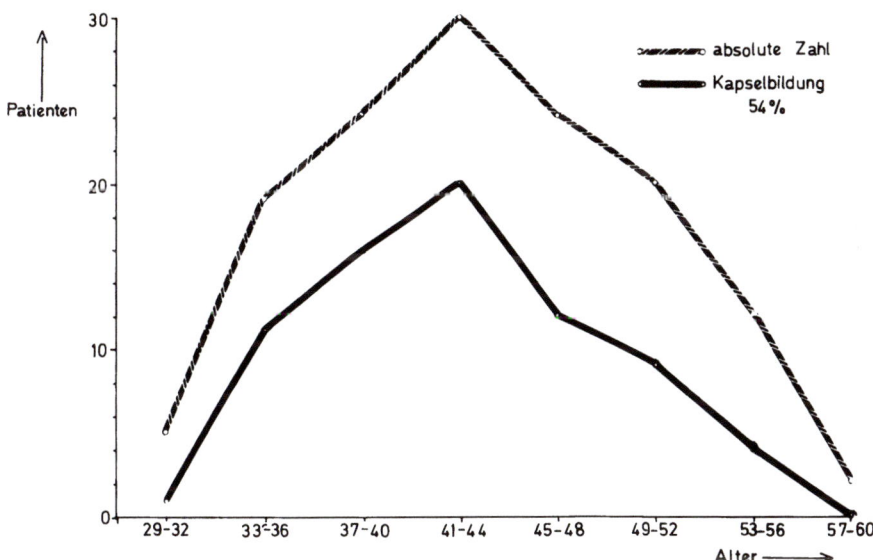

Abb. 15.18. Altersverteilung der Kapselfibrose nach subkutaner Mastektomie

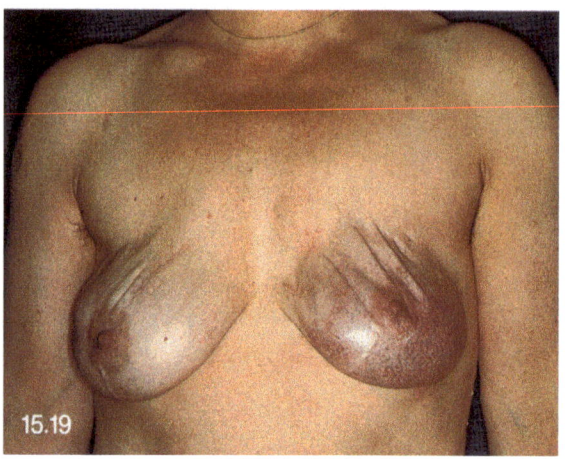

Abb. 15.19. Bei dieser Patientin wurden versehentlich 20 mg Triamcinolon (Volon-A) links instilliert. Innerhalb von 9 Monaten war es zu dieser extremen Hautausdünnung gekommen, die für das wesentlich stärker wirkende Triamcinolon typisch ist. Man beachte den systemischen Effekt an der rechten Brust

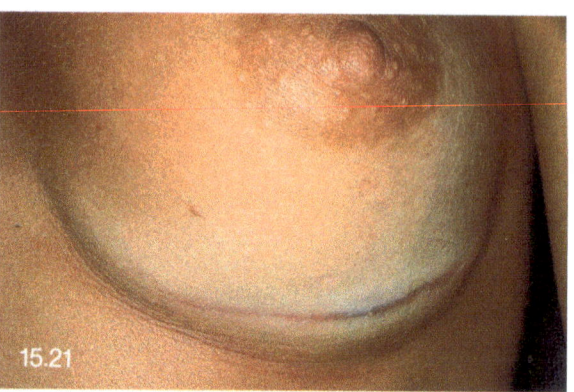

Abb. 15.21. Bei den heute üblichen Dosierungen von 12,5 mg Prednisolon kann es mitunter zu einer Ausdünnung im Narbenbereich kommen. Diese kann entweder über Jahre beobachtet werden oder aber ambulant exzidiert und doppelt verschlossen werden

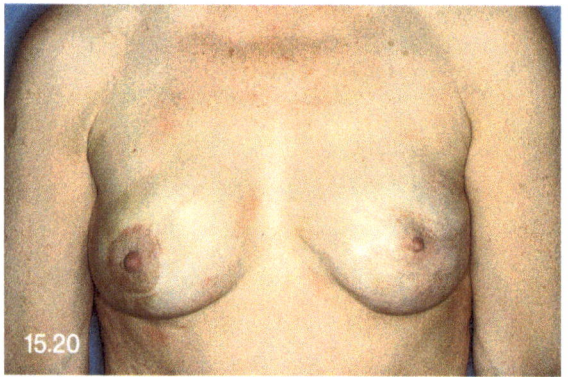

Abb. 15.20. Nach Entfernung der linken Prothese kam es sehr rasch zur Rückbildung des subkutanen Gewebes, so daß 3 Monate später die Reimplantation – diesmal ohne Kortison – erfolgen konnte

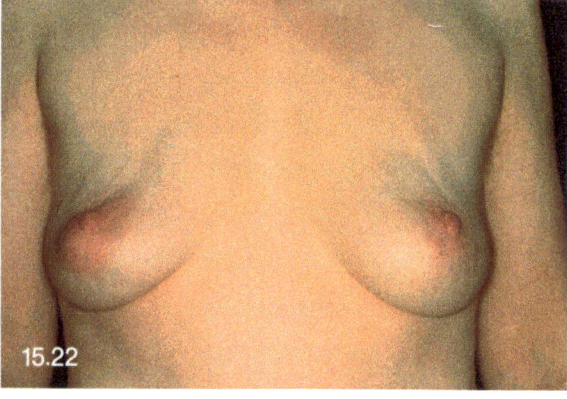

Abb. 15.22. Extreme Ptose beider Brüste durch Hautausdünnung nach subkutaner Mastektomie und Instillation von jeweils 50 mg Prednisolon, nachdem zuvor unter 12,5 mg eine Kapselkontraktur (Baker III) entstanden war. Patientinnen reagieren äußerst unterschiedlich auf die gleichen Kortisondosen, so daß das Problem der Hautausdünnung jeder Patientin bewußt sein muß

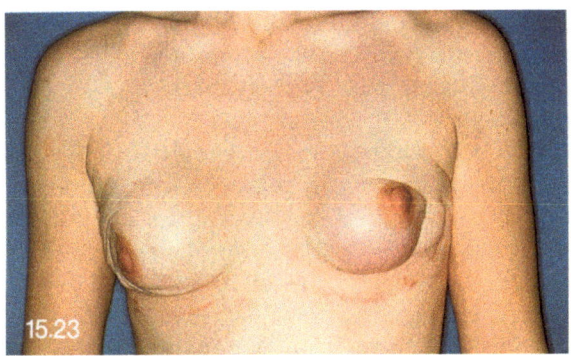

Abb. 15.23. Extreme Kapselfibrose beiderseits nach subkutaner Mastektomie

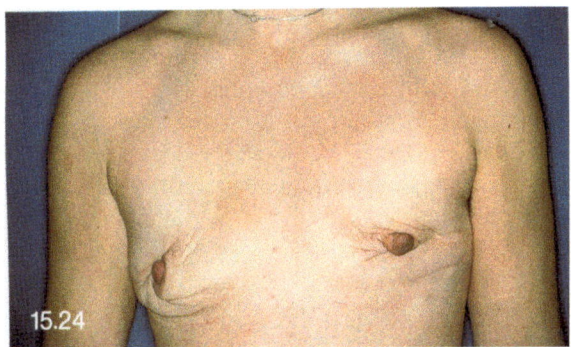

Abb. 15.24. Beide Implantate wurden entfernt, so daß sich die unter Druck ausgedünnte Subkutis wieder erholen konnte

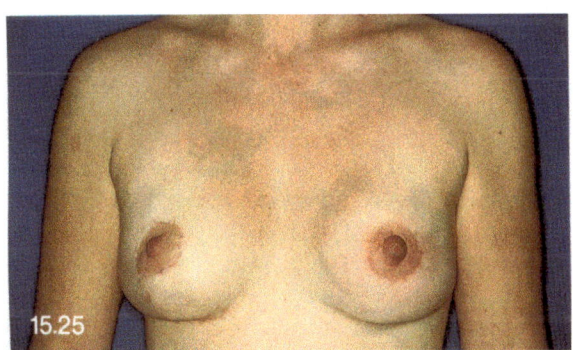

Abb. 15.25. Sechs Monate später Implantation von 2 doppelwandigen Prothesen mit 12,5 mg Prednisolonzusatz

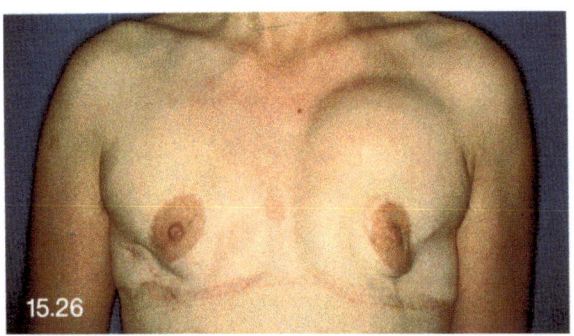

Abb. 15.26. Zustand nach subkutaner Mastektomie mit auffüllbaren Implantaten. Das rechte Implantat ist defekt und ausgelaufen, das linke Implantat durch Narbenadhäsionen extrem nach kranial disloziert

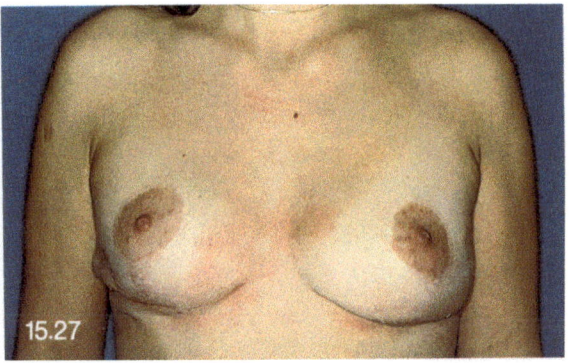

Abb. 15.27. Zustand nach Implantation von 2 doppelwandigen Prothesen mit Kortisonzusatz

92 Mammakarzinom

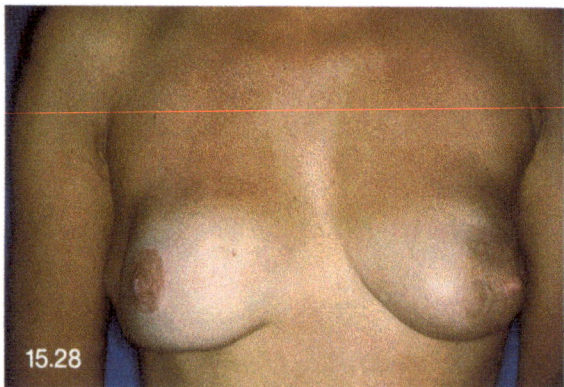

Abb. 15.28. Patientin nach subkutaner Mastektomie links und *submuskulärer* Implantation einer doppelwandigen Prothese

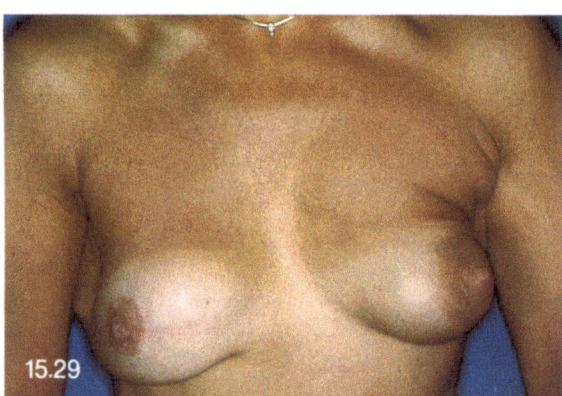

Abb. 15.29. Beim Anspannen des M. pectoralis major (z. B. beim Zähneputzen, Aufstützen des Armes, etc.) ergibt sich häufig dieses unschöne Bild

Infiziertes Implantat

Verschiedene Bakterien verursachen schleimige oder gallertige oder auch fibrinöse Beläge in der Implantathöhle. Diese lassen sich am besten mit einer gynäkologischen Kürette auskratzen.

Die bekannte Kapselfibrose, die nach einer subkutanen Mastektomie bei ca. 50% der Frauen zu erwarten ist, hat ihre Ursache einerseits in einer genetischen Veranlagung zu einer verstärkten inneren (!) Vernarbungsbereitschaft, andererseits aber in einem hohen Prozentsatz in einer blanden Infektion mit Staphylococcus epidermidis (BURKHARDT).

Der 1. Ursache kann unserer Erfahrung nach nur mit konsequentem postoperativem Bewegen der Implantate und mit Kortisonzusatz in doppelwandigen Implantaten entgegengewirkt werden. Die 2. Ursache, die Infektion mit Staphylococcus epidermidis, führt selten zur Perforation des Implantats; weit häufiger kommt es zu einem spontanen Sistieren der Infektion und einer anschließenden extremen einseitigen Kapselfibrose. Diese sollte erst nach weitgehender Regression, d. h. nach 6-12 Monaten operativ angegangen werden.

In jedem Fall sollte wegen der zu erwartenden extremen Schrumpfungsneigung der Haut nach subkutaner Mastektomie eine Entfernung der infizierten Prothese vermieden, d. h. eine Spül-Saug-Drainagenbehandlung (Abb. 15.28) versucht werden.

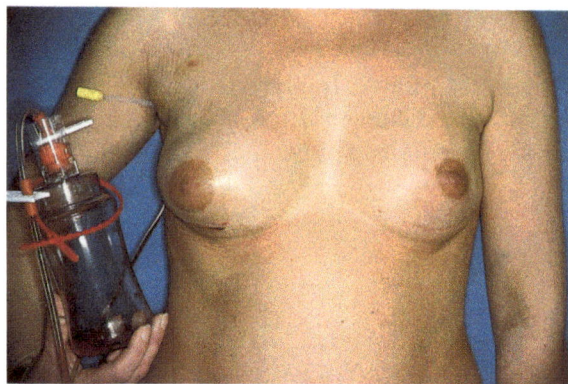

Abb. 15.30. Eine Infektion mit „apathogenen" Hautkeimen macht sich häufig sehr frühzeitig durch eine anhaltende Sekretion aus der Redon-Drainage bemerkbar. Dann kann bereits vor dem Bakteriennachweis mit der Instillation von Antibiotika (Gentamycin, Cephalotin oder Taurolin) begonnen werden, welches retrograd in den Schlauch instilliert wird und 3 h lang in der Brust bleiben sollte. Während dieser Zeit muß das Implantat gut bewegt werden. Wiederholung dieser Prozedur alle 6 h über 4-6 Tage, wenn der bakteriologische Nachweis positiv war. Auf diese Weise haben wir 22 von 31 infizierten Implantaten gerettet (Wolters)

Bei erneuter klinischer Infektion mit starker Serombildung und insbesondere bei Eiterbildung, Schmerzen und Rötung der gesamten Brust, die unter systemischer Antibiotikagabe nicht zurückgeht, ist an eine Abszeßbildung zu denken, die dann nur durch temporäre Entfernung der Prothese ausgeheilt werden kann.

Bei späteren Kapsulotomien ist immer an den bakteriologischen Abstrich zu denken. Schon mehr als 1 Teelöffel Sekret um eine Prothese herum, ist verdächtig auf eine Infektion mit Staphylococcus epidermidis.

Die in den Anfangsjahren (1976-1978) beobachteten extremen Hautausdünnungen nach Verwendung doppelwandiger Silikonimplantate mit Triamcinolon- oder Prednisolonzusatz waren auf eine zu hohe Dosierung zurückzuführen. Triamcinolon sollte heute nur noch bei extremer Kapselfibrose, d.h. beim Sekundäreingriff, Anwendung finden, Prednisolon primär in einer Routinedosis von 12,5 mg, bei Sekundäreingriffen mit 50 oder 100 mg instilliert werden. In jedem Fall bildet sich der Schwund des Subkutangewebes nach Entfernung der Prothese innerhalb von 3-6 Monaten spontan zurück.

Tabelle 15.1. Die Rate der Kapselfibrosen 1971 bis 1975 vor der „Kortisonära". Um den Effekt von Kortison zu prüfen, hatten wir 1976 bei 10 Patientinnen jeweils 250 mg Prednisolon nur in das linke doppelwandige Implantat gegeben. Die linken Brüste blieben alle weich, traten aber mit den Jahren deutlich tiefer, so daß ein Implantatwechsel bei 8 der Patientinnen notwendig wurde

Prothesenbedingte Spätkomplikationen nach subkutanen Mastektomien (n = 110)

1. Hautausdünnung	19,0%	(21)
2. Faltige Haut	11,8%	(13)
3. Dislokation der Prothese	5,5%	(6)
4. Ruptur der Prothese	0,9%	(1)
5. Perforation	0,9%	(1)
Austausch erforderlich:	21,8%	(24)

Literatur

Baessler R (1978) Pathologie der Brustdrüse. Springer, Berlin Heidelberg New York

Baral E, Ogenstad S, Wallgren A (1985) The effect of adjuvant radiotherapy on the time of occurrence and prognosis of local recurrence in primary operable breast. Cancer 56: 2779-2782

Berrino P, Campora E, Santi P (1987) Postquadrantectomy breast deformities: Classification and techniques of surgical correction. Plast Reconstr Surg 79: 567-572

Bonadonna G, Rossi A, Valagussa P, Banfi A, Veronesi V (1979) The CMF program for operable breast cancer with positive axillary nodes: up dated analysis on the disease-free interval, size of relapse and drug tolerance. Cancer 39: 2904-2915

Bostwick J, Paletta C (1984) Radiation to the breast: Complications amenable to surgical treatment. Ann Surg 200: 543-553

Clodius L (1977) Secondary arm lymphedema. In: Clodius L (ed) Lymphedema. Thieme, Stuttgart New York

Ellenberg AH, Braun H (1980) A 3½ year experience with double-lumen implants in breast surgery. Plast Reconstr Surg 65: 307-313

Fallowfield LJ, Braum M, Maquire GP (1986) Effects of breast conservation on psychological morbidity associated with diagnosis and treatment of early breast cancer. Br Med J 293: 1331-1334

Ferguson DJ, Sutton HG, Dawson PJ (1985) Delayed hazards of adjuvant radiotherapy for breast cancer. Breast 11: 2-6

Fisher B, Bauer M, Margolese R et al. (1985a) I. Five-year result of randomized clinical trial comparing total mastectomy and segmental mastectomy with or without radiation in the treatment of breast cancer. N Engl J Med 312: 665-673

Fisher B, Redmond C, Fisher ER et al. (1985b) Ten-year results of a randomized clinical trial comparing radical mastectomy and total mastectomy with or without radiation. N Engl J Med 312: 674-681

Fournier D von, Hoeffken W, Junkermann H, Bauer M, Kühn W (1985) Growth rate of primary mammary carcinoma and its metastases. Consequences for early detection and therapy. In: Zander J, Baltzer J (eds) Early breast cancer. Histopathology, diagnosis and treatment. Springer, Berlin Heidelberg New York, pp 73-86

Frank HA, Hale FM, Steer ML (1976) Preoperativ localization of nonpalpable breast lesions demonstrated by mammography. N Engl J Med 295: 259-260

Freeman BS (1962) Subcutaneous mastectomy for benign lesions with immediate or delayed prosthetic replacement. Plast Reconstr Surg 30: 676-682

Frischbier HJ (1986) Empfehlungen der Dt. Gesellschaft für Senologie zur Indikation und Technik der Radiotherapie im Rahmen der brusterhaltenden Behandlung des Mammacarcinoms, Hamburg

Halverson JD, Hori-Robaina JM (1974) Cystosarcoma phylloides of the breast. Am Surg 40: 295-301

Harder F, Laffer U, Walther E (1989) Behandlung des kleinen Mammacarcinoms nach den Richtlinien der Basler Studie. In: Bohmert H (Hrsg) Brustkrebs: Organerhaltung oder Rekonstruktion. Thieme, Stuttgart, S 104

Harris JR, Hellman S, Silen W (1983) Conservative management of breast cancer. Lippincott, Philadelphia

Hartley JH (1976) Specific applications of double lumen prosthesis. Clin Plast Surg 3: 247-263

Herrmann RE, Esselstyn CB, Crile G Jr (1985) Results of conservative operations for breast cancer. Arch Surg 1985: 746-751

Kindermann G, Genz T (1985) A comparison between the results of simple mastectomy and tumorectomy for breast cancer: the problem of local recurrence. Arch Gynecol 237: 67-73

Kubli F (1988) Lokalrezidive nach brusterhaltender Therapie. In: Bohmert H (Hrsg) Brustkrebs: Organerhaltung oder Rekonstruktion. Thieme, Stuttgart

Kusche M, Scharl A, Reusch K, Bolte A (1987) Therapie und Prognose des inflammatorischen Mammacarcinoms. Tumor Diagnostik Therapie 8: 108-114

Lemperle G (1985) Radikal operieren oder die Brust erhalten? Selecta-Forum über das Mammacarcinom. Selecta 46: 4102-4104

Martin JK, van Heerden JA, Taylor WF, Gaffey TA (1986) Is modified radical mastectomy really equivalent to radical mastectomy in treatment of carcinoma of the breast? Cancer 57: 510-518

Mühlbauer W (1978) Zur Problematik der subcutanen Mastektomie. Zentralbl Chir 103: 781-789

Olbrisch RR (1981) Gibt es noch Indikationen zur subcutanen Mastektomie? Chirurg 52: 467

Patey DH, Dyson WH (1948) The prognosis of carcinoma of the breast in relation to the type of operation performed. Br J Cancer 2: 7-13

Rice CO, Strickler JH (1951) Adenomammectomy for benign lesions. Surg Gynecol Obstet 93: 759

Rigg BM (1986) A continuous breast irrigation system. Plast Reconstr Surg 78: 102-103

Rosen PP (1980) Axillary lymph node metastases in patients with occult noninvasive breast carcinoma. Cancer 46: 1298

Spahn I (1986) Brustrekonstruktion nach Ablatio mammae und ihre Komplikationen. Dissertation, Frankfurt

Spitalny HH, Lemperle G (1984) Wirkung und Komplikationen doppellumiger Silikonprothesen mit Cortisonfüllung nach subcutaner Mastektomie. In: Kubli F, Fournier D von (Hrsg) Neue Konzepte der Diagnostik und Therapie des Mammacarcinoms. Springer, Berlin Heidelberg New York Tokyo, S 96-193

Strömbeck JO (1982) Subcutaneous mastectomy has to be a mastectomy. In: Bohmert H (ed) Breast cancer and breast reconstruction. Thieme, Stuttgart New York, pp 70-74

Thomsen K (1987) Wandel in der Therapie des operablen Mammakarzinoms. Fortschr Med 105: 425-428

Tinnemans JGM, Wobbes T, van der Sluis RF, Lubbers EYC, de Boer HHM (1986) Multicentricity in nonpalpable breast carcinoma and its implications for treatment. Am J Surg 151: 334-338

Veronesi U, Banti A, Del Vecchio M et al. (1986) Comparison of Halsted mastectomy with quadrantectomy, axillary dissection and radiotherapy in early breast cancer: long-term results. Eur J Cancer Clin Oncol 22: 1085-1089

Teil E

Brustwiederaufbau

16 Oberbauchverschiebeplastik

Die ersten Rekonstruktionen einer amputierten Brust mit Hilfe von Silikonprothesen wurden von LEWIS (1971) und SNYDERMAN (1971) beschrieben, die die seit 1962 im Handel erhältlichen Gelimplantate einfach unter die Haut schoben. Dies ergab halbkugelige, unnatürliche „Büstenhalter"-Brüste, die der Frau wohl Sicherheit, aber wenig Ästhetik vermittelten. Die weibliche Brust besteht jedoch außer aus Volumen und Mamille auch aus der Unterbrustfalte, die ein gewisses Durchhängen der Brust erlaubt. Als 1973 die ersten Frauen mit horizontaler Ablationsnarbe nach einem Wiederaufbau fragten, begannen wir, die Inframammarlinie mit einigen Einzelknopfnähten an der Brustwand gesondert zu fixieren. Hierzu ist die Unterminierung der gesamten Haut des Oberbauchs dieser Seite von der Operationsnarbe aus notwendig, um genügend, d.h. eine Handbreite Haut für die Bedeckung des Implantats zu gewinnen (HÖHLER u. LEMPERLE 1975; SPITALNY, LEMPERLE u. RADU 1981).

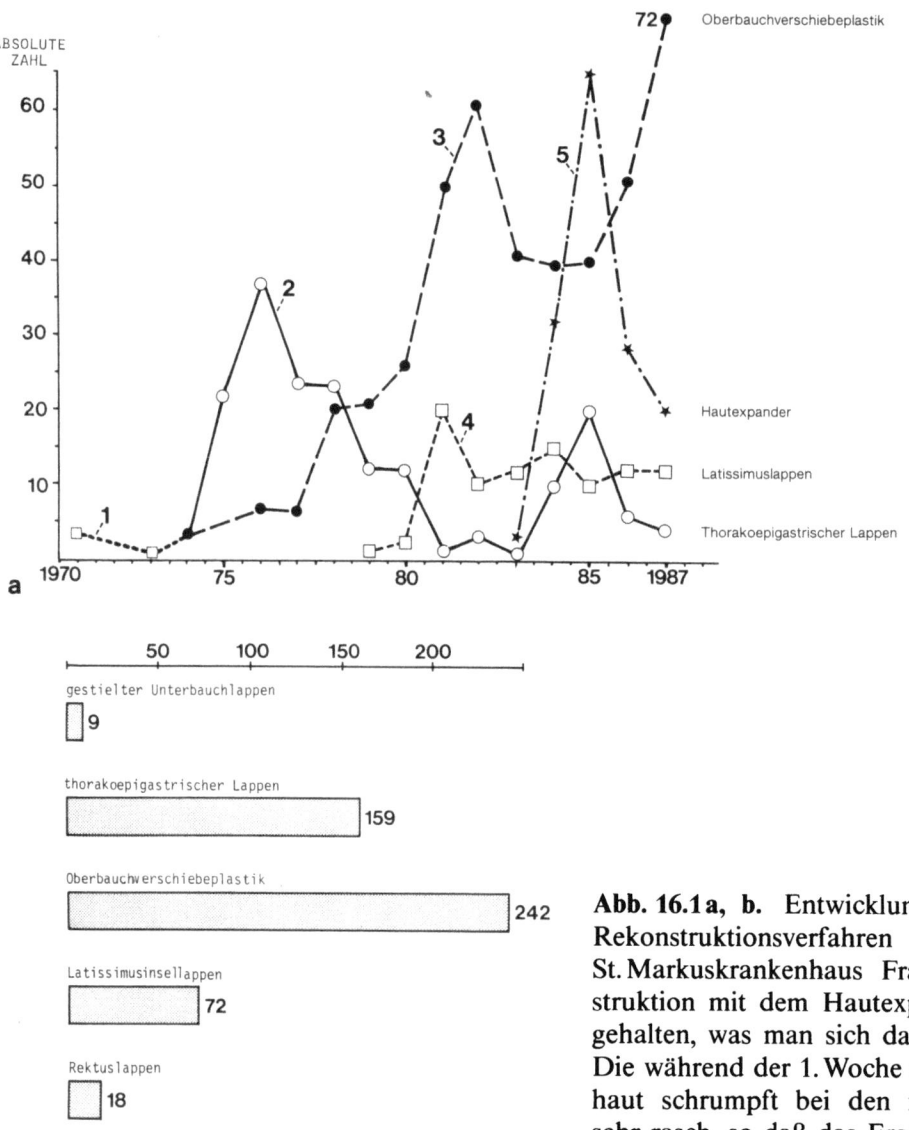

Abb. 16.1a, b. Entwicklung der verschiedenen Rekonstruktionsverfahren über 16 Jahre am St. Markuskrankenhaus Frankfurt. Die Rekonstruktion mit dem Hautexpander hat nicht das gehalten, was man sich davon versprochen hat. Die während der 1. Woche noch ptotische Brusthaut schrumpft bei den meisten Patientinnen sehr rasch, so daß das Ergebnis nach 4 Wochen meistens nicht besser als mit der Oberbauchverschiebeplastik ist (s. Tabelle 16.1)

Indikation

Grundsätzlich ist jede Patientin mit einer horizontalen Ablationsnarbe für diese Oberbauchverschiebeplastik geeignet. Vorzugsweise sollte jedoch ein ausreichend dickes Subkutangewebe erhalten sein, damit die Prothese präpektoral gelegt werden kann. Ist die Thoraxwand bestrahlt worden, so empfiehlt sich unbedingt eine subpektorale Plazierung der Prothese, wobei der gesamte untere und mediale Ursprung des M. pectoralis major von der 5. Rippe und vom Sternum abgelöst werden muß.

Technik

Nach Ablauf von durchschnittlich 6-12 Monaten nach der Mastektomie, d.h. dann, wenn eine etwaige Chemotherapie beendet ist, mögliche akute Strahlenfolgen abgeklungen und die Narben regressiv sind, kann die Rekonstruktion erfolgen. Mit Hilfe eines mitgebrachten Büstenhalters (Abb. 16.4) kann bei allen Frauen, bei denen die kontralaterale Seite später nicht reduziert werden muß, die Implantatgröße vorher bestimmt werden.

Dann wird entschieden, ob das Implantat prä- oder subpektoral gelegt werden soll, wobei den Ausschlag für die subpektorale Plazierung eine vorausgegangene Bestrahlung oder eine dünne subkutane Fettschicht gibt. Andernfalls bevorzugen wir die präpektorale Implantation, da sie die anatomische Lokalisation der Brustdrüse imitiert. Die subpektorale Lage führt oft zu unschönen Bewegungen der Brust, z.B. beim Zähneputzen und beim Aufstützen der Arme, so daß wir verschiedentlich die zunächst subpektorale Prothese präpektoral verlegen mußten. Nach Exzision der äußeren Narbe wird entweder über oder unter dem Brustmuskel scharf nach kaudal und medial unterminiert und dann stumpf die Haut des Oberbauchs von der Aponeurose abpräpariert, bis die Finger den Bauchnabel und den Darmbeinkamm ertasten (Abb. 16.8). Dabei sollte man medial vom M. rectus abdominis die Aa. perforantes aus der A. epigastrica superior wie beim thorakoepigastrischen Lappen (BOHMERT 1982) schonen.

Ist die Höhle für das Implantat weit genug nach lateral und oben unterminiert worden und ist ein „second look" bezüglich etwaiger Lokalrezidive auf Brustwand, Subkutis und Axilla geworfen worden, so beginnt die Fixierung der neuen Inframammarfalte. Dazu werden in Höhe der kontralateralen Inframammarfalte, d.h. etwa 2 Querfinger unter dem Ursprung des M. pectoralis major mit Gentianaviolett eine Linie entlang der 6. Rippe markiert und die Fixierungsfäden zwischen Interkostalmuskulatur und Subkutis gelegt (Abb. 16.9). Beim Knoten dieser Fäden von medial her empfiehlt es sich, Oberkörper und Beine der Patientin auf dem Operationstisch aufzurichten, um die Naht zu entlasten. Etwas gebeugt sollte die Patientin dann ins Bett gelegt werden und auch während der ersten 8 Tage gebeugt gehen.

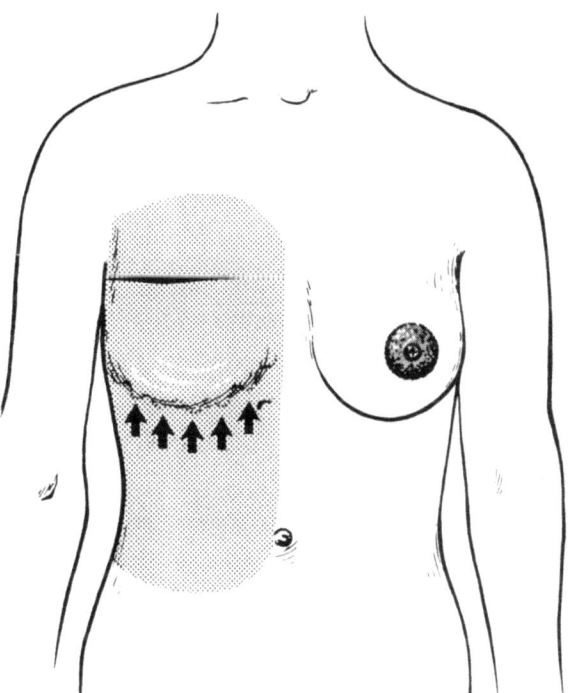

Abb. 16.2. Oberbauchverschiebeplastik: Es wird durch die bereits vorhandene Narbe eingegangen, die Haut des gesamten Oberbauchs bis zur Mittellinie und zum Beckenkamm unterminiert und hochgezogen, so daß eine neue Inframammarfalte entlang der 6. Rippe mit Einzelknopfnähten geschaffen werden kann

Eine neue Inzision in Höhe der späteren Inframammarfalte, wie sie von PENNISI (1977), BOHMERT (1982) und RYAN (1982) beschrieben wurde, ist dann sinnvoll, wenn die Ablationsnarbe unscheinbar, d.h. nicht verbesserungsfähig ist und die Prothese subpektoral gelegt wird. Weiterhin ist diese 2. Inzision bei allen korpulenten Frauen zu empfehlen, da gleichzeitig subkutanes Fett gezielt getrimmt werden kann und die Durchblutung unter der direkten Fixierung von Korium am Thorax weniger leidet.

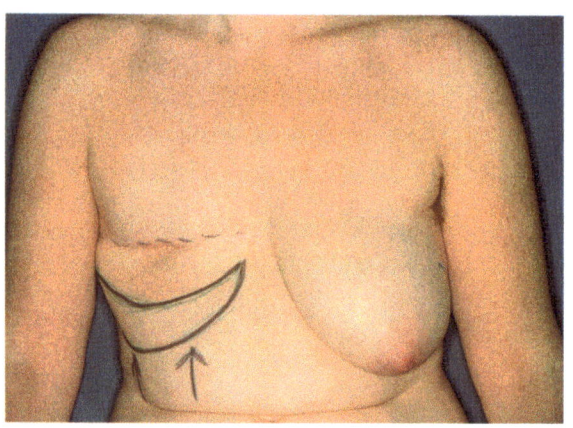

Abb. 16.3. Anzeichnen im Sitzen, insbesondere auch der Höhe der kontralateralen Inframammarfalte, an der sich der Wiederaufbau orientieren muß. Bei dieser Patientin werden etwa 5 cm Haut hochgeschoben

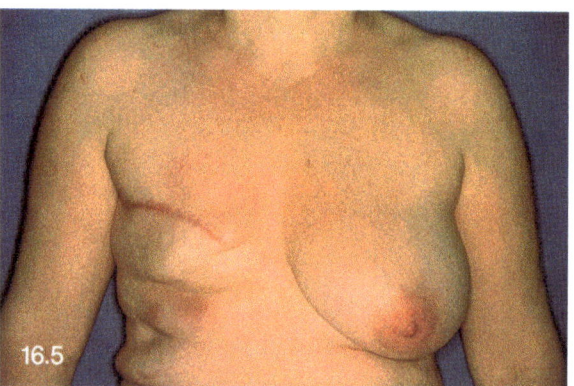

Abb. 16.5. Ist bei der Erstoperation genügend Haut stehengeblieben, die für eine kleinere Brust ausreicht, so kann nach Lockerung derselben das Implantat ohne Veränderung der Inframammarfalte eingelegt und die Wunde mit Einzelknopfnähten und einer Intrakutannaht verschlossen werden

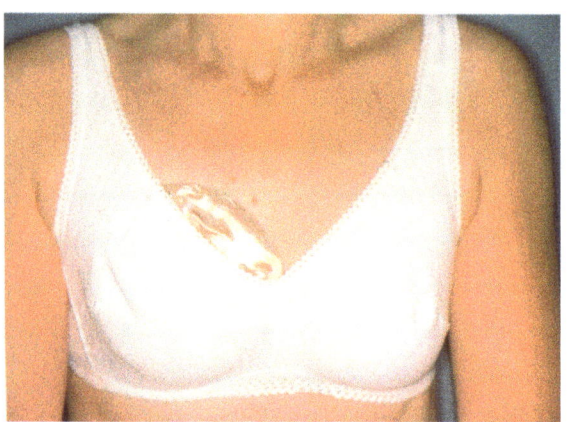

Abb. 16.4. Die richtige Prothesengröße ist im Liegen häufig schwer zu bestimmen. Es hat sich bewährt, der Patientin präoperativ in einen BH verschiedene Größen zu legen und sie selbst darüber entscheiden zu lassen. Bei der Oberbauchverschiebeplastik muß allerdings noch der hochgezogene Hautstreifen dazu addiert werden

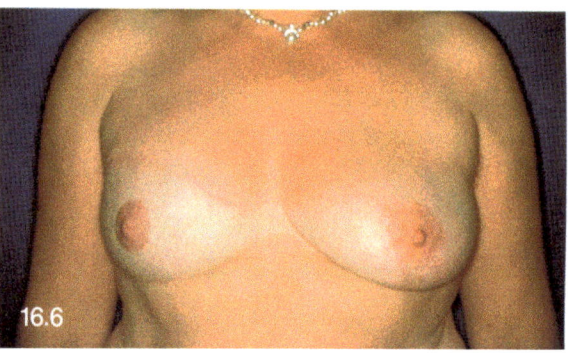

Abb. 16.6. Postoperatives Ergebnis

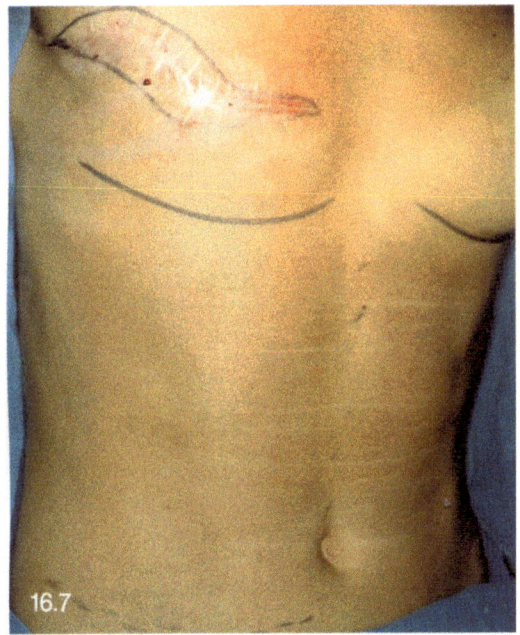 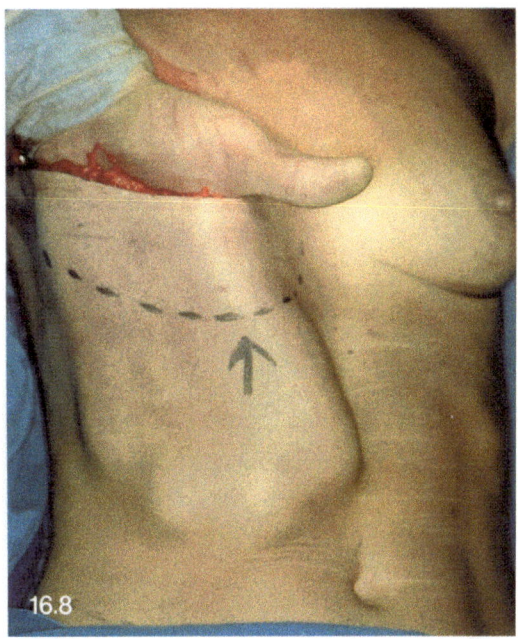

Abb. 16.7. Ist die Haut über der Thoraxwand gestrafft und muß noch eine unschöne Narbe exzidiert werden, so kann die Haut des gesamten Oberbauchs mobilisiert und hochgezogen werden

Abb. 16.8. Beim stumpfen Unterminieren kommt es selten zu Blutungen, da die Intima und Media der zerrissenen Gefäße in die Adventitia zurückweicht und damit den Durchfluß des Blutes stoppt. Es muß deshalb auch selten eine Redon-Drainage in Nabelhöhe eingelegt werden

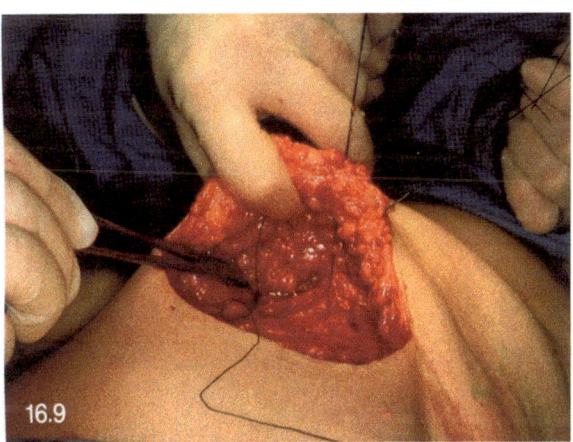 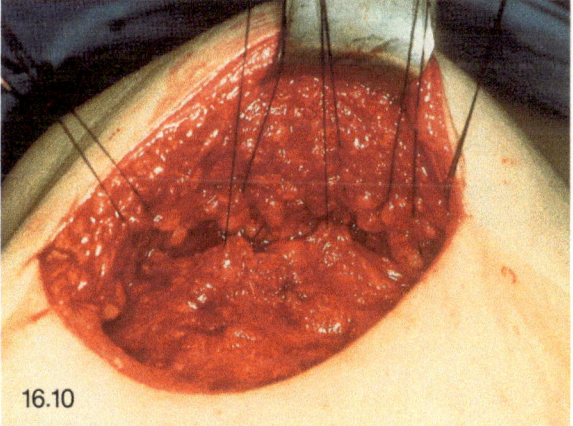

Abb. 16.9. Ist die Haut mobilisiert, so werden Markierungen in Höhe der kontralateralen Inframammarfalte gesetzt und die Haut mit 6-8 Einzelknopfnähten an der Interkostalmuskulatur zwischen 5. und 6. Rippe fixiert. Diese Stiche sollten eher zu hoch als zu tief gesetzt werden, da die Spannung der hochgezogenen Haut und der Kortisoneffekt des Implantats eher ein Tiefertreten der Inframammarfalte verursachen

Abb. 16.10. Wir verwenden für die Fixierung der Inframammarfalte immer noch Seidennähte unter der Vorstellung, daß sich resorbierbare Fäden möglicherweise zu früh lockern und die Enden von monofilen Fäden die zarte Implantathülle möglicherweise verletzen

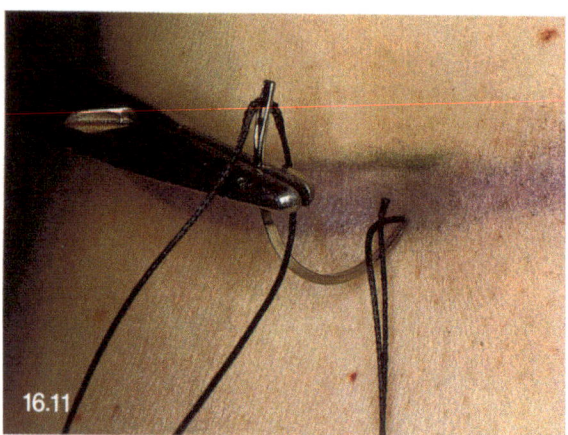

Abb. 16.11. Ist das Subkutangewebe so locker, daß die Fäden ausreißen, so kann die Kutis durchaus mit Durchstichnähten an der Rippenmuskulatur fixiert werden

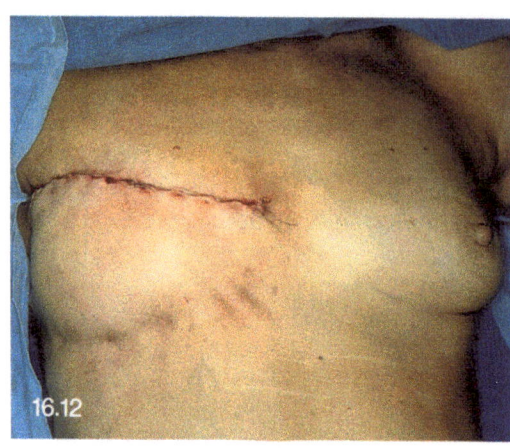

Abb. 16.12. Am Ende der Operation wird die Patientin in eine halb sitzende Position gebracht und sollte auch während der folgenden Woche etwas gebeugt liegen und gehen, damit die Inframammarnaht entlastet wird. Die Einziehungen durch die Fäden verschwinden in der Regel nach 2-6 Monaten vollständig (s. Abb. 19.11)

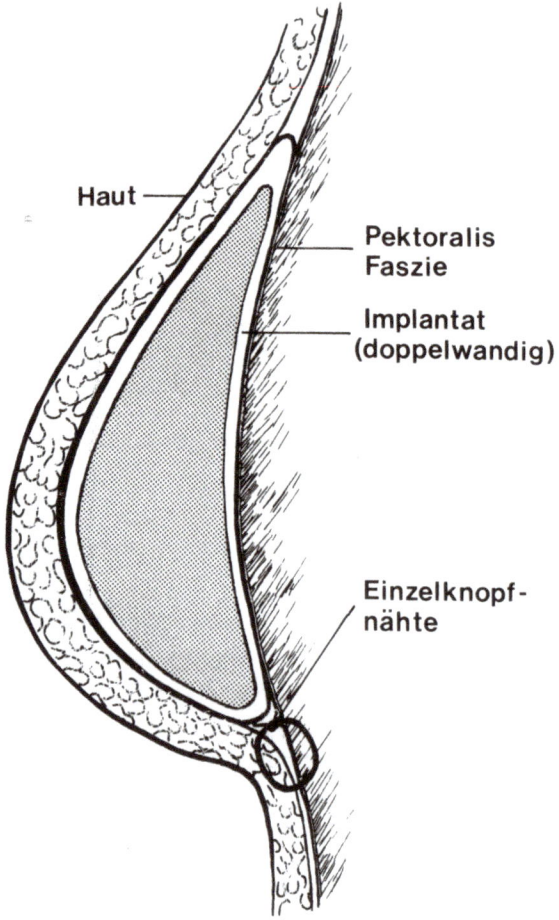

Abb. 16.13. Die Lage des doppelwandigen Implantats mit 12,5 mg Prednisolonzusatz. Dieses hat zusätzlich den Vorteil, bei Verletzung der äußeren Hülle kein Gel ans Gewebe abzugeben. (Aus: SPITALNY et al. 1981)

Oberbauchverschiebeplastik 101

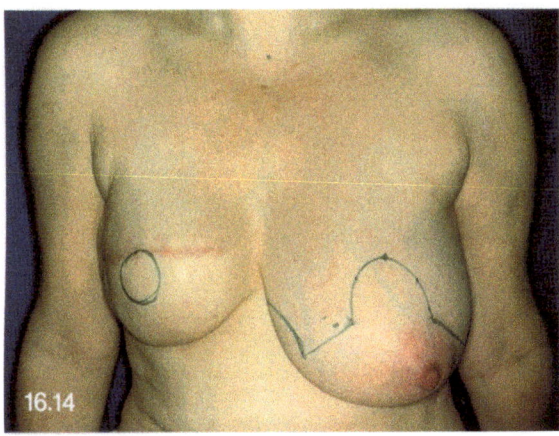

Abb. 16.14. Der 2. Schritt der Rekonstruktion, die Reduktion oder Angleichung der anderen Brust sowie die Rekonstruktion einer Mamille, erfolgt ca. 3 Monate später

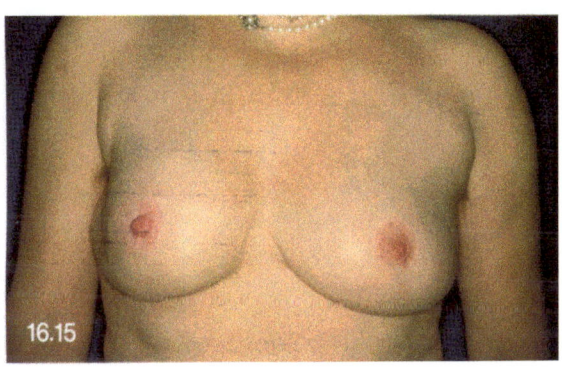

Abb. 16.15. Hier wurde die Mamillenspitze aus der Hälfte der kontralateralen Seite und die Areola aus einem zirkulären Ring derselben geformt

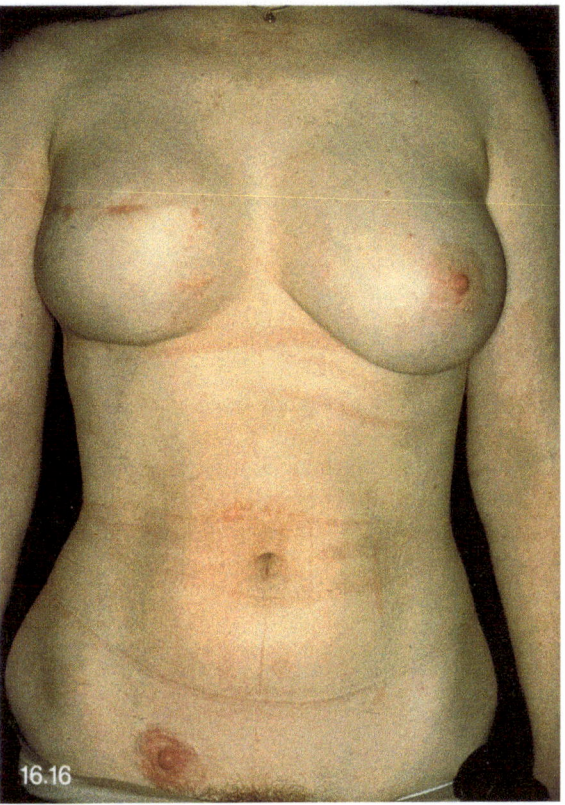

Abb. 16.16. Bei dieser jungen Patientin wurde bei der Primäroperation die Mamille im Unterbauch konserviert

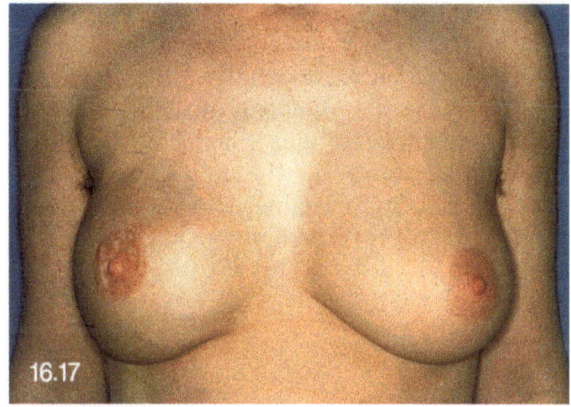

Abb. 16.17. Nach Replantation der im Unterbauch konservierter Mamille. Man beachte den Kortisoneffekt in der rechten Brust. Die Operation der Oberbauchverschiebeplastik an dieser Patientin ist im Film (SPITALNY und LEMPERLE 1978) festgehalten.

102 Brustwiederaufbau

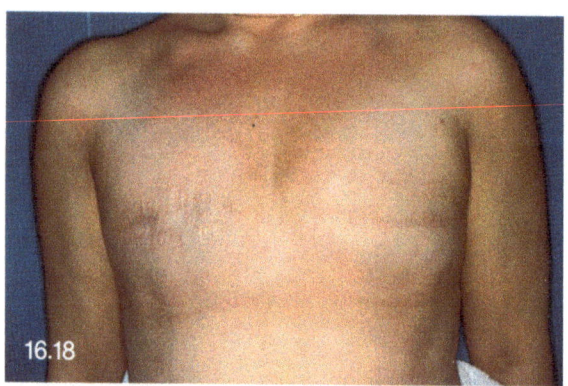

Abb. 16.18. Zustand nach doppelseitiger Amputation im Abstand von 5 Jahren. Nach Ausschneiden der Narben wurde beiderseits eine Oberbauchverschiebeplastik in gleicher Sitzung durchgeführt und 280-ml-Silikonprothesen eingebracht

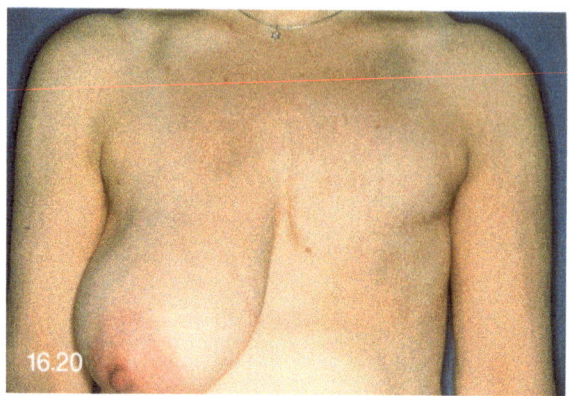

Abb. 16.20. Hier würde die Reduktion der gesunden Brust alleine eine wirksame statische Verbesserung mit sich bringen

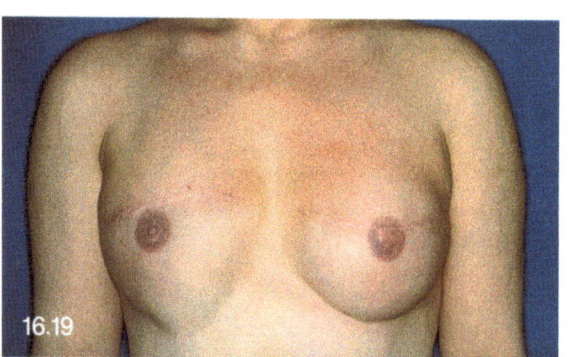

Abb. 16.19. Drei Monate später, d.h. nachdem die Prothesen ihren endgültigen Sitz gefunden haben, werden die Mamillen mit Hilfe einer lokalen Lappenplastik und einer anschließenden Tätowierung rekonstruiert; 2 aufgegangene Stiche in der rechten Inframammarfalte könnten perkutan (s. Abb. 16.11) wiederholt werden

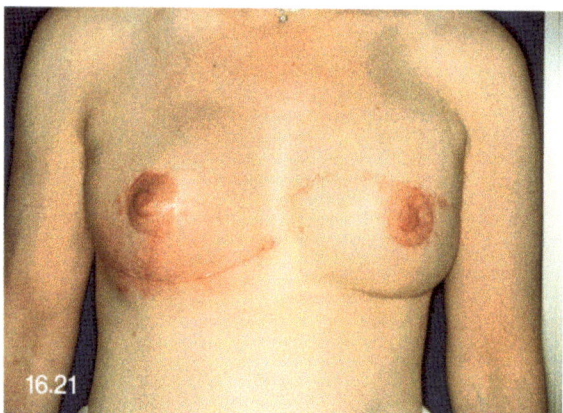

Abb. 16.21. Durch Oberbauchverschiebeplastik links mit einem 280-ml-Silikonimplantat, Reduktionsmammaplastik rechts und gleichzeitiger Mamillenhalbierung hat sich der Aspekt völlig geändert. Die positive Wirkung des Brustaufbaus auf die Psyche der Frau ist nur allzu verständlich

Komplikationen

Wundheilungsstörungen im Bereich der horizontalen Quernarbe werden insbesondere bei Patientinnen mit bestrahlter Thoraxwand beobachtet. Sie sind dann verständlich, wenn zu viele Stiche im Bereich der neuen Inframammarfalte die Durchblutung der Haut nach kranial drosseln; 6 Stiche im Abstand von je 2 cm genügen in der Regel! Die Höhe der Inframammarfalte ist nicht immer exakt zu bestimmen, da sie bei einer starken Spannung im Bereich des Oberbauchs in den folgenden Wochen etwas nach kaudal gezogen werden kann; bei einer extremen Kapselbildung kann sie aber auch nach oben wandern. Präoperativ muß unbedingt im Sitzen die kontralaterale Inframammarfalte angezeichnet und ggf. mit einer feinen Nadel auf einer Spritze mit Gentianaviolett die zu operierende Inframammarfalte auf den Rippen perkutan markiert werden.

Einzelne Stiche können ausreißen, so daß eine Vorwölbung in der Inframammarfalte entsteht. Diese kann bei mobilem Implantat in einer ambulanten Korrektur durch eine versenkte U-Naht mit einer großen Nadel wieder am Thorax fixiert werden (Abb. 16.11).

Die Gefahr lokoregionärer Metastasen ist nicht größer und nicht geringer als bei den Patientinnen ohne Wiederaufbau. Von insgesamt 425 Patientinnen, die in den Jahren 1973 bis 1985 ihren Wiederaufbau mit Hilfe der Oberbauchverschiebeplastik bekamen, entwickelten bisher 12 Patientinnen (2,8%) über der Prothese Hautmetastasen, die eine Entfernung von Haut und bei 4 Patientinnen auch der Prothese notwendig machten (SPAHN 1987).

Die Oberbauchverschiebeplastik ist in unseren Augen die einfachste und sicherste Art, eine ästhetisch befriedigende Brustform nach Ablatio mammae zu rekonstruieren. Lediglich bei Frauen mit sehr straffer Haut oder mit bestrahlter Thoraxwand ist die Rekonstruktion mit einem Hautexpander bzw. einem muskulokutanen Lappen vom Rücken oder Unterbauch indiziert (Tabelle 16.1).

17 Thorakoepigastrischer Lappen

Bei Patientinnen mit vertikaler oder schräger Ablationsnarbe nach Rotter und Halsted bietet sich die lockere Haut des Oberbauchs an, in Form eines Schwenklappens in den nach der Narbenexzision entstehenden Defekt eingebracht zu werden. TAI und HASEGAWA haben 1974 diesen „transverse abdominal flap" für die Deckung von Brustwandrezidiven beschrieben; BROWN et al. haben 1975 das „axial pattern" dieses Lappens untersucht. Für den Brustaufbau hat BOHMERT 1974 diesen Lappen inauguriert und in der Folgezeit mit exakten angiographischen Untersuchungen nachgewiesen, daß die axiale Gefäßversorgung aus einem lateralen Ast der A. epigastrica superior ein Längen-Breiten-Verhältnis von 2:1 bei optimalen Durchblutungsverhältnissen ermöglicht. Die obere Schnittlinie des Lappens liegt in der ursprünglichen Inframammarfalte, die untere verläuft im Abstand von 8–10 cm parallel dazu, während die Länge durchschnittlich 20 cm beträgt und die mittlere Axillarlinie nicht überschreiten sollte.

Um den großen Oberbauchdefekt zu decken, muß in ähnlicher Weise wie bei der Oberbauchverschiebeplastik die Haut bis zum Nabel und Beckenkamm unterminiert und mit resorbierbaren Einzelknopfnähten in Höhe der zu bildenden Inframammarfalte fixiert werden. Auch hier ist postoperativ eine Schonhaltung in gebückter Lagerung und beim Gehen für 8 Tage angezeigt.

Die eigentliche Inframammarfalte ist bei der Erstoperation noch nicht angelegt, sondern in der Regel verstrichen, so daß bei der 2. Operation 3 Monate später durch spindelförmige vertikale Exzision und Entfettung der Lappenbasis diese erst geschaffen werden muß.

Tabelle 16.1. Indikation für den Brustwiederaufbau

Oberbauchverschiebeplastik	Hautexpander	Latissimus- oder Rektuslappen
Nach Ablatio mit horizontaler Narbe ohne erkennbare Strahlenfibrose	1. Bei der Sofortrekonstruktion 2. Bei straffer Haut ohne Bestrahlung	1. Bei bestrahlter Thoraxwand 2. Bei korpulenten Frauen 3. Für optimales Ergebnis

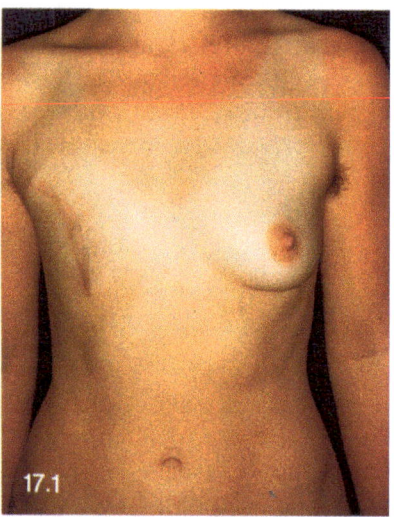

Abb. 17.1. Wurde die Brust in vertikaler Richtung nach Halsted amputiert, so muß zunächst die fehlende Hautmenge ersetzt werden. Hierzu hatte sich der thorakoepigastrische Lappen angeboten

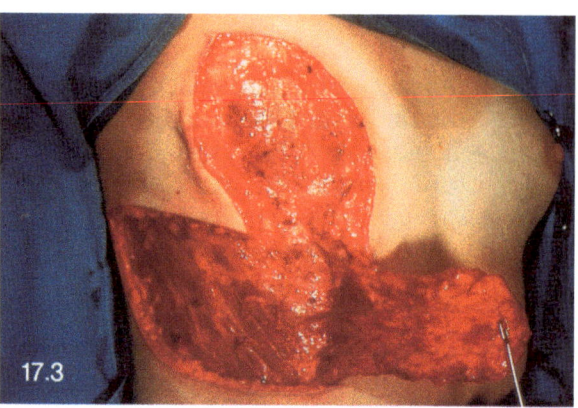

Abb. 17.3. Beim Abheben des fasziokutanen Lappens muß darauf geachtet werden, daß keine Blutgefäße oberhalb der Faszie verletzt werden. Es ist dabei wichtig, die Muskelfaszie sauber abzupräparieren. Das Unterminieren des letzten Drittels zur Basis des Lappens hin erfolgt stumpf, um die Perforantes zu erhalten. Wie bei der Oberbauchverschiebeplastik (s. Abb. 16.8) muß jetzt der kaudale Wundrand unterminiert und hochgezogen werden

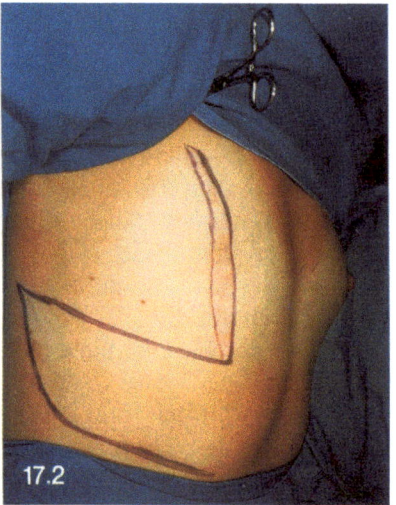

Abb. 17.2. Der thorakoepigastrische Lappen bekommt seine Blutversorgung von den Perforantes der A. epigastrica superior. Er kann bis in die hintere Axillarlinie umschnitten werden

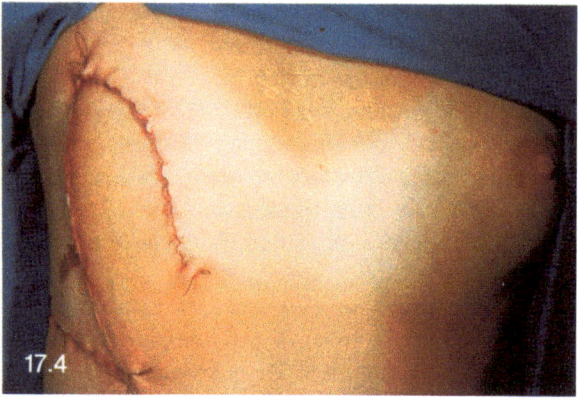

Abb. 17.4. Einnähen des thorakoepigastrischen Lappens mit Einzelknopfnähten für die Subkutis und einer Intrakutannaht

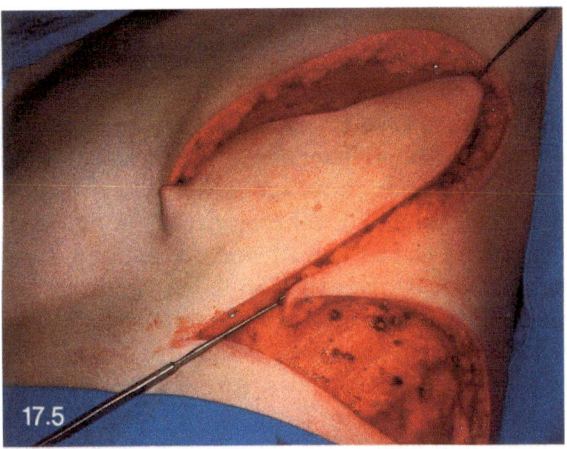

Abb. 17.5. Ist die Haut locker genug und die andere Brust nicht so groß, so kann primär bereits ein Silikonimplantat unterlegt werden

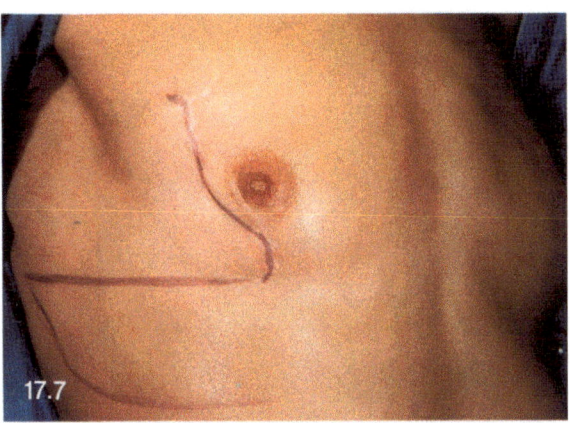

Abb. 17.7. Ist bei der Ablatio die Mamille erhalten geblieben, so genügt ein Ersatz der resezierten Haut

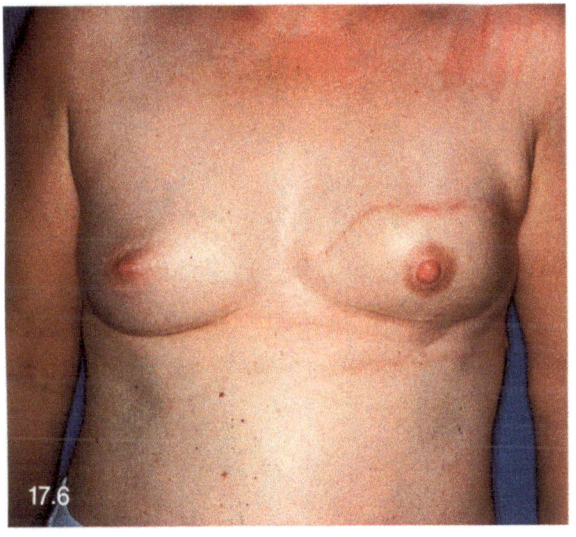

Abb. 17.6. Drei Monate später erfolgt ggf. eine Korrektur im Bereich der noch fehlenden Inframammarfalte sowie die Rekonstruktion der Mamille – hier durch Halbierung der Gegenseite und Tätowierung des Mamillenhofs

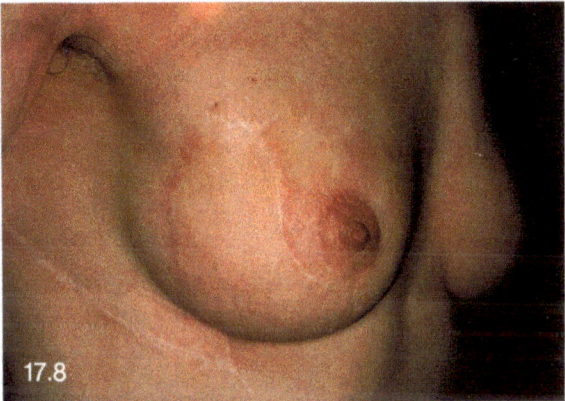

Abb. 17.8. Ideales postoperatives Ergebnis nach dem Ersatz der fehlenden Haut. Als thorakolateraler Lappen wurde diese Methode jüngst von Holmström (1988) publiziert.

Komplikationen

Über allen Lappenplastiken sind Spitzennekrosen sowohl an der kranialen Lappenspitze wie an der verbliebenen lateralen Hautspitze in Höhe der Inframammarlinie möglich. Diesen Nekrosen kann, unserer Erfahrung nach, gut mit postoperativen Gaben von Rheomacrodex und Trental vorgebeugt werden. Sollte es trotzdem zu einer Demarkation kommen – die Nekrose des subkutanen Fettgewebes ist in der Regel weit ausgedehnter als die des Koriums (!) – so ist nach 14 Tagen eine Exzision des nekrotischen Anteils und eine Sekundärnaht angezeigt, wobei

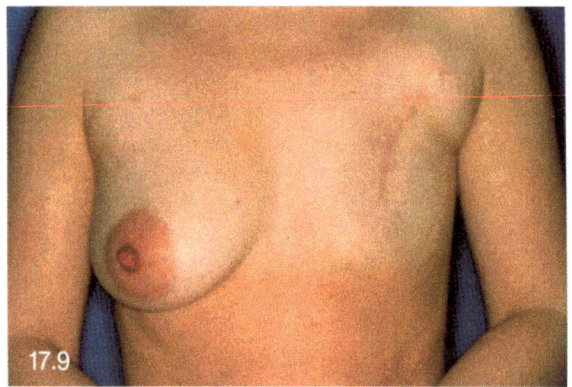

Abb. 17.9. 28jährige Patientin 3 Jahre nach Ablatio in vertikaler Richtung

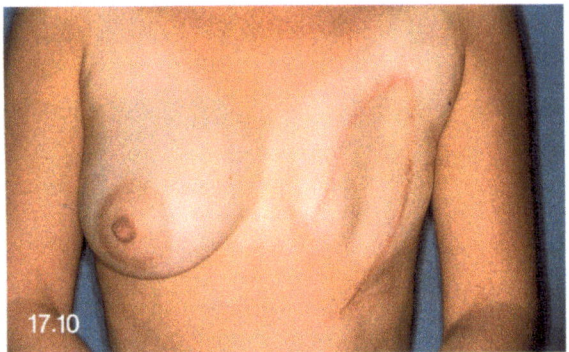

Abb. 17.10. Der thorakoepigastrische Schwenklappen ist gut eingeheilt, so daß jetzt die Augmentation mit einem 230-ml-Silikonimplantat (s. Abb. 2.1) erfolgen kann

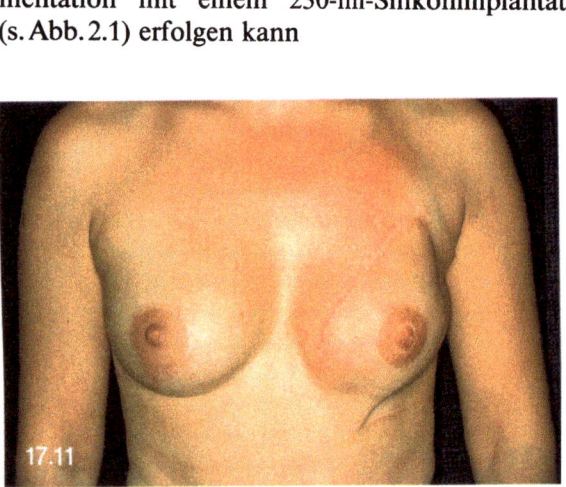

Abb. 17.11. Weitere 3 Monate später wurde die Mamille durch zirkuläre Halbierung der rechten Mamille rekonstruiert. Die Inframammarfalte könnte noch durch eine Z-Plastik abgerundet werden

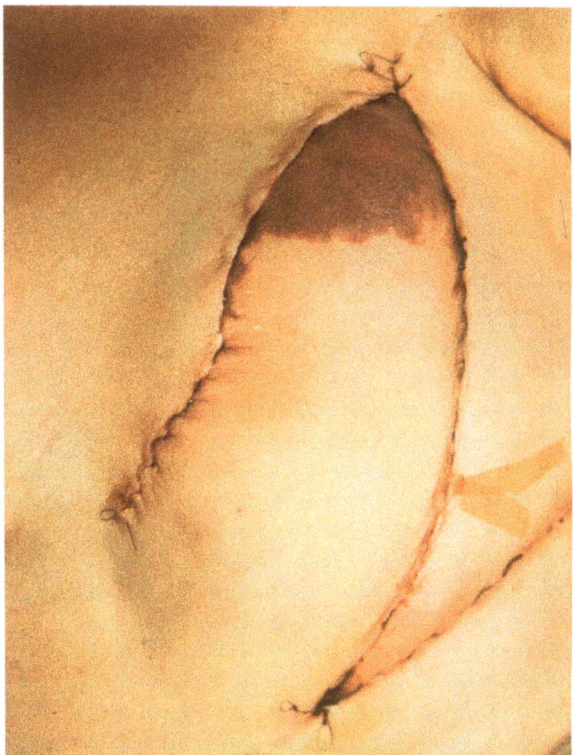

Abb. 17.12. Komplikationen wie Spitzennekrosen und Wunddehiszenzen treten vorwiegend bei adipösen Patientinnen und dann auf, wenn die Blutversorgung durch die medianen Perforantes nicht beachtet wird. Ansonsten ist der thorakoepigastrische Lappen ein absolut sicherer Lappen. Eine solche Spitzennekrose hätte wahrscheinlich durch direkt postoperative Infusionen von 2mal 250 ml Rheomacrodex mit jeweils 150 mg Trental verhindert werden können

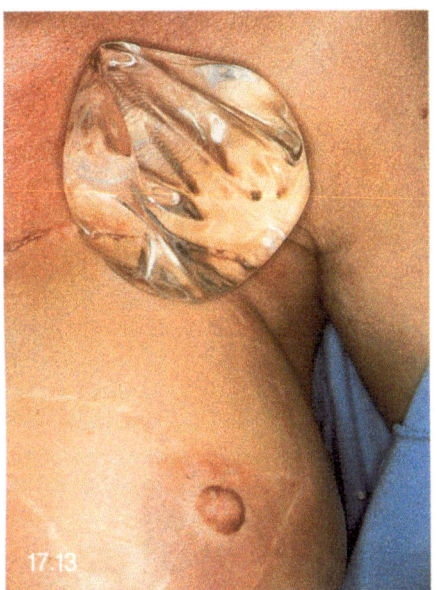

Abb. 17.13. Ist nach einer Ablatio nach Halsted mit radikaler Entfernung des M. pectoralis die infraklavikuläre Eindellung sehr auffällig, so kann diese durch ein flaches Silikonimplantat der Größen 30-90 ml ausgeglichen werden

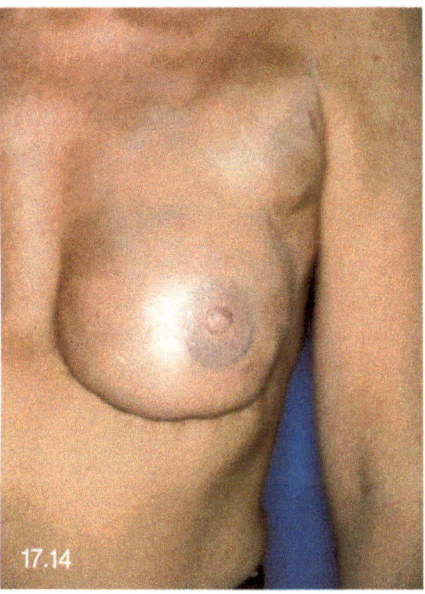

Abb. 17.14. Es ist zu einer Kapselbildung um das obere Implantat herum gekommen. Diese kann nach Ablauf von 6 Monaten manuell gesprengt und damit der Konturdefekt besser ausgeglichen werden

die darunterliegende Prothese erneut mit Antibiotikalösung umspült werden sollte.

Zeigt sich schon intraoperativ, daß der thorakoepigastrische Lappen nicht optimal durchblutet ist, so empfiehlt es sich, die Prothese erst in einer 2. Sitzung einzubringen, da sie einen nicht zu unterschätzenden Druck auf den Lappen und damit seine Durchblutung ausübt.

18 Medianer Oberbauchlappen

Kurz nachdem BOHMERT 1974 seinen thorakoepigastrischen Lappen für die schräge und vertikale Ablationsnarbe nach HALSTED publizierte, entwickelten wir den medianen Oberbauchlappen (HÖHLER 1977) für Patientinnen mit einer horizontalen Ablationsnarbe nach PATEY. Dieser Lappen hat den großen Vorteil, durch die Perforansgefäße im medianen Thorakalbereich optimal durchblutet zu sein und mit seinem Drehpunkt an der Stelle zu liegen, an der die meiste Haut benötigt wird. Die Brustform wird damit optimal und noch dadurch unterstrichen, daß die Patientin eine „Wespentaille" bekommt.

Der große Nachteil dieser Methode liegt jedoch in einer verbleibenden Oberbauchnarbe, die bei Patientinnen mit Neigung zur hypertrophen Narbenbildung (Abb. 18.4) zeitlebens auffällig bleiben kann. Wir verwenden deshalb diese Methode nur noch bei Patientinnen mit strahlengeschädigter Haut, bei denen sich eine Oberbauchverschiebeplastik nicht anbietet.

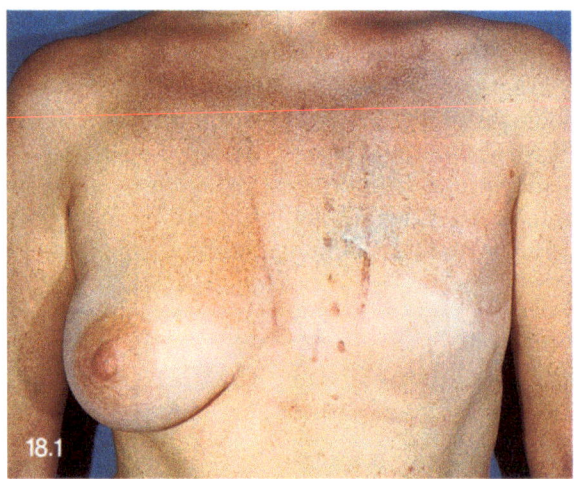

Abb. 18.1. Manche Frauen stören sich an der zu dicken Subkutis im Bereich ihres Oberbauchs. Haben sie gleichzeitig eine Brust verloren, so bietet sich hier der gut durchblutete mediane Oberbauchlappen an

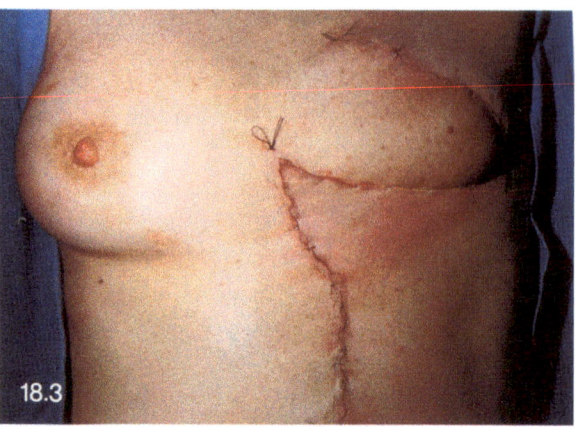

Abb. 18.3. Einschlagen des Lappens in die Ablationsnarbe, wobei der Drehpunkt im Gegensatz zum thorakoepigastrischen Lappen die Brustform im Bereich der Inframammarfalte begünstigt

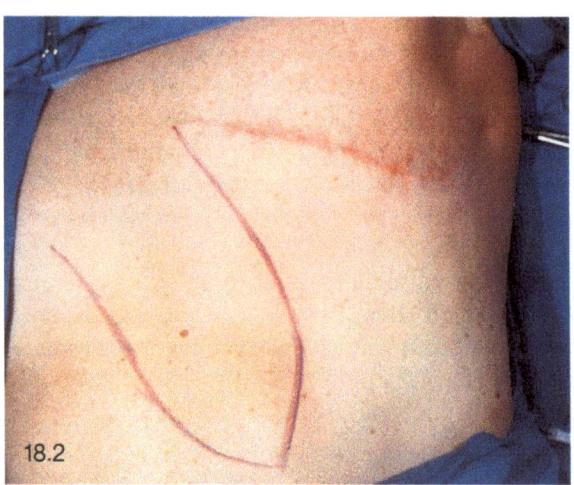

Abb. 18.2. Exzision dieses Lappens bis hinunter zum Nabel und Präparieren eines fasziokutanen Lappens bis hinauf zum Xyphoid. Die dortigen Perforantes reichen für die Blutversorgung aus

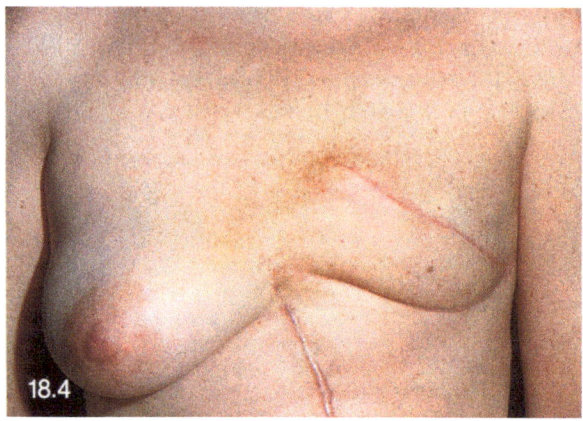

Abb. 18.4. Die Narbe des Entnahmedefekts im Oberbauch liegt quer zu den Hauptfaltlinien der Haut, so daß hier eher mit einer hypertrophen Narbenbildung zu rechnen ist

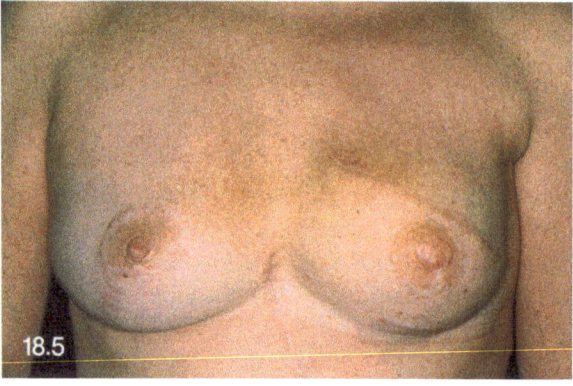

Abb. 18.5. Acht Monate nach Einbringen eines 280-ml-Implantats und 6 Monate nach Halbierung der rechten und Rekonstruktion der linken Mamille

19 Hautexpander

Ein Nachteil aller Schwenk-, Insel- und freien Lappen ist die oft unterschiedliche Dicke, Farbe, Textur, Behaarung und Sensibilität gegenüber den Empfängerarealen. Dagegen ist die Dehnung der Haut ein physiologischer Vorgang bei der Schwangerschaft, Ausbildung eines Hämatoms oder subkutanen Tumors, bei Adipositas oder auch beim Größen- und Breitenwachstum. Basierend auf diesen Erfahrungen der Natur entwarf RADOVAN 1976 einen Hautexpander, der seither größte Verbreitung in der plastischen Chirurgie gefunden hat (LAMPE et al. 1985), insbesondere auch für den Wiederaufbau der amputierten Brust (RADOVAN 1982; ARGENTA 1984; OLBRISCH et al. 1987).

Nach wirkungsvoller klinischer Erprobung befaßten sich mehrere Publikationen mit experimentellen Untersuchungen. Diese zeigten, daß die Hautexpansion im wesentlichen zu einer methodischen Aktivitätszunahme in der Epidermis, aber auch zu einer Auffaserung und Zerstörung der elastischen Fasern in der Kutis führt. Die Vaskularisation der fibrösen Kapsel nimmt unter Druck stark zu, dagegen schwindet das subkutane Fettgewebe unter diesem Druck in erheblichem Ausmaß. Unsere experimentellen Untersuchungen und klinischen Erfahrungen mit dem Hautexpander seit 1983 haben jedoch gezeigt, daß eine dauerhafte Lockerung der Haut durch Gewebeexpansion nicht erreicht werden kann. Da wir die Hypothese des Hautwachstums über dem Expander nicht bestätigen können, bevorzugen wir weiterhin für den sekundären Aufbau der weiblichen Brust die Oberbauchverschiebeplastik, die die Haut des Oberbauchs dafür anbietet (Tabelle 16.2). Es hat sich nämlich gezeigt, daß auch nach Belassen eines voll aufgefüllten Expanders über 6 Monate die zunächst äußerst lockere Haut nach Auswechseln in eine Prothese der Hälfte des Volumens die Haut innerhalb von 2 Wochen stark schrumpfte und sich das atrophierte Subkutangewebe innerhalb von weiteren 4 Wochen deutlich zurückbildete.

Bei der subpektoralen Implantation ist es nur allzu verständlich, daß sich ein überdehnter Brustmuskel innerhalb von Stunden bereits wieder auf die kleinere Größe des endgültigen Implantats einstellt und dieses relativ fest gegen den Brustkorb drückt.

Indikation

Weitere Indikationen für den Hautexpander sind der primäre Aufbau nach einfacher Mastektomie, bei der der Expander je nach den Durchblutungsverhältnissen der verbliebenen Haut sub- und präpektoral gelegt wird (Abb. 19.3, 19.4), Patientinnen mit straffer Haut über dem Thorax und im Bereich des Oberbauchs, die nicht bestrahlt wurden, und Patientinnen, die eine relativ große Brust benötigen, für die eine einfache Oberbauchverschiebeplastik nicht ausreichen würde.

Technik

Für die Expansion der Thoraxhaut kann ein runder oder nierenförmiger (SCHEFLAN) (Abb. 19.12) Expander benutzt werden. Er wird durch die alte Ablationsnarbe je nach Dicke und Verschieblichkeit des Subkutangewebes prä- oder subpektoral eingebracht. Bei stattgefundener Bestrahlung der Thoraxwand sollte er zur Vermeidung von Wundheilungsstörungen in jedem Fall subpektoral gelegt werden. Dabei ist es unbedingt erforderlich, die Höhle 2 Querfinger tiefer als die spätere Inframammarlinie zu erweitern und den Expander so tief wie möglich zu plazieren, damit die dort überdehnte Haut später für die Bildung einer Inframammarfalte ausreicht.

Die Auffüllung der Hautexpander über das subkutan gelegene Ventil mit physiologischer Kochsalzlösung über eine spezielle Druckspritze mit aufschraubbarer Nadel (20-26 g) sollte so rasch wie möglich erfolgen: Während der Operation wird bereits aufgefüllt, soviel wie die Durch-

Tabelle 16.2 Hautexpander

Vorteile	Nachteile
Ideal für primären Wiederaufbau	zwei Operationen
Ideal bei straffer Haut im Epigastrium	Kostenintensiv
Langsames „Wachsen" der Brust oft angenehmer als starkes Spannen	Dislokation beim Auffüllen - dadurch Inframammarfalte selten exakt
	Haut schrumpft doch!

blutung der Haut vertragen kann. Am 2., 4. und 6. postoperativen Tag kann bereits nachgefüllt werden, so daß in der Regel in 4 Wochen das doppelte Volumen der später einzubringenden Prothese erreicht ist. Zwei Monate sollte dann bis zum Auswechseln gewartet werden.

Für die Wahl der bleibenden Prothese hat sich das etwas aufwendigere, aber sichere Verfahren bewährt, präoperativ aus dem Expander so viel Flüssigkeit abzulassen, bis die Patientin sagt, daß dies das ihrer Meinung nach adäquate Volumen ist.

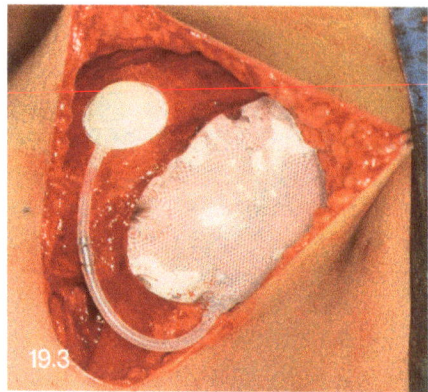

Abb. 19.3a, b. Der Hautexpander kann subkutan oder – wie hier – in einer submusculären Tasche plaziert werden. Hier eignet er sich besonders für den primären Wiederaufbau

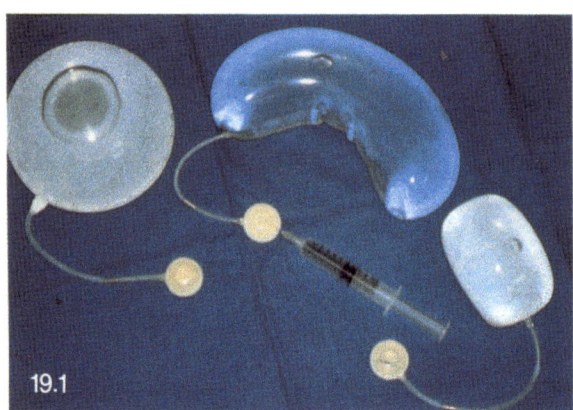

Abb. 19.1. Verschiedene Formen des Hautexpanders, die für den Brustaufbau genutzt werden können. Sie können auf das Doppelte der angegebenen Menge dilatiert werden, ohne zu rupturieren

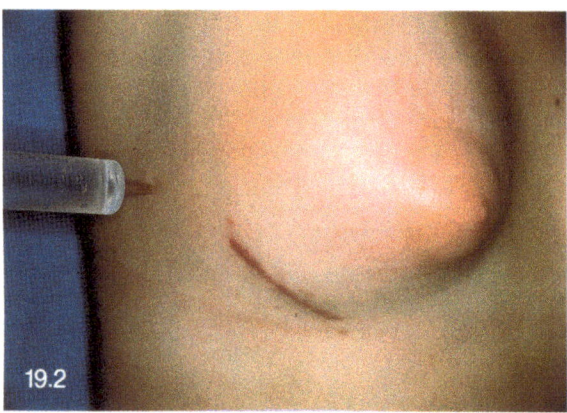

Abb. 19.2. Das Auffüllen des Hautexpanders durch das subkutan gelegte Ventil sollte postoperativ möglichst rasch, d.h. zweitägig erfolgen – hier bei einer einseitigen Mammahypoplasie

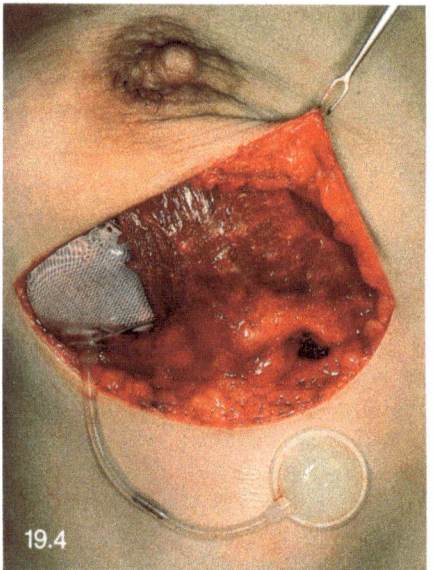

Abb. 19.4. Zustand nach mamillenerhaltender Ablatio mammae. Bereits auf dem Operationstisch wird eine subserratopektorale Tasche gebildet, in die der Hautexpander eingelegt wird. Das Ventil sollte möglichst nahe am Expander zu liegen kommen, damit später beim Auswechseln kein langer Kanal eröffnet werden muß. Intraoperativ wird der Expander bereits so prall wie möglich aufgefüllt. Es ist nur logisch, daß ein überdehnter Pektoralmuskel sofort nach Auswechseln des großen Expanders in ein kleineres Silikonimplantat die kürzeste Form annimmt, d.h. die überdehnte Höhle schrumpfen wird

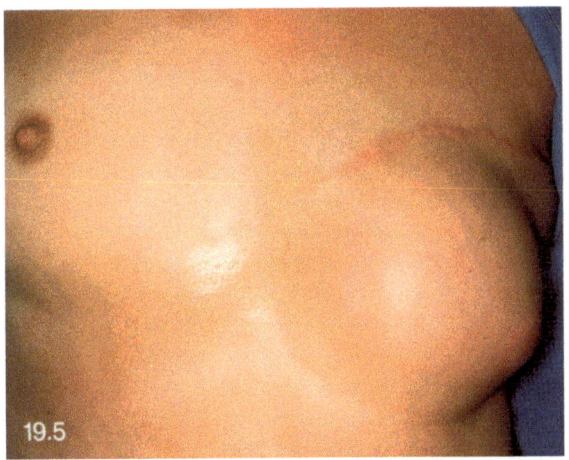

Abb. 19.5. Von größter Bedeutung ist die möglichst kaudale Lokalisation des Expanders, dessen Unterrand mindestens 2 Querfinger unterhalb der Inframammarlinie zu liegen kommen soll

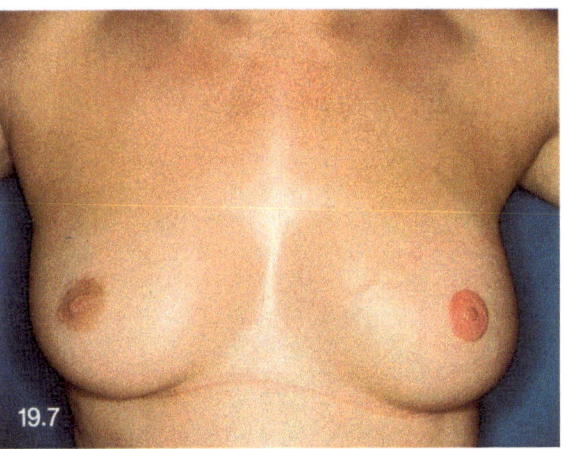

Abb. 19.7. Zustand nach Mamillenrekonstruktion aus lokalen Schwenklappen und Haut der Oberschenkelinnenseite

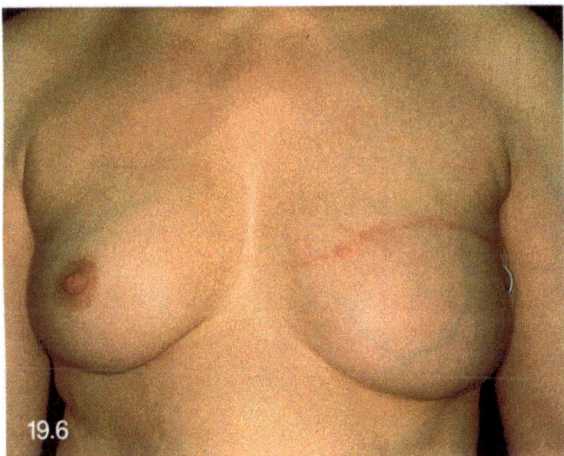

Abb. 19.6. Auf diese Weise kann beim Expanderwechsel in ein doppelwandiges Silikonimplantat mit Kortisonzusatz ggf. auch die Inframammarfalte neu fixiert werden

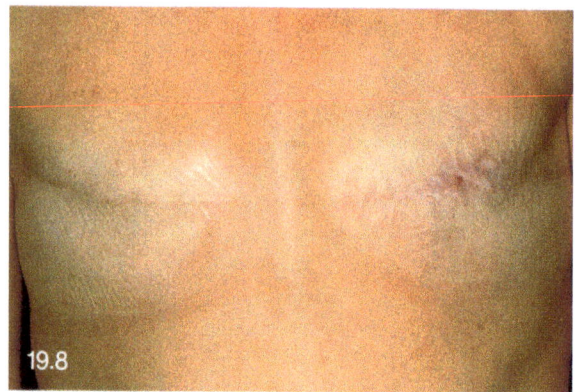

Abb. 19.8. Patientin mit doppelseitiger Amputation im Abstand von 10 Jahren

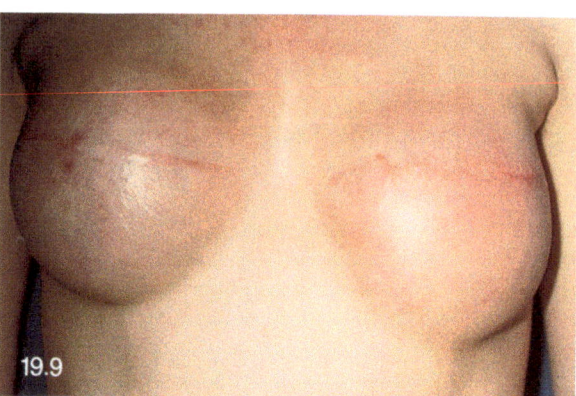

Abb. 19.9. Die beiden eingebrachten Hautexpander wurden jeweils auf 600 ml aufgefüllt

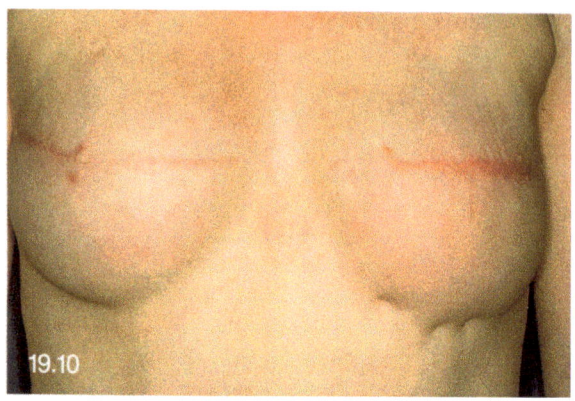

Abb. 19.10. Drei Monate später werden sie in doppelwandige Silikonimplantate mit Kortisonzusatz ausgetauscht und gleichzeitig die linke, zu tief gesetzte Inframammarfalte mit 5 Einzelknopfnähten fixiert

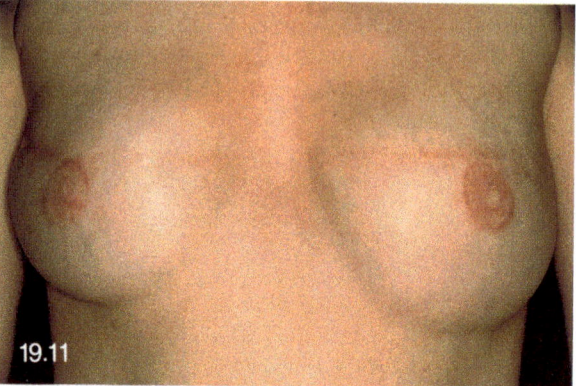

Abb. 19.11. Postoperatives Ergebnis 3 Monate nach Rekonstruktion der beiden Mamillen mit lokalen Lappen und Haut von der Innenseite des Oberschenkels

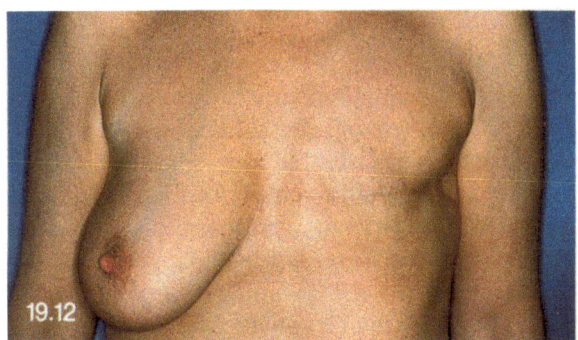

Abb. 19.12. 28jährige Patientin nach Ablatio links

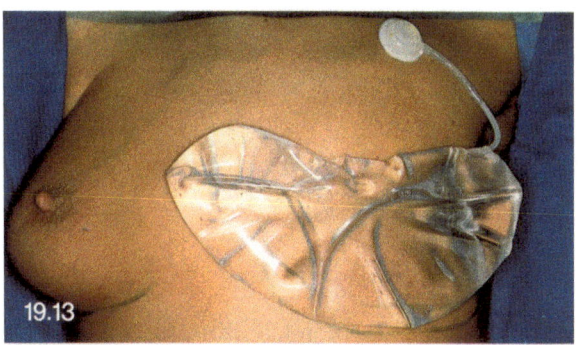

Abb. 19.13. Da die größte Prominenz und damit die meiste Haut beim Brustaufbau im unteren Drittel benötigt wird, bietet sich ein nierenförmiger Hautexpander (Scheflan, persönliche Mitteilung) an. Dieser 600-ml-Expander in Nierenform wird in Höhe der unteren Hälfte der linken Brust eingebracht und auf 800 ml expandiert

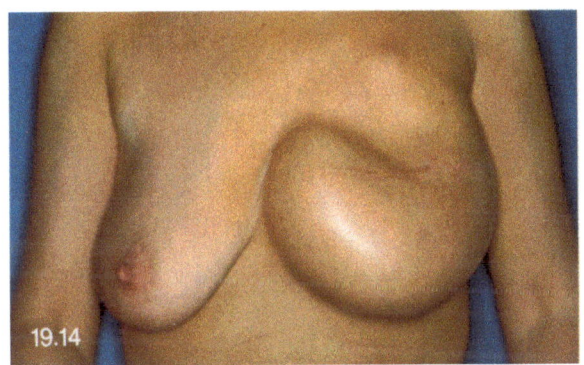

Abb. 19.14. Ergebnis nach der Expansion auf 800 ml

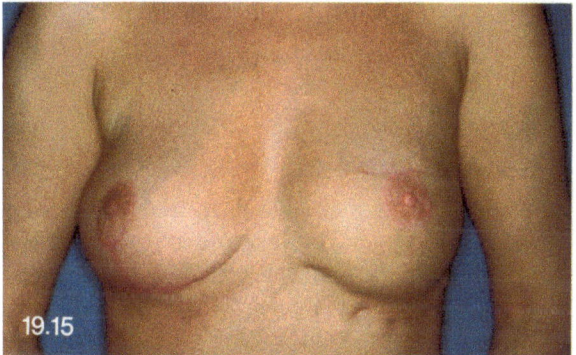

Abb. 19.15. Drei Monate nach Auswechseln der Nierenform in ein 450-ml-Implantat und Mamillenrekonstruktion

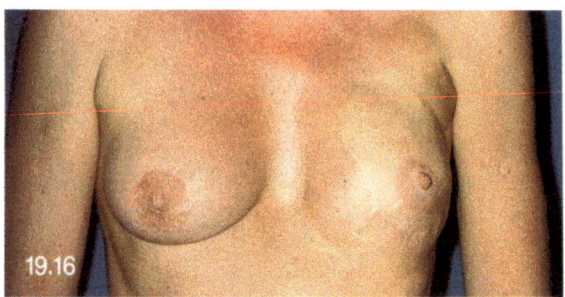

Abb. 19.16. 15 Jahre nach Brustaufbau mit einem gestielten Unterbauchlappen (s. Abb. 21.2) ist auf der linken Seite die Inframammarlinie fast vollständig verstrichen

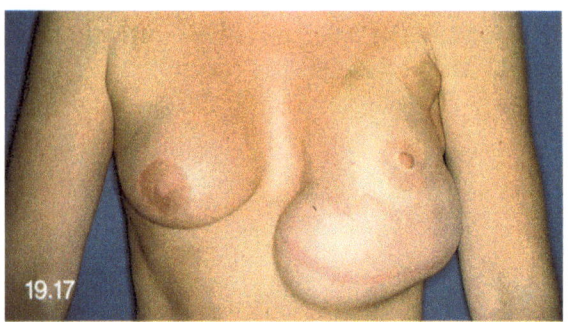

Abb. 19.17. Um mehr Haut zu gewinnen, wird ein nierenförmiger Hautexpander in diesen Bereich eingebracht und auf 450 ml Volumen ausgedehnt

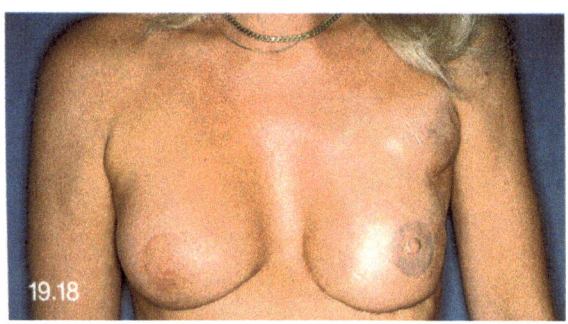

Abb. 19.18. Drei Monate später wurde der Expander entfernt, eine neue Inframammarfalte gebildet und die Areola neu tätowiert. Insgesamt ist von der gewaltigen Hautüberdehnung von 30 × 12 cm lediglich ein 15 × 2 cm großer Hautstreifen übriggeblieben. Überdehnte Haut beim Brustwiederaufbau schrumpft wieder, d.h. sie wächst nicht nach

Komplikationen

Die Infektionsanfälligkeit der Hautexpander ist ähnlich hoch wie bei der subkutanen Mastektomie, d.h. 10–20%! Es hat sich deshalb bewährt, bereits intraoperativ eine Antibiotikaspülung über den Redon-Drain anzulegen, die 3 h später abgelassen wird. Zeigt sich eine länger dauernde Sekretion über 4–6 Tage hinaus, so ist immer an eine Infektion mit Staphylococcus epidermidis zu denken, der anfangs oft nicht nachzuweisen ist. Bei klinischem Verdacht auf eine Infektion sollte sofort eine Spülung mit ca. 100 ml Antibiotikalösung, die 3 h belassen wird, 3mal täglich für 1 Woche erfolgen. Gegebenenfalls muß dafür wieder etwas Volumen aus dem Expander abgezogen werden. Bei drohender Perforation muß selbstverständlich wieder etwas Volumen aus dem Expander abgezogen werden. Häufig liegt jedoch eine Infektion vor, die dann die Entfernung des Expanders notwendig macht.

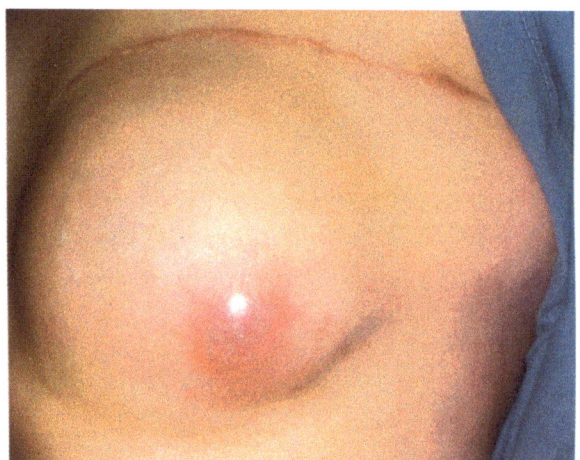

Abb. 19.19. Drohende Perforation bei zu schnellem Aufdehnen (s. Abb. 19.5). Hier muß Flüssigkeit durch das Ventil *(am rechten Bildrand)* abgezogen werden oder baldmöglichst der Austausch erfolgen. Verdächtig ist eine solche Perforation auch immer auf eine Infektion mit apathogenen Keimen. In diesem Falle wäre eine Spül-Saug-Drainage (Abb. 15.18) angezeigt

20 Latissimusinsellappen

Indikation

Der muskulokutane Schwenklappen des Latissimus dorsi wurde 1976 von OLIVARI für die Deckung großer Strahlenulzera im Bereich der Thoraxwand beschrieben, nachdem er bereits 1906 von TANSINI für die Deckung nach ausgedehnter Ablatio mammae inauguriert worden, aber wieder in Vergessenheit geraten war. BOSTWICK (1978) hat OLIVARIS Idee aufgenommen und für die Brustrekonstruktion einen Latissimusinsellappen (Abb. 20.3) entwickelt und diesen weltweit als eine Methode der Brustrekonstruktion eingeführt. Es ist ein ausgesprochen gut durchbluteter, d. h. sicherer Lappen, der sich in der Regel in gleicher Größe wie das Amputat schneiden läßt und das Volumen einer kleinen Brust auch ohne Silikonimplantat ersetzen kann. Bei vertikaler Amputationsnarbe wird die elliptische Hautinsel horizontal über dem mittleren bis unteren Anteil des Muskels geschnitten, bei schräger Narbe schräg über die Mitte des Muskels, und bei horizontaler Narbe eher senkrecht über dem lateralen Rand des M. latissimus. Die Reichweite der Hautinsel wird noch vergrößert, wenn der Ansatz des M. latissimus dorsi am Oberarm durchtrennt wird. Dieser kann dann am lateralen Ende der Klavikula fixiert werden und bei fehlendem M. pectoralis major den klavikulären Part ersetzen, damit die oft auffällige Einziehung in der vorderen Axillarlinie verstreicht. Die ideale Indikationsstellung für diese Lappenplastik ist die bestrahlte Thoraxwand, die eine Fibrosierung des Subkutangewebes und damit eine geringe Verschieblichkeit der Haut im bestrahlten Areal ermöglicht. Hier bringt die Implantation des über die A. thoracodorsalis maximal versorgten Muskels oft eine Besserung der Strahlenschäden durch Kapillarisierung der Ränder mit sich.

Technik

Die Operation kann meistens in Seitenlagerung erfolgen, wobei 2 Operationsteams den technischen Teil sehr beschleunigen können, so daß eine Operationsdauer von durchschnittlich 2 h veranschlagt werden kann. Voraussetzung ist allerdings, daß präoperativ die Inframammarlinie und alle Eindellungen exakt angezeichnet sind, damit der Muskelwulst auch in die richtige Höhe zu liegen kommt. Bei der Bemessung des Volumens muß daran gedacht werden, daß ⅔ des M. latissimus dorsi im Verlauf der folgenden 6 Monate schwinden werden.

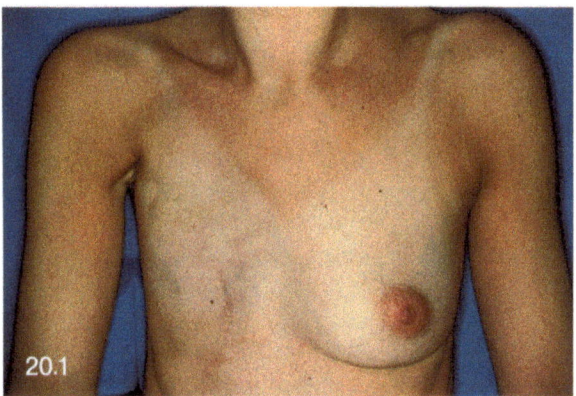

Abb. 20.1. Zustand nach radikaler Amputation der rechten Brust unter Mitnahme des M. pectoralis major und anschließender Bestrahlung der Thoraxwand

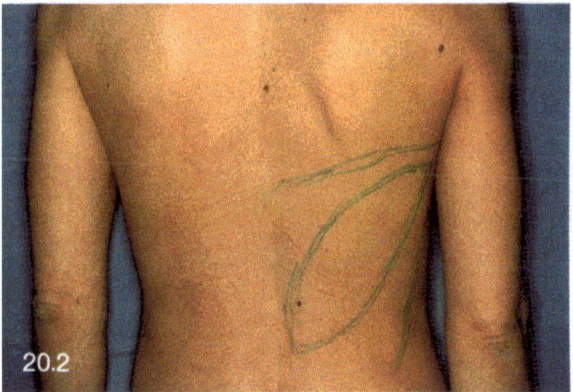

Abb. 20.2. Nach Prüfung eines funktionstüchtigen M. latissimus dorsi durch Stemmen der rechten Hand in die Hüfte wird die benötigte Insel angezeichnet. Die Richtung der Insel sollte immer im rechten Winkel zur Narbe an der vorderen Thoraxwand verlaufen, d. h. eine horizontale Narbe erfordert eine vertikale Hautspindel, eine eher senkrecht verlaufende Narbe eine eher horizontale Hautspindel quer über der Skapulaspitze

Ist die schräg verlaufende Ablationsnarbe unauffällig und bedarf keiner Korrektur, so empfiehlt sich – wann immer möglich – das Einbringen des Latissimusinsellappens in horizontaler Richtung in Höhe der Inframammarfalte (Abb. 20.18), da hier die größte Vorwölbung gewünscht wird.

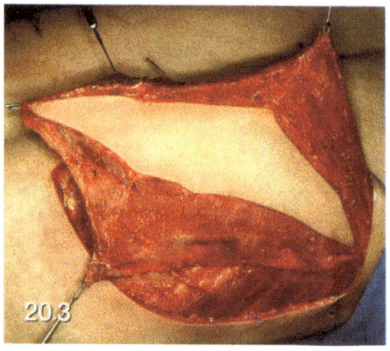

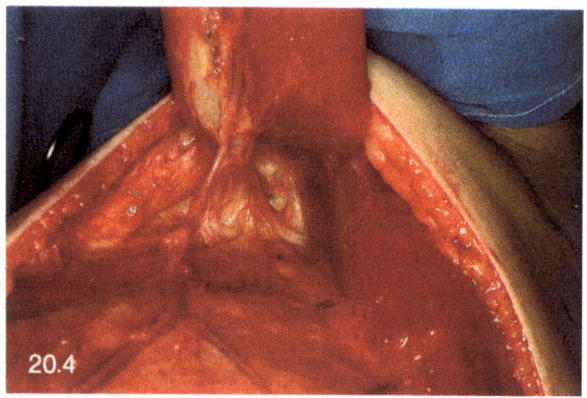

Abb. 20.3. Der M. latissimus dorsi ist in seiner ganzen Ausdehnung von seinen Ursprüngen an der Wirbelsäule gelöst und die Hautspindel mit Katgutfäden auf dem Muskel fixiert, damit sie beim Durchziehen nicht abgeschoben wird

Abb. 20.4. Das blutversorgende Gefäß des M. latissimus dorsi, die A. thoracodorsalis sollte bei der Präparation aufgesucht und verifiziert werden

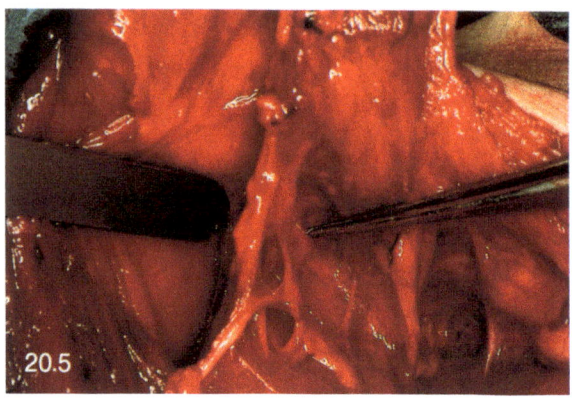

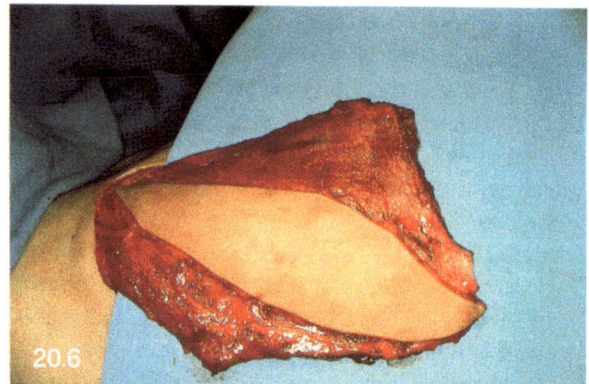

Abb. 20.5. Da es vorkommen kann, daß die A. thoracodorsalis bei der axillären Lymphknotendissektion unterbunden wurde, ist der Erhalt der Serratusarkade bei diesen Patientinnen von größter Wichtigkeit

Abb. 20.6. Der Latissimus-Insellappen ist durch die Tunnellierung der axillären Haut hindurchgezogen worden und kann jetzt in den Defekt eingebracht werden

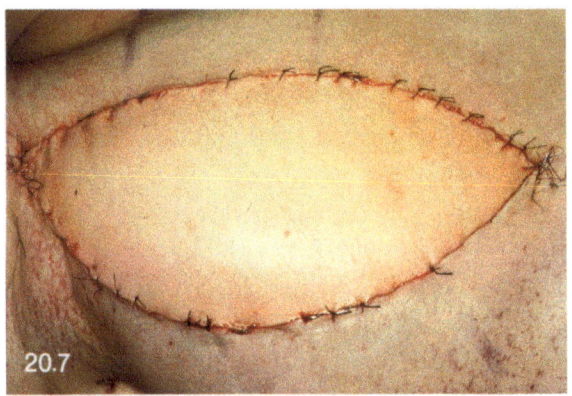

Abb. 20.7. Die freien Enden des M. latissimus dorsi wurden mit resorbierbaren Nähten parasternal und unterhalb der Inframammarfalte fixiert, ein Silikonimplantat eingebracht und die Hautspindel eingenäht

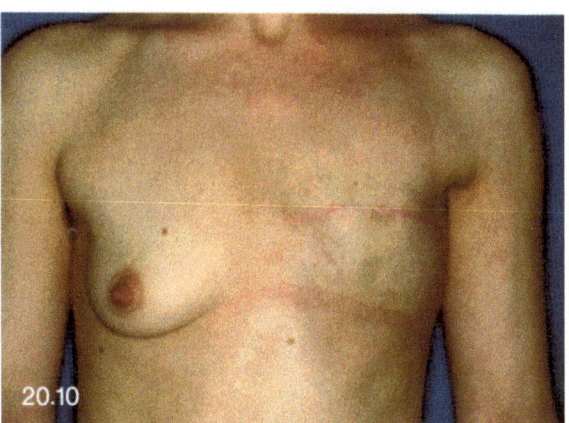

Abb. 20.10. Radikale Amputation der linken Brust unter Mitnahme des M. pectoralis major

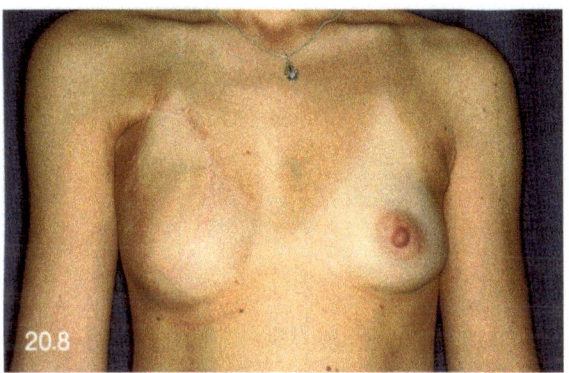

Abb. 20.8. Postoperatives Ergebnis vor Rekonstruktion der Mamille (s. Abb. 20.1). Die Eindellung in der vorderen Axillarlinie könnte durch eine Abtrennung des Latissimusansatzes am Oberarm und Fixierung desselben am Korakoid verbessert werden

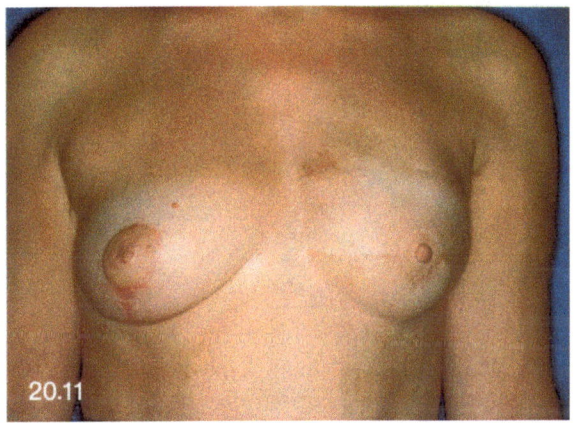

Abb. 20.11. Der vertikale Defekt sollte vorzugsweise durch eine horizontal am Rücken entnommene Latissimus-dorsi-Spindel in Höhe der Inframammarfalte (!) gedeckt und mit einem 150-ml-Implantat unterlegt werden

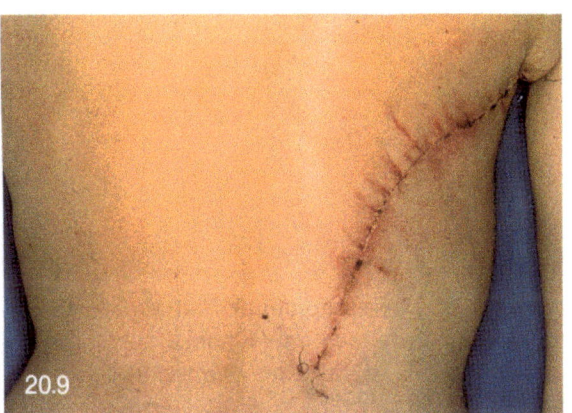

◁ **Abb. 20.9.** Die Narbe des Entnahmedefekts nach 10 Tagen

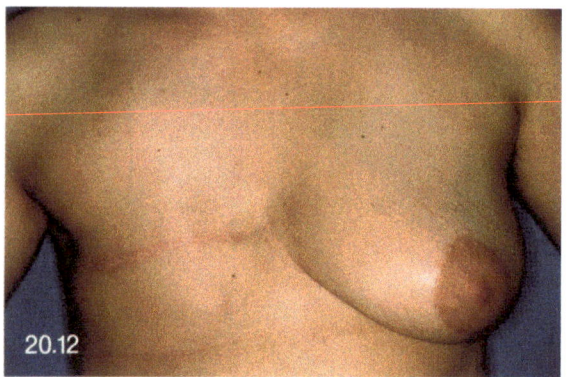

Abb. 20.12. Junge Patientin mit horizontaler Amputation rechts. Wegen der angeschlossenen Radiatio der Thoraxwand kommt eine Oberbauchverschiebeplastik nicht in Frage

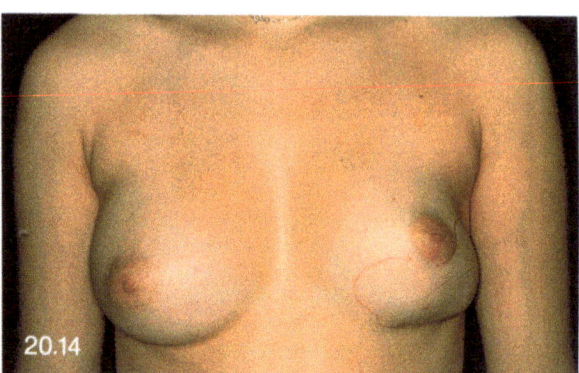

Abb. 20.14. 16jähriges Mädchen mit dem 4. Rezidiv eines Cystadenoma phylloides der linken Brust

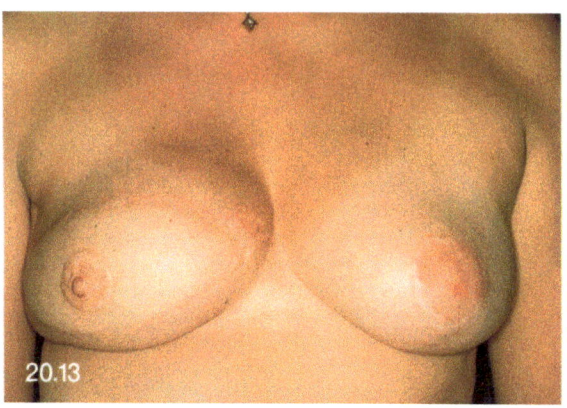

Abb. 20.13. Zustand nach Einbringen eines vertikal entnommenen Latissimus-Insellappens und Rekonstruktion der rechten Mamille mit lokalem Schwenklappen und zirkulärer Areolatransplantation

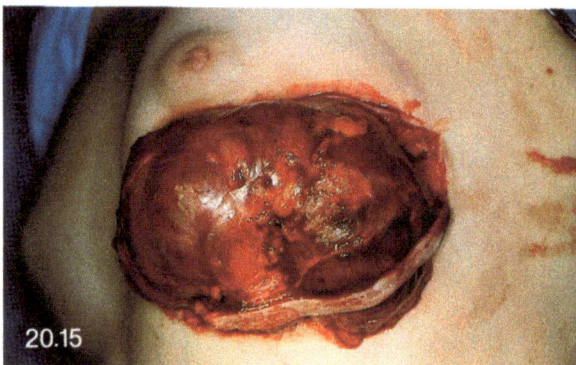

Abb. 20.15. Resektion einer großen Hautspindel und der darunterliegenden Pektoralismuskulatur. Die Histologie ergab auch diesmal wieder keinen Anhalt für Invasion

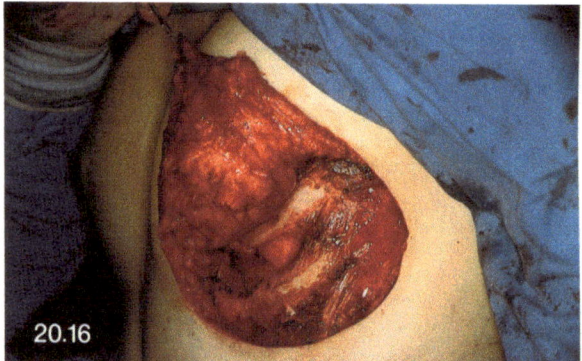

Abb. 20.16. Die intrapleurale Palpation ergab eine kleine Metastase eines Cystosarkoma phylloides im 6. ICR, so daß eine Teilresektion der Rippen V–VII angeschlossen wurde

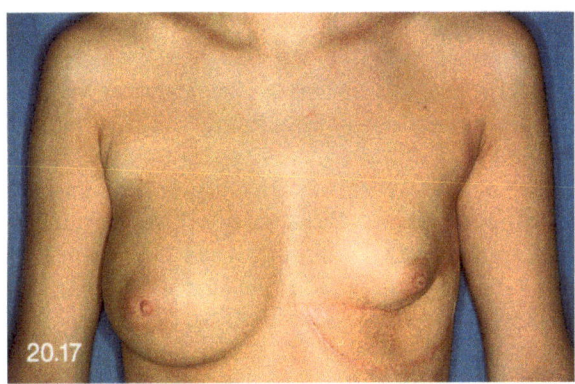

Abb. 20.17. 6 Monate nach Deckung des Defekts mit einem Latissimus-Insellappen

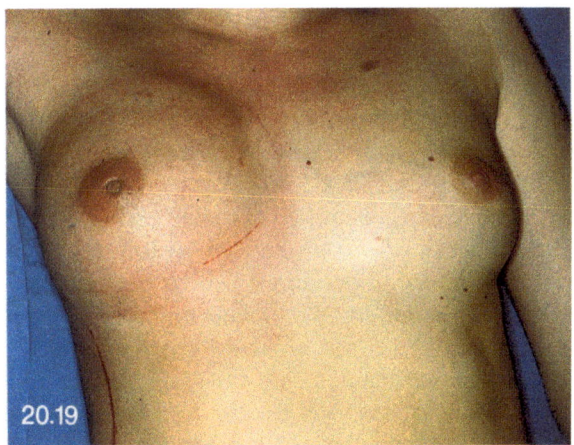

Abb. 20.19. Inflammatorisches Karzinom der rechten Brust, das nach präoperativer Bestrahlung großzügig exzidiert wird

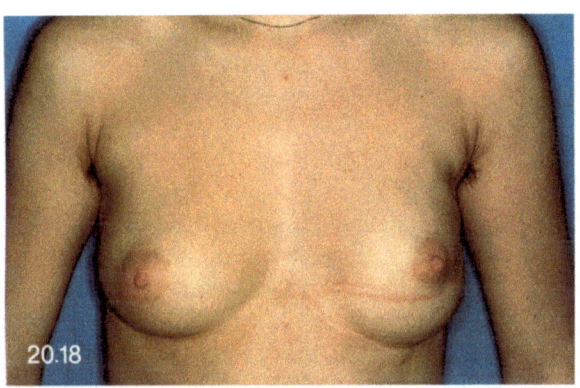

Abb. 20.18. Patientin 2 Jahre nach der 5. Operation (doppelwandiges Silikonimplantat) ohne lokales Rezidiv; 3 Monate später foudroyante Lungenmetastasierung und Tod mit 19 Jahren

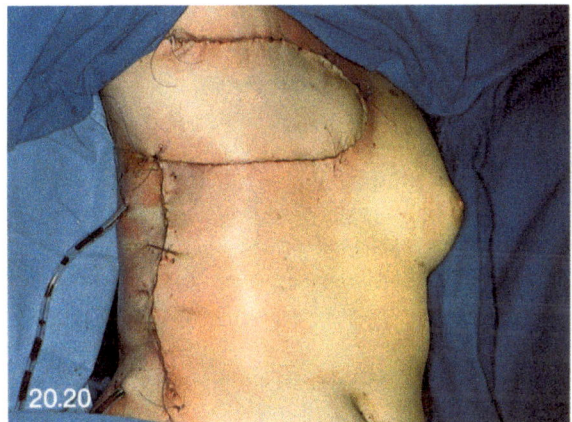

Abb. 20.20. Deckung des entstandenen Defekts durch einen gestielten Latissimus-dorsi-Lappen, der bis zum Beckenkamm reicht

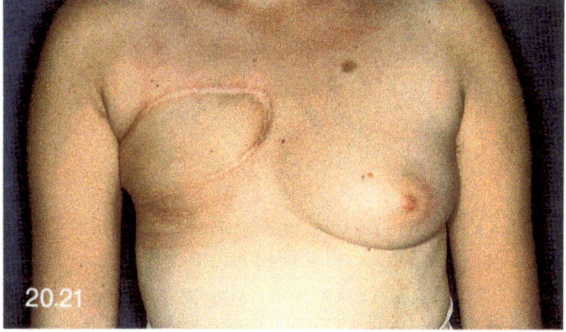

Abb. 20.21. Drei Jahre nach der Operation ist die Patientin noch wohlauf

Komplikationen

In seltenen Fällen ist die A. thoracodorsalis bei der primären Ausräumung der Axilla unterbunden worden. Dann erhält der M. latissimus dorsi seine Blutzufuhr über eine Arkade vom M. serratus. Es ist deshalb unbedingt notwendig, als einen der ersten Schritte die A. thoracodorsalis zu identifizieren und bei deren Fehlen die Serratusarkade zu schonen. Wir haben unter 72 Latissimusinsellappen 3 mit einer ausgeprägten Serratusarkade gesehen.

Spitzennekrosen, wie sie bei Lappenplastiken immer wieder gesehen werden, traten in keinem der Latissimusinsellappen auf, Infektionen ebensowenig; 3mal rissen Muskelnähte entlang des Sternums oder an der Klavikula, einmal am Pectoralis-major-Stumpf aus. Dies hatte relativ unauffällige bleibende Eindellungen zur Folge.

Korrekturrevisionen bei der Angleichung der kontralateralen Brust und Mamillenrekonstruktion waren bei 28 Patientinnen notwendig; bei mehreren störte die wulstförmige Basis des Insellappens unterhalb der Achselhöhle.

Der Grund dafür, daß wir den Latissimusinsellappen nicht als Routineoperation bei unseren Brustrekonstruktionen aufnahmen, ist die unterschiedliche Pigmentierung und Textur sowie das unterschiedliche Subkutangewebe dieser Insel vom Rücken. Sie wirkt mitunter auf die Brustwand aufgesetzt und fühlt sich fester als ein weichgebliebenes Silikonimplantat an. Zudem bringt er eine zusätzliche Narbe auf die Brust, was bei Neigung zu hypertropher Narbenbildung lange Zeit störend sein kann.

21 Transversaler Unterbauchlappen (TRAM-Lappen)

Indikation

HARTRAMPF et al. haben 1982 einen muskulokutanen Lappen aus dem Unterbauch für die Brustrekonstruktion vorgestellt, der seither ebenfalls weite Verbreitung gefunden hat. Sein großer Vorteil ist der Wiederaufbau einer Brust ohne Silikonimplantat, da jede Frau in der Regel genügend subkutanes Fett für das Volumen einer Brust im Unterbauch hat. An der A. epigastrica superior gestielt, werden ⅔ des gesamten M. rectus abdominis aus seiner Rektusscheide herausgehülst und mit einem großen Anteil Subkutangewebe in den Defekt in der kontralateralen Brust geschlagen. Dieser Lappen ist bezüglich der Spitzennekrosen – und auch der Teilnekrosen – nicht ganz so sicher wie der Latissimus-Insellappen. Man ist jedoch häufig versucht, mehr Subkutangewebe und Haut mit hochzunehmen, als es die Durchblutung zuläßt. Das kontralaterale Drittel der queren Unterbauchspindel muß verständlicherweise verworfen werden.

Anatomische Gefäßstudien haben gezeigt, daß die stärksten Aa. perforantes für die Hautversorgung um und unterhalb des Nabels zu finden sind. Die obere Schnittlinie sollte deshalb immer 5 cm oberhalb des Nabels, die untere 5 cm oberhalb der Schamhaare verlaufen und der Nabel immer ausgeschnitten werden.

Technik des einseitigen TRAM-Lappen

Die Präparation der Hautinsel beginnt von lateral her, wobei auf der kontralateralen Seite entlang dem lateralen Rektusrand die Haut bis auf die Faszie durchtrennt wird und von dort das Subkutangewebe bis zur Linea alba abgehoben wird; 2 cm lateral von der Linea alba wird die Rektusfaszie in ganzer Länge inzidiert und der M. rectus abdominis mit der Hand bis zu seinem lateralen Rand unterfahren und hochgehoben. Die A. epigastrica inferior wird an ihrer Eintrittsstelle in den unteren Rektusanteil aufgesucht und die medialen ⅔ des gesamten Muskelbauches über die Inscriptiones hinaus bis hoch zum Rippenwinkel unter Mitnahme eines 4 cm breiten Streifens Rektusfaszie abgehoben.

Während die unteren Segmente des M. rectus abdominis bei der Präparation denerviert werden, bleibt häufig das oberste Segment, das durch den 8. Interkostalnerv versorgt wird, innerviert, d. h. postoperativ kontraktil. Dies wiederum kann zu einem Zug auf den hochgeschlagenen Rektus und zu einem unschönen Muskelwulst im Epigastrium führen. Es ist deshalb ratsam, den R. muscularis des 8. Interkostalnerven gesondert aufzusuchen und am lateralen

Rand des Rektus über der 8. Rippe zu durchtrennen.

Das laterale Drittel des M. rectus beinhaltet nicht die A. epigastrica superior, sondern wird von Ästen der stehengelassenen A. epigastrica inferior versorgt. Da auch die von lateral her einsprossenden Interkostalnerven weiterhin für einen guten Tonus sorgen, sollte dieses Drittel mit bleibenden Nähten in der jetzt wieder verschlossenen Rektusscheide verbleiben. Der Nabel wird dabei um ca. 2 cm nach lateral verzogen; um ihn in der Mitte zu halten, muß das vordere Blatt der Rektusscheide der Gegenseite mit nicht resorbierbaren Fäden um 4 cm, d.h. im gleichen Umfang verengt werden.

Nachdem die Haut des Oberbauchs wie bei einer Bauchdeckenplastik bis über beide Rippenbögen abgehoben worden ist, erfolgt die Tunnellierung zum Defekt über der gegenseitigen Thoraxwand, der dort nach Ausschneiden der Ablationsnarbe entstanden ist. Subkutangewebe, Faszie und Muskelstumpf werden mit mehreren Einzelknopfnähten gegeneinander fixiert, damit beim Durchzug keine Scherkräfte auf die zarten Gefäße einwirken können. Wenn das Gewicht der abladierten Brust aus dem Op-Bericht oder Pathologiebefund bekannt ist, kann der TRAM-Lappen mit einer sterilen Federwaage gewogen und entsprechend getrimmt werden.

Nachdem der M. rectus abdominis mitsamt einem Faszienstreifen und einer dreieckförmigen Hautinsel zum Thoraxdefekt hindurchgezogen worden ist, wird sein unteres Ende an der Klavikula oder am Stumpf des M. pectoralis major mit kräftigen resorbierbaren Nähten fixiert. Die Lage der Hautinsel ergibt sich jetzt zwangsläufig: Sie muß entsprechend des Defekts ggf. deepithelisiert und an den Rändern unter die Brusthaut geschoben werden. Der nach Exzision des Nabels entstandene Defekt wird in vertikaler Richtung vernäht und die Wundränder intrakutan verschlossen. Redon-Drainagen werden wie bei einer Bauchstraffung eingelegt.

Technik des beidseitigen TRAM-Lappen

Der weitaus sicherere Weg ist die Verwendung beider Rektusmuskeln und das Hochschlagen eines doppelt gestielten TRAM-Lappens in ganzer Ausdehnung. Dies haben in den letzten Jahren insbesondere HARTRAMPF 1982 und BOHMERT 1988 nicht nur für riskante Fälle, d.h. für übergewichtige Patientinnen, Diabetikerinnen und auch Raucherinnen, sondern auch für den primären Wiederaufbau vorgeschlagen. Hierbei bleibt das mediale und laterale Viertel beider Rektusmuskeln stehen, so daß insgesamt nur die Hälfte beider Rektusmuskeln hochgeschlagen wird. HARTRAMPF, der auf eine Erfahrung von über 500 TRAM-Lappen zurückblickt, konnte nachweisen, daß 90% der Aa. perforantes im mittleren Segment der Rektusmuskeln herauskommen und nur 10% im lateralen Drittel. Er konnte weiterhin nachweisen, daß die Innervierung des zunächst denervierten inneren Viertels sehr rasch nach der Adaptation mit dem äußeren Viertel erfolgt. Es ist deshalb notwendig, auch das hintere Blatt der Rektusscheide zu raffen, damit die beiden Muskelanteile dicht zusammengepreßt werden.

Auch bei der Verwendung beider Recti ist es wichtig, den Oberrand des TRAM-Lappens 2 Querfinger oberhalb des Nabels anzuzeichnen, damit die wichtigsten Aa. perforantes miteinbezogen sind. Dafür können beide Recti in Höhe der Linea arcuata durchtrennt und die distalen Stümpfe mit der hinteren Rektusscheide vernäht werden, so daß damit einer Hernienbildung vorgebeugt wird.

Abgesehen von der größeren Sicherheit hat der doppelte TRAM-Lappen den ästhetischen Vorteil, daß der Nabel in der Mitte bleibt und nicht zur ipsilateralen Seite hin verzogen wird. Die physiologische Einziehung der Haut um den Nabel herum kann mit 2 nicht resorbierbaren Fäden zwischen Faszie und Korium ober- und unterhalb des Nabels erreicht werden.

Um die Blutversorgung des einseitigen TRAM-Lappens absolut sicher zu stellen, wird von verschiedenen amerikanischen Autoren die durchtrennte A. epigastrica inferior und die dazugehörige Vene end-zu-end an die A. und V. thoracodorsalis oder end-zu-seit direkt an die A. und V. axillaris oder an die heruntergeschlagene Vena jugularis externa *mikrochirurgisch* anastomosiert. Dies verlängert wohl den Eingriff um ca. 2 Stunden, gibt jedoch gerade bei Risiko-Patientinnen mit Diabetes, starker Obesitas oder Raucherinnen eine sonst unerreichbare Sicherheit.

122 Brustwiederaufbau

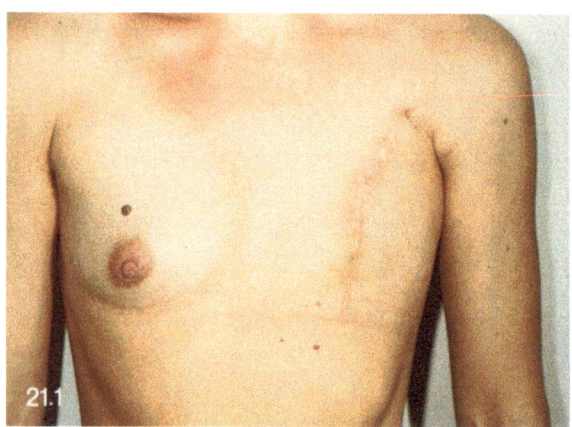

Abb. 21.1. Die 1. Patientin, die 1971 in Frankfurt einen Wiederaufbau der Brust bekam

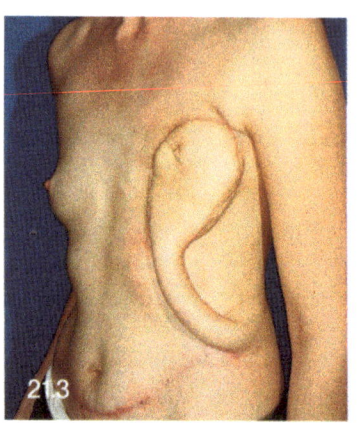

Abb. 21.3. Der Stiel dient zur Unterfütterung

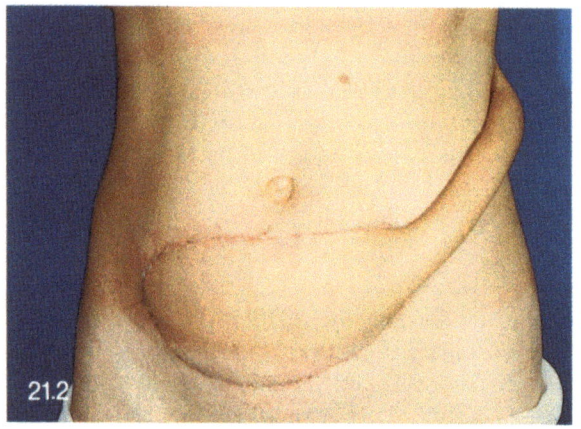

Abb. 21.2. In 6 operativen Schritten wurde ein gestielter Unterbauchlappen angelegt und zur linken Brustwand transponiert

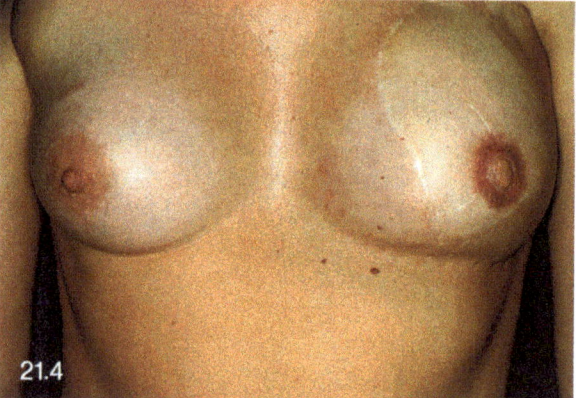

Abb. 21.4. Nach weiteren 6 Operationen war dieser Lappen ausgebreitet, mit einem Silikonimplantat unterlegt, die Mamillenspitze mit einem freien Hauttransplantat aus der Rima ani augmentiert und der Mamillenhof tätowiert. Gleichzeitige Augmentation der rechten Brust

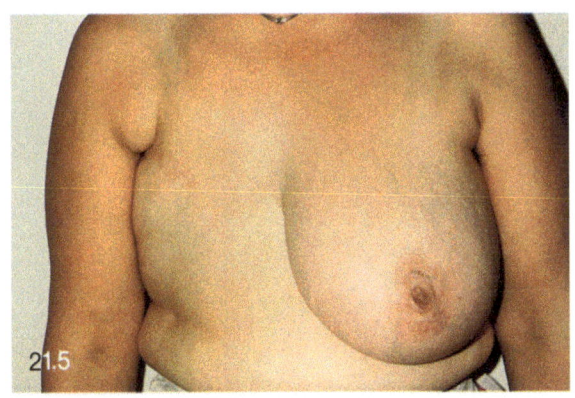

Abb. 21.5. Patientin mit schlechten Voraussetzungen für einen Hochzug der Bauchhaut, deshalb Entschluß zum TRAM-Lappen

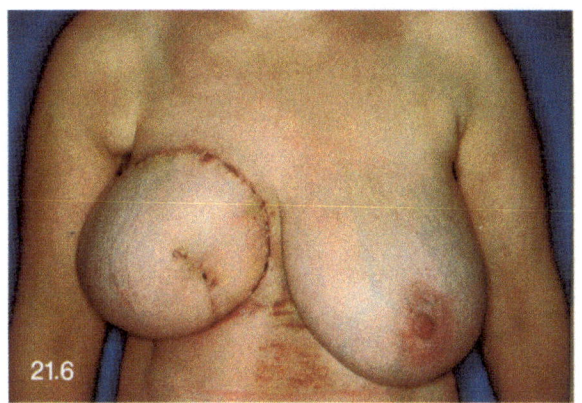

Abb. 21.6. Der TRAM-Lappen ist nach 8 Tagen gut eingeheilt. Wo der Nabel saß, ist noch eine kleine Eindellung sichtbar, die zum Zeitpunkt der Mamillenrekonstruktion und Reduktionsplastik links korrigiert wird

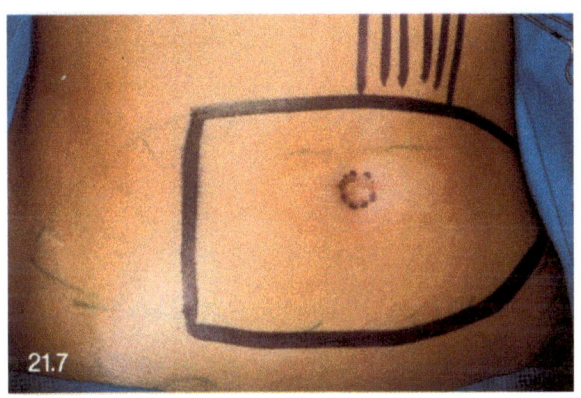

Abb. 21.7. TRAM-Lappen: Anlegen eines transversalen Unterbauchlappens. Die meisten Perforantes durchdringen die vordere Rektusscheide im Nabelbereich, so daß in dieser Höhe der sicherste Lappen entnommen werden kann. Auf der kontralateralen Seite kann die Haut bis zum lateralen Rektusrand mitgenommen werden

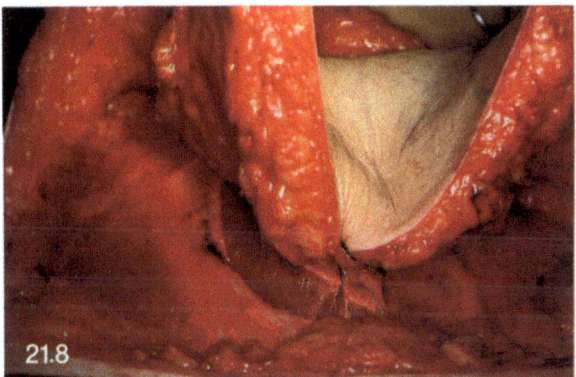

Abb. 21.8. Von beiden Seiten wird auf die Rektusscheide zu präpariert, wobei die zu verwerfende kontralaterale Seite als Kontrolle dienen kann. Dann werden in Höhe der Linea arcuata das äußere Blatt mit der Schere und der Muskel mit dem Elektromesser durchtrennt und das innere und mittlere Drittel des Muskels stumpf aus der Scheide gelöst

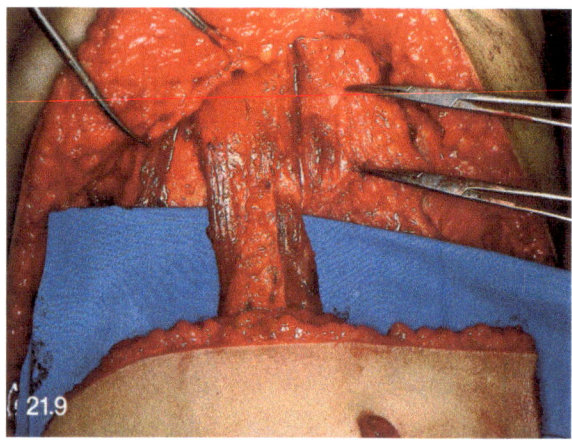

Abb. 21.9. Die medialen 2 Drittel des M. rectus enthalten die A. epigastrica superior. Die Interkostalnerven sollen bis zum 6. Interkostalnerv hinauf durchtrennt werden, damit Kontraktionen im Stiel nicht mehr möglich sind

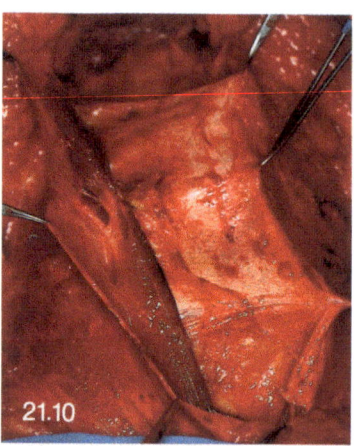

Abb. 21.10. Verschluß der äußeren Rektusscheide mit bleibenden Einzelkopfnähten, nachdem im kaudalen Teil der Rektusstumpf mit Faszie auf die Linea arcuata gesteppt wurde. Dies verhindert Bauchwandbrüche. Damit der Nabel später in der Mitte steht, sollte die gegenseitige äußere Rektusscheide gedoppelt werden!

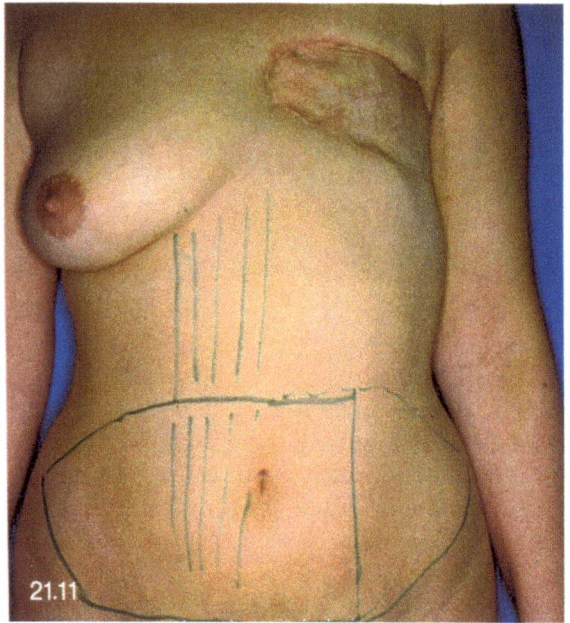

Abb. 21.11. Das Anzeichnen sollte im Stehen erfolgen

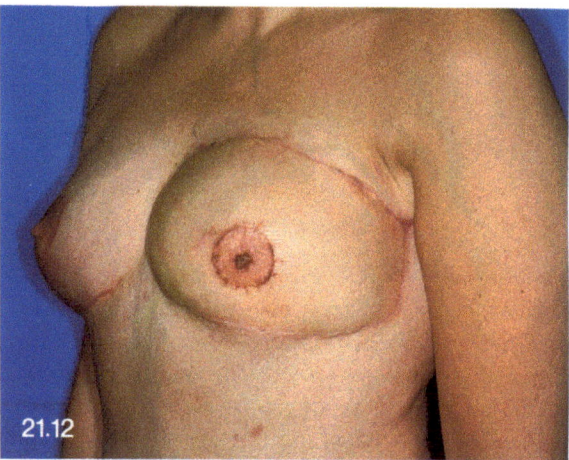

Abb. 21.12. 35jährige Patientin nach Exzision von Lokalmetastasen und TRAM-Lappen 2 Jahre später

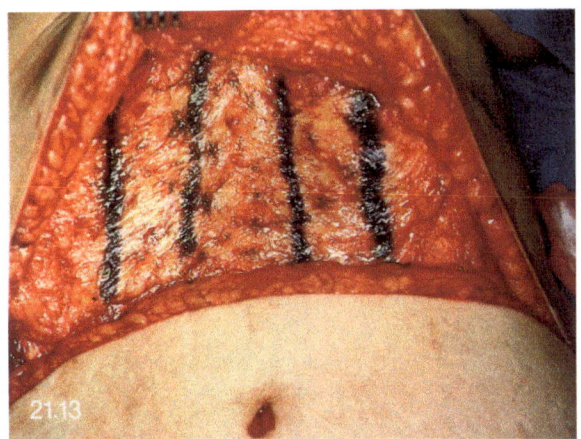

Abb. 21.13. Sicherer, d.h. mit weniger Spitzennekrosen behaftet und größer, ist der *bilaterale* TRAM-Lappen. Er sollte bei allen älteren Patientinnen ausschließlich verwendet werden

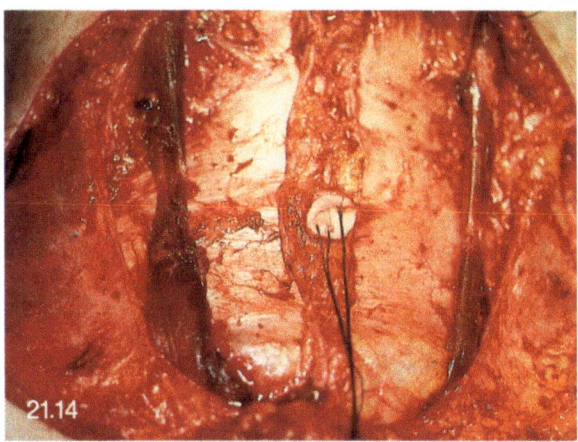

Abb. 21.14. Auch hier soll bei der Präparation der Muskeln deren äußeres Drittel in der Bauchdecke verbleiben

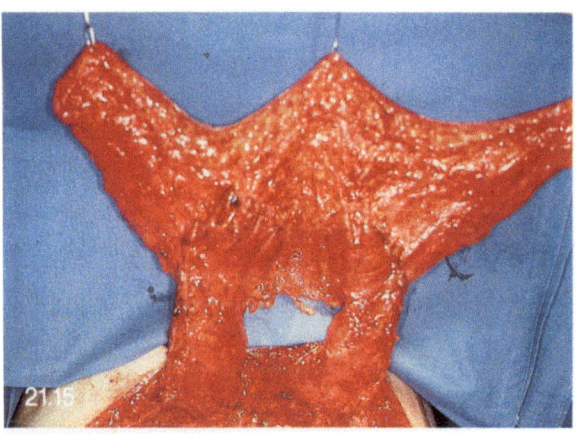

Abb. 21.15. Damit Scherkräften zwischen Muskel, Faszienstreifen und subkutanem Fett vorgebeugt wird, sollten die Muskelenden am Fettgewebe fixiert werden

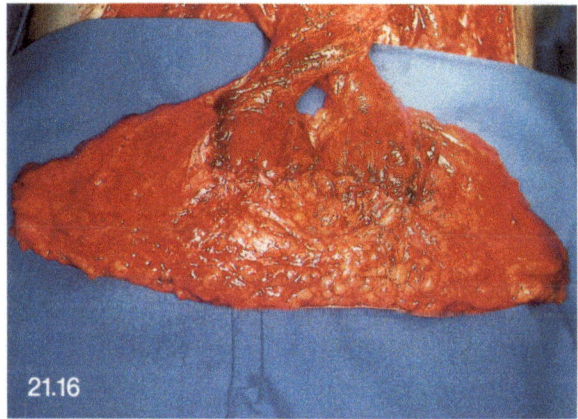

Abb. 21.16. Beim doppelten TRAM-Lappen liegen die beiden Rekti überkreuzt im Epigastrium. Ausreichende Mobilisation der Hautbrücke ist Voraussetzung für eine ungestörte Durchblutung

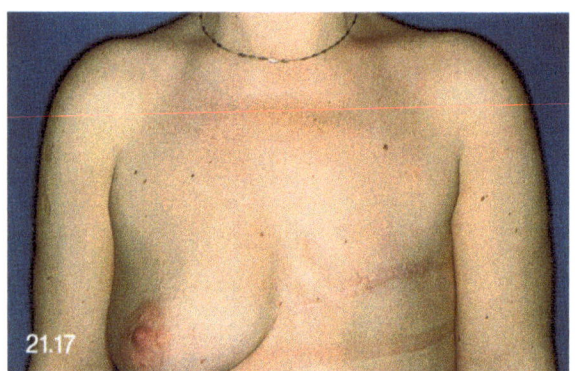

Abb. 21.17. Patientin, die sich primär für die Oberbauchverschiebeplastik eignet

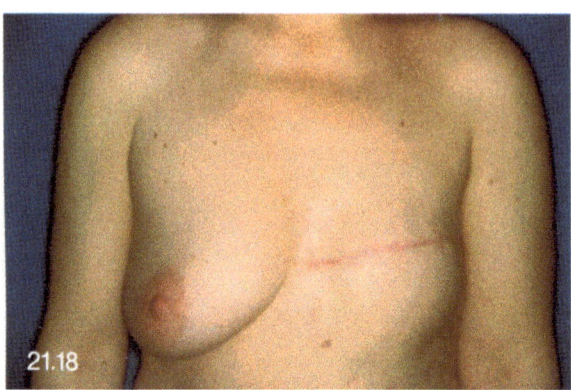

Abb. 21.18. Wegen „Bindegewebeschwäche" rissen 2mal alle Seidenfäden aus. Deshalb Entschluß zum bilateralen TRAM-Lappen

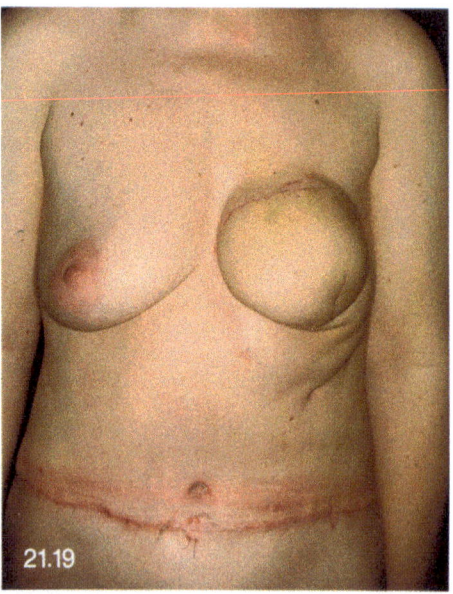

Abb. 21.19. 2 Wochen postoperativ ist der Lappen noch stark geschwollen

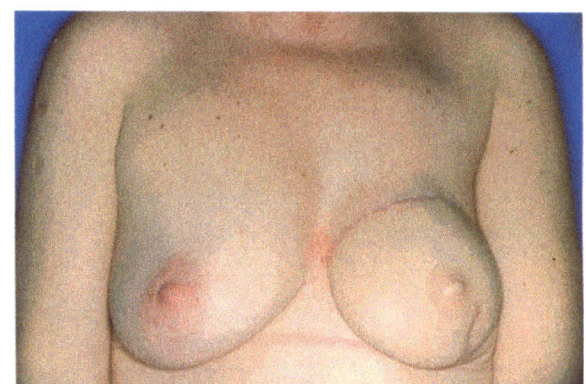

Abb. 21.20. 4 Monate später hat die Brust ihre endgültige Form. Die Mamille ist aufgeklebt

Komplikationen

Wir haben auch diese Methode nicht als Routinemethode bei der Brustrekonstruktion eingeführt, da die Nachfrage nach körpereigenem Gewebe relativ selten ist, der Aufwand relativ groß (3 h) und vor allen Dingen, weil besonders jüngeren Frauen bereits ein M. rectus abdominis fehlt, der möglicherweise im Verlauf der Jahrzehnte zu statischen Veränderungen an der Wirbelsäule mit frühzeitiger Spondylarthrose und entsprechenden Beschwerden führen kann. Bisher klagten einige Patientinnen über die Unfähigkeit, ohne sich abzustützen aus der Kniebeuge in den Stand zu kommen.

Fünf von 53 Patientinnen, die einen solchen TRAM-flap zur Deckung von Strahlenulzera oder Lokalrezidiven erhielten, hatten nach einigen Monaten eine Muskelhernie im Unterbauch von etwa einer halben Faustgröße, die bisher jedoch bei keiner Patientin einen erneuten operativen Verschluß notwendig machte. Dann könnte entweder ein Goretexnetz übernäht werden oder eine Türflügelplastik von der kontralateralen Rektusfaszie (MÜHLBAUER und RAMATSCHI 1988) erfolgen. Von 53 Patientinnen bekamen 8 Teil- und Spitzennekrosen, die eine operative Revision des Lappens notwendig machten. Nach der Demarkierung der Nekrosen, d. h. zwischen dem 8. und 12. Tag, werden diese entfernt, wobei typischerweise mehr Subkutangewebe als Korium verlorengeht. Der entstandene Defekt wird während einer weiteren Woche täglich gesäubert, die Granulationen werden mit Schaumstoffwürfeln angeregt. Meist ist dann 1 Woche später eine Sekundärnaht oder ggf. auch ein temporäres Spalthauttransplantat möglich.

Direkt postoperativ muß, insbesondere bei älteren Patientinnen, daran gedacht werden, daß der Verschluß der Rektusscheide zu einem Überdruck im Bauchraum führt, der die Atembewegungen des Zwerchfells und möglicherweise auch den Fluß in der V. cava temporär behindern kann. Atem- und Mobilisierungsübungen im Bett sind deshalb angezeigt; ein frühes Aufstehen mit einer Bauchbinde fördert wahrscheinlich die Wundheilung und das Allgemeinbefinden.

Der freie Gluteallappen

Ästhetisch äußerst befriedigende Resultate wurden auch mit einem freien musculocutanen Gluteus-maximus-Lappen erreicht (SHAW 1983, BIEMER und STEINAU 1988), der entweder am oberen Gefäßbündel gestielt, oder aber besser (NAHAI 1988) an dem sehr viel längeren unteren Gefäßbündel mit jeweils einem Viertel des M. gluteus maximus aus der Glutealregion entnommen werden kann. Zurück bleibt eine relativ lange Narbe, jedoch ein kaum erkennbarer Defekt, wenn gleichzeitig das subcutane Fett der contralateralen Seite im gleichen Bereich abgesaugt wird. Vielleicht ist dieser frei transplantierte obere oder untere Gluteallappen der Brustaufbau der Zukunft?

22 Thorakoepigastrischer Insellappen

VASCONEZ hat 1982 den kontralateralen thorakoepigastrischen Lappen beschrieben, der praktisch an der A. und V. epigastrica superior gestielt ist und um 180 Grad zur anderen Seite geschlagen wird (VASCONEZ et al. 1983). Er beinhaltet das oberste Segment des M. rectus abdominis und dessen ventrale Faszie, die hindurchführenden Aa. perforantes und die von BOHMERT beschriebenen axialen Gefäße bis hin zur vorderen Axillarlinie. Weil auf den Gefäßstiel ein relativ starker Zug erfolgt, ist dies ein riskanter Lappen; LEJOUR (1982) hatte unter 33 derartigen Lappenplastiken 10 (28%!) Totalnekrosen. Er ist deshalb für den reinen Brustwiederaufbau nur als Ultima ratio bei den Patientinnen zu wählen, die einen Wiederaufbau mit einer Silikonprothese ablehnen, eine bestrahlte Axilla haben und Vernarbungen im Unterbauch, die einen TRAM-Lappen als zu riskant erscheinen lassen.

Erscheint der Gefäßstiel zu kurz, so muß das Xyphoid entfernt und der gegenseitige Rippenbogen tief eingekerbt werden, um ein Abknicken zu vermeiden.

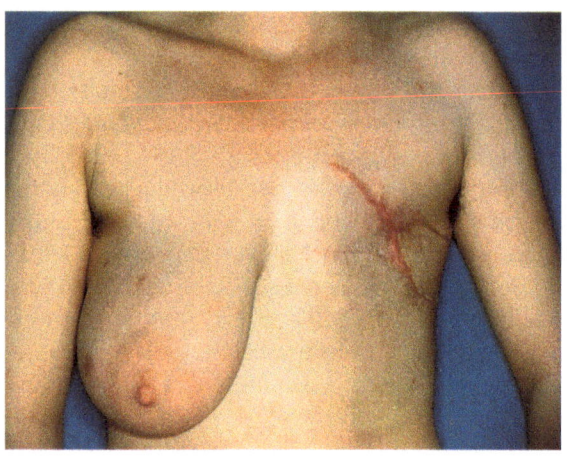

Abb. 22.1. 18jährige Patientin mit Ablatio links wegen chronisch rezidivierender Abszesse

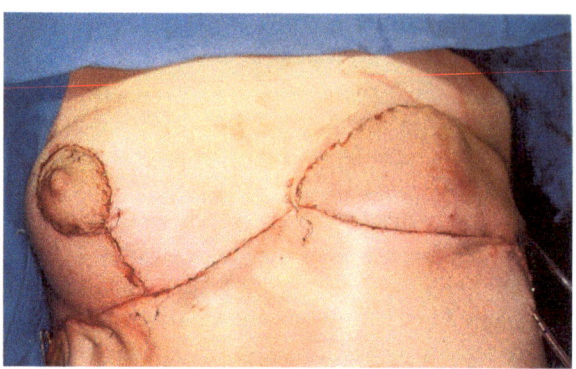

Abb. 22.4. Der Insellappen ist eingenäht und zeigt eine leichte venöse Stauung

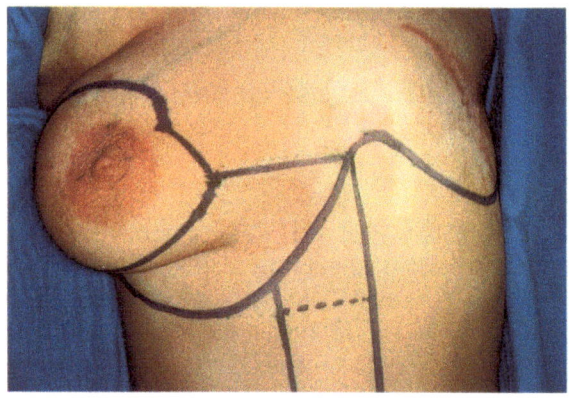

Abb. 22.2. Ein thorakoepigastrischer Insellappen ist unterhalb der rechten Brust angezeichnet

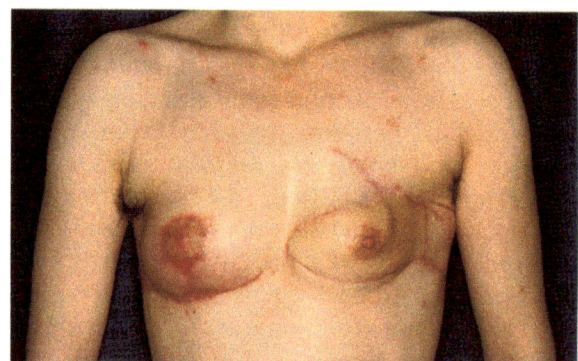

Abb. 22.5. Nach Einheilung des Insellappens Rekonstruktion der linken Mamille. Ein Silikonimplantat würde das Ergebnis noch verbessern

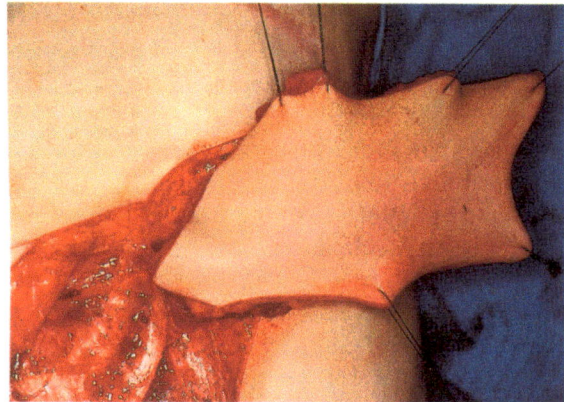

Abb. 22.3. Der muskulokutane Insellappen hängt lediglich an der rechten A. epigastrica superior und dem dorsalen Ansatz des M. rectus

23 Korrekturoperationen

Wie das Ergebnis einer jeden plastischen Operation, ist besonders das nach einem Brustwiederaufbau sehr von der Stärke und Ausdehnung der individuellen Narbenbildung abhängig. Die tägliche Erfahrung mit Silikonimplantaten zeigt, daß die äußere Narbenbildung, d. h. diejenige, die vom Korium ausgeht und oft von der Dicke desselben abhängt, nichts mit der inneren Narbenbildung, z. B. der Kapselkontraktur um Silikonimplantate herum oder einer hypertrophen Vernarbung nach Bandscheibenoperation, zu tun hat. Als Beispiel hierfür soll die Abb. 15.25 dienen. Bei dieser Patientin bildeten sich neben einer extremen Kapselfibrose stärkste hypertrophe innere Narben nach mehrfacher Diskusoperation bei gleichzeitig strichförmigen äußeren Narben.

Entsteht eine Kapselkontraktur, so ist der Weg des Implantates an dem nach oben konisch verlaufenden Thorax vorgezeichnet. Wegen der am Thorax verankerten Inframammarlinie, die den Thorax wie ein Gürtel der Empirezeit umgreift (Abb. 4.3), weicht die Prothese unter dem zunehmenden Druck zur lockeren Haut der vorderen Axilla aus. Dies erfolgt in Extremfällen bereits in der 2. postoperativen Woche, bei anderen meist innerhalb der ersten 6 Monate. Da der Grad einer Kapselbildung vom Arzt nicht vorhergesehen werden kann, ist hierfür eine intensive Aufklärung angezeigt. Bei weiterem Fortschreiten der Kapselfibrose kann es zur Perforation der Haut am Locus minoris resistentiae, d.h. oft in der Narbe, kommen. Eine manuelle Kapselsprengung (Abb. 2.14 und 2.15) sollte nicht vor 6 Monaten postoperativ versucht werden; eine operative Kapsulotomie oder Kapsulektomie sollte unserer Erfahrung nach immer mit dem Einbringen eines doppelwandigen Kortisonimplantates (LEMPERLE u. EXNER 1988) verbunden werden. Grundsätzlich sollten alle Korrekturoperationen nicht vor Ablauf von 6 Monaten erfolgen.

Da die optimale Lokalisation der Mamille beim ersten Wiederaufbau unmöglich ist, empfehlen wir dringend, diese erst 2–3 Monate später zu rekonstruieren, d.h. dann, wenn das Implantat seine bleibende Position gefunden hat.

Während Z-Plastiken und laufende W-Plastiken die Korrekturmöglichkeiten der Wahl bei eingezogenen Narben im Gesicht sind, sollten diese u. E. an der Brust nicht zur Anwendung gelangen. Winkelförmige Narben erinnern zeitlebens an die Handschrift des plastischen Chirurgen; er sollte an der Brust möglichst wenig zusätzliche Narben verursachen. Eingezogene Narben am Körper können sehr gut durch Exzision allen tiefen Narbengewebes und guter Adaptation des Fettgewebes auf einfache Weise nivelliert werden.

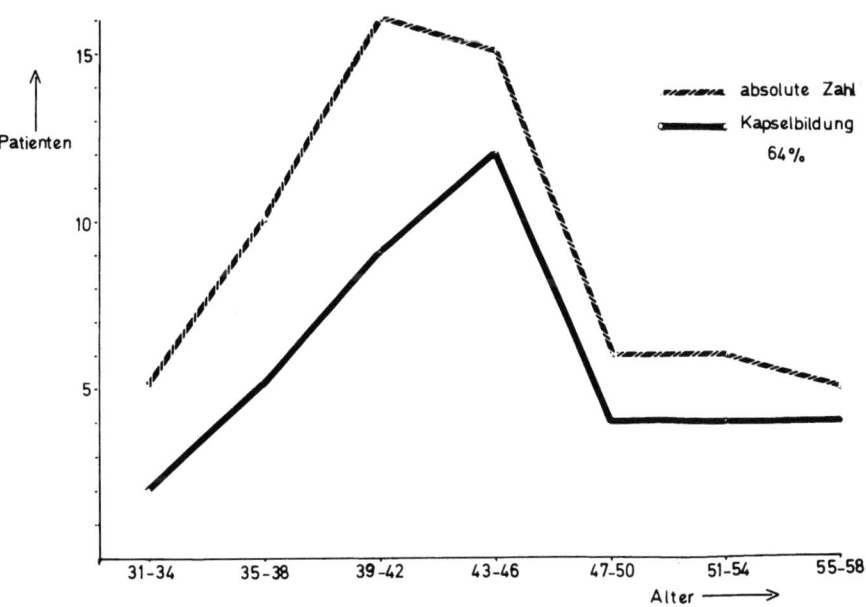

Abb. 23.1. Die häufigste Komplikation nach Wiederaufbau ist die Kapselfibrose, die meistens zu einer Dislokation des Implantats nach kranial außen führt. Da das Implantat durch eine manuelle Kapselsprengung nicht nach kaudal zurückgebracht werden kann, ist hier immer eine operative Revision mit Erhöhung der Kortisondosis auf 50 oder 100 mg angezeigt

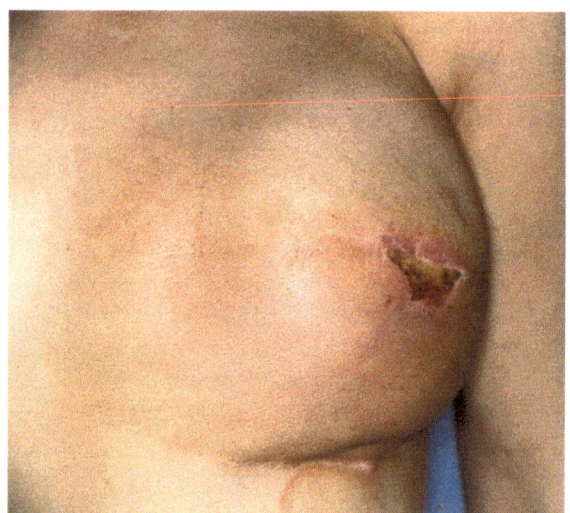

Abb. 23.2. Wundranddehiszenzen können auftreten, wenn bei der Oberbauchverschiebeplastik zu viele Nähte in der Inframammarfalte die Blutzufuhr nach kranial drosseln. Hier hilft eine spätere Exzision

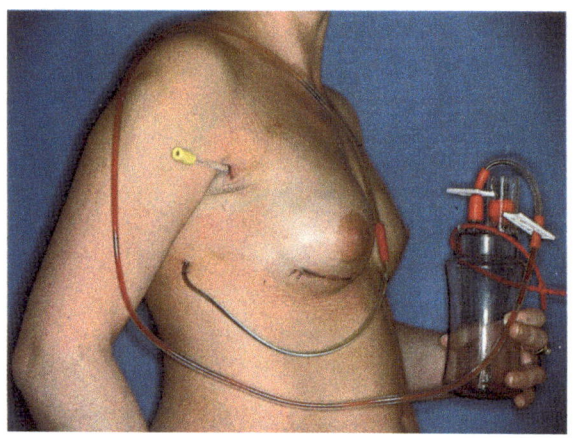

Abb. 23.3. Eine Infektion der Wundhöhle ist mit Antibiotikaspülungen während 6 Tagen in vielen Fällen zu kurieren (s. Abb. 15.28). Die danach häufig auftretende konstriktive Kapselfibrose erfordert dann einen 2. Eingriff

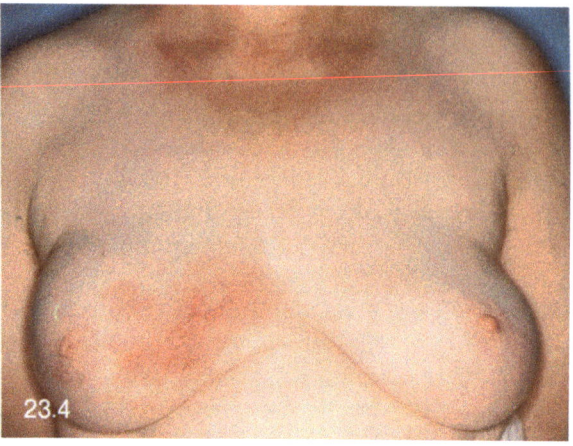

Abb. 23.4. Ist die Infektion foudroyant (z. B. mit Staphylococcus aureus), so hilft nur die temporäre Entfernung des Implantats und Reimplantation 2 bis 6 Monate später

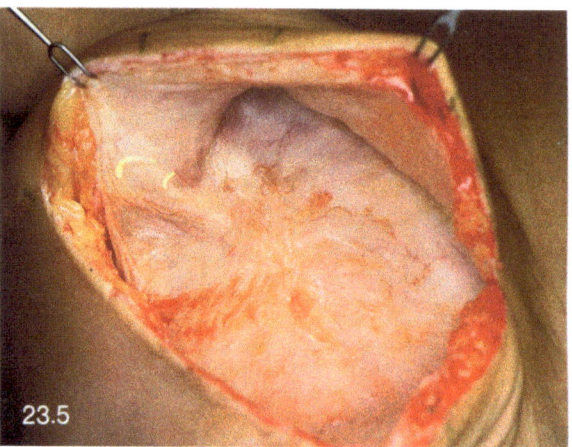

Abb. 23.5. Der äußerst seltene Fall einer Lokalrezidivierung hinter dem Implantat nach auswärts durchgeführtem Brustwiederaufbau, der 3 Jahre zurückliegt

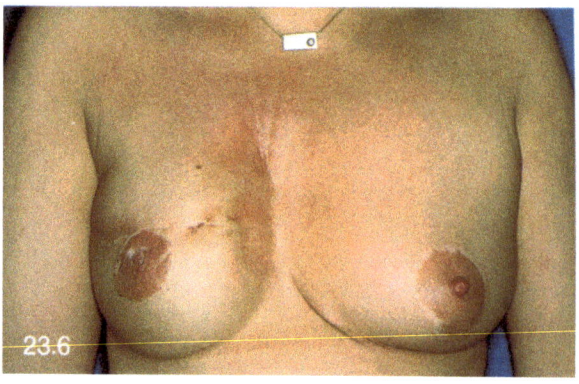

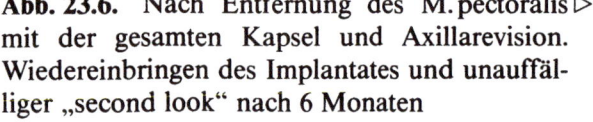

Abb. 23.6. Nach Entfernung des M. pectoralis ▷ mit der gesamten Kapsel und Axillarevision. Wiedereinbringen des Implantates und unauffälliger „second look" nach 6 Monaten

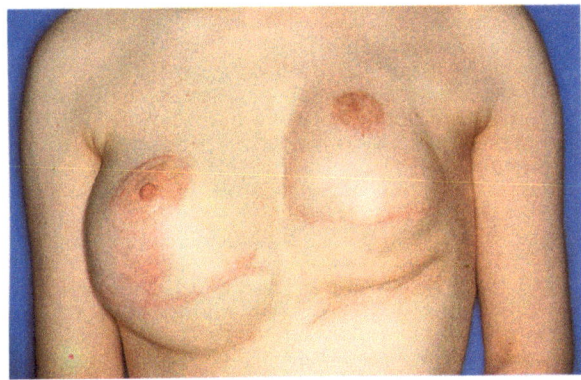 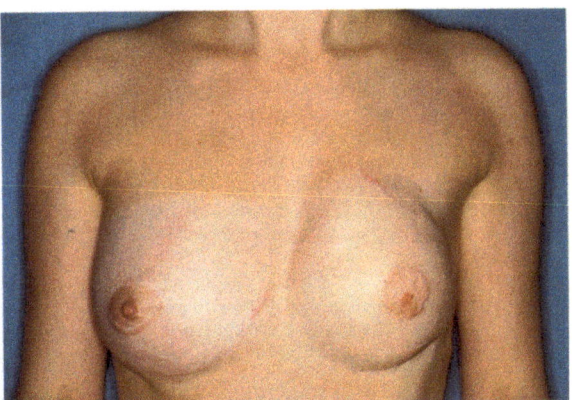

Abb. 23.7. Bei dieser jungen Patientin mit Mammakarzinom links ist fast alles falsch gemacht worden, was ein Chirurg, der „auch" plastische Chirurgie betreibt, falsch machen konnte

Abb. 23.10. In einer 1. Korrekturoperation wurde rechts weiteres Brustdrüsengewebe reseziert und die Inframammarfalte auf die frühere Höhe gezogen, wobei gleichzeitig die am Drüsenkörper gestielte Mamille wieder nach unten versetzt wurde. Außerdem wurde das linke Implantat in ein größeres, doppelwandiges mit 12 mg Prednisolon ausgewechselt. In einer 2. Operation erfolgte die Mamillentransplantation links und Verschluß der Exzisionswunde

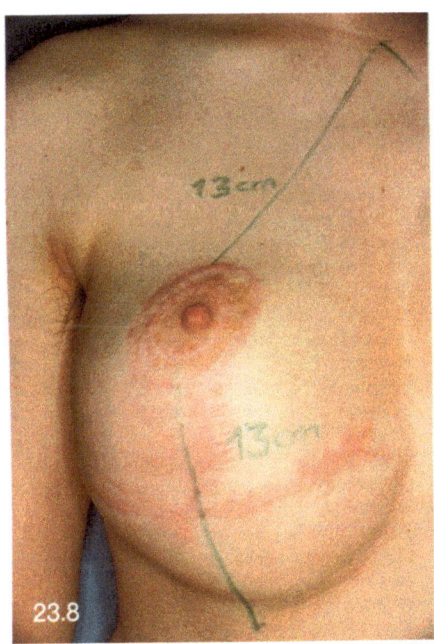 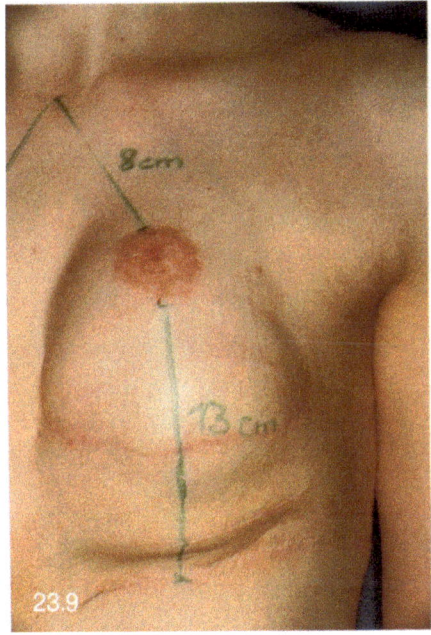

Abb. 23.8. Die vorgesehene Reduktionsmammaplastik rechts ist wahrscheinlich nicht im Stehen angezeichnet worden, sondern im Liegen. Bei der Höhenbestimmung der Mamille wurde die Höhe der Inframammarlinie nicht in Betracht gezogen, sondern diese einfach 5 cm höher gelegt. Der Brustdrüsenkörper mußte auf diese Höhe wieder durchsacken (s. Abb. 6.10)

Abb. 23.9. Nach Einbringen eines Silikonimplantats durch eine gesonderte Inzision in Höhe der ursprünglichen kontralateralen Inframammarlinie wurde die Höhe der Mamille nach der kontralateralen im Liegen hochgerutschten Mamille bestimmt. Insgesamt finden sich über der linken Brust 4 jeweils 10 cm lange Narben (!)

Literatur

Argenta LC (1984) Reconstruction of the breast by tissue expansion. Clin Plast Surg 11: 257

Berrino P, Campora E, Santi P (1987) Postquadrantectomy breast deformities: Classification and techniques of surgical correction. Plast Reconstr Surg 79: 567–572

Biemer E, Steinau HU (1989) Brustkonstruktion mit freiem oberen Gluteallappen mit mikrovaskulären Anastomosen. Chirurg 60

Bohmert H (1975) Eine neue Methode zur Rekonstruktion der weiblichen Brust nach radikaler Mastektomie. In: Bohmert H. (Hrsg.) Plastische Chirurgie des Kopf- und Halsbereichs und der weiblichen Brust. Thieme, Stuttgart, S 205–211

Bohmert H (Hrsg) (1982) Brustkrebs und Brustrekonstruktion. Thieme, Stuttgart New York

Bohmert H, Strömbeck JO (1986) Postmastectomy reconstruction. In: Strömbeck JO, Rosato FE (eds) Surgery of the breast. Thieme, Stuttgart New York, pp 243–266

Bostwick J (1983) Aesthetic and reconstructive breast surgery. Mosby, St. Louis

Bostwick J, Vasconez LO, Jurkiewicz MJ (1978) Breast reconstruction after a radical mastectomy. Plast Reconstr Surg 61: 682–693

Brown RG, Vasconez LO, Jurkiewicz MJ (1975) Transverse abdominal flaps and the deep epigastric arcade. Plast Reconstr Surg 55: 416–421

Drever JM (1981) Total breast reconstruction. Ann Plast Surg 7: 54–61

Gillies H (1945) Operative replacement of the mammary prominence. Br J Surg 32: 477–479

Hartrampf CR, Scheflan M, Black PW (1982) Breast reconstruction with a transverse abdominal island flap. Plast Reconstr Surg 69: 216–225

Heidenhain L (1911) Über die Deckung großer Defekte in der Brusthaut. Dtsch Z Chir 108

Höhler H (1977) Reconstruction of the female breast after radical mastectomy. In: Converse JM (ed) Reconstructive plastic surgery. Saunders, Philadelphia, pp 3710–3726

Höhler H, Lemperle G (1975) Der Wiederaufbau der weiblichen Brust nach radikaler Mastektomie. Langenbecks Arch Klin Chir 339: 756 Abstr

Kleinschmidt O (1924) Über Mamma-Plastik. Zentralbl Chir 51: 488–493

Lampe HJ, Lemperle G, Exner K (1985) Der Hautexpander. Technik und Klinik. Chirurg 56: 773–778

Lejour M (1982) Reconstruction of the breast with a contralateral epigastric rectus myocutaneous flap. Chir Plast 6: 181

Lejour M, De Mey A (1983) Experience with 33 epigastric rectus flaps in breast reconstruction. Handchirurgie 15: 257–260

Lemperle G (1982) Verschiedene Schwenk- und Verschiebeplastiken in der rekonstruktiven Brustchirurgie. In: Bohmert H (Hrsg) Brustkrebs und Brustrekonstruktion. Thieme, Stuttgart New York, pp 161–168

Lemperle G, Jäger K (1980) Die Indikation zum Wiederaufbau der weiblichen Brust nach radikaler Mastektomie. Zentralbl Chirurgie 105: 220–226

Lemperle G, Exner K (1989) Der Brustwiederaufbau mithilfe der Oberbauch-Verschiebeplastik. Chirurg 60

Lemperle G, Exner K, Nievergelt J (1987) Hauterhaltende Mastektomie beim kleinen Mammacarcinom. Freiburger Chirurgengespräche 19: 42–50

Lemperle G, Exner K, Nievergelt J, Lampe H (1989) Die Oberbauchverschiebeplastik im Vergleich zur Gewebeexpansion beim Brustwiederaufbau. In: Bohmert H (Hrsg) Brustkrebs: Organerhaltung oder Rekonstruktion. Thieme, Stuttgart, S 276

Lewis JR (1970) Reconstruction of the breast. Minerva Chir 25: 1223

Lewis JR jun (1971) Reconstruction of the breasts. Surg Clin North Am 51: 429–440

Lewis JR (1979) Use of a sliding flap from the abdomen to provide cover in breast reconstructions. Plast Reconstr Surg 64: 491–497

Maxwell GP, McGibbon BM, Hoopes JE (1979) Vascular considerations in the use of a latissimus dorsi myocutaneous flap after a mastectomy with an axillary dissection. Plast Reconstr Surg 64: 771–780

Mühlbauer W, Ramatschi P (1989) Brustrekonstruktion mit dem vertikalen (VRAM) und transversalen (TRAM) musculocutanen Rectus abdominis-Lappen. Chirurg 60

Mühlbauer W, Olbrisch RR (1977) The latissimus dorsi myocutaneous flap for breast reconstruction. Chir Plast 4: 27

Olbrisch RR, Miericke B, Stolzenberg U von (1989) Brustkonstruktion mit dem Gewebeexpander. In: Bohmert H (Hrsg) Brustkrebs: Organerhaltung oder Rekonstruktion. Thieme, Stuttgart, S 273

Pennisi VR (1977) Making a definite inframammary fold under a reconstructed breast. Plast Reconstr Surg 60: 523–525

Perrin ER (1976) The use of soluble steroids within inflatable breast prosthesis. Plast Reconstr Surg 57: 163

Radovan C (1982) Breast reconstruction after mastectomy using the temporary expander. Plast Reconstr Surg 69: 195–208

Robbins TH (1979) Rectus abdominis myocutaneous flap for breast reconstruction. Aust N Z J Surg 49: 527–530

Ryan JJ (1982) A lower thoracic advancement flap in breast reconstruction after mastectomy. Plast Reconstr Surg 70: 153–158

Schneider WJ, Hill HL, Brown RG (1977) Latissimus dorsi myocutaneous flap for breast reconstruction. Br J Plast Surg 30: 277–281

Shaw WW (1983) Breast reconstruction by superior gluteal microvascular free flaps without silicone implants. Plast Reconstr Surg 72: 490

Snyderman RK, Guthrie RH (1971) Reconstruction of the female breast following radical mastectomy. Plast Reconstr Surg 47: 565–567

Spahn I (1987) Brustrekonstruktion nach Ablatio mammae – eine Nachuntersuchung an 416 Patientinnen. Dissertation, Frankfurt

Spitalny HH, Lemperle G, Radu D (1981) Reconstruction of the breast by advancement of abdominal skin. Chir Plastica 6: 87–93

Spitalny HH, Lemperle G Brustwiederaufbau mit der Oberbauch-Verschiebeplastik. Videothek der Dt. Gesellschaft für Chirugie, Braun-Dexon, Spangenberg

Tansini I (1906) Sopra il mio nuovo processo di amputazione della mammella. Gaz Med Itali 57: 141

Vasconez LO, Psillakis J, Johnson-Giebeik R (1983) Breast reconstruction with contralateral rectus abdominis myocutaneous flap. Plast Reconstr Surg 71: 668–675

Woods JE (1986) Breast reconstruction: Current state of art. Mayo Clin Proc 61: 579–585

Teil F
Mamillenrekonstruktion

Mamillenrekonstruktion

Ähnlich wie die Rekonstruktion der Brustform selbst hat auch die Rekonstruktion einer Mamille in den vergangenen 10 Jahren große Fortschritte gemacht. Während die Frauen in der Anfangsphase (1971 bis 1976) mit einer „Büstenhalter"-Brust zufrieden waren, wäre es heute unmöglich, das Ergebnis einer Brust- und Mamillenrekonstruktion in bekleidetem Zustand zu beurteilen. Obwohl viele Frauen vor Beginn des Wiederaufbaus auf eine Mamille verzichten wollen, sind es doch 86% unserer Patientinnen, die letztlich zur Komplettierung ihrer Brust kommen.

Fast alle Techniken der Mamillenrekonstruktion sind mit einem zufriedenstellenden, aber nicht optimalen Ergebnis verbunden; sie lassen sich in 4 Gruppen unterteilen:

1. Konservierung der eigenen Mamille in der Leistenbeuge und deren spätere Replantation;
2. Tätowierung von Mamillenspitze und Mamillenhof;

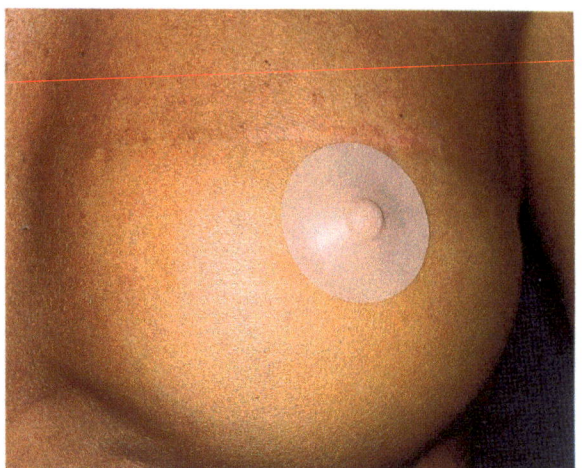

Abb. 24.1. Die richtige Lokalisation der Mamille sollte nicht mit dem Maßband, sondern allein mit dem Augenmaß erfolgen. Da auch dieses von den Vorstellungen der Patientin abweichen kann, empfehlen wir hier eine aufklebbare Mamille, die die Patientin selbst vor dem Spiegel präoperativ aufklebt

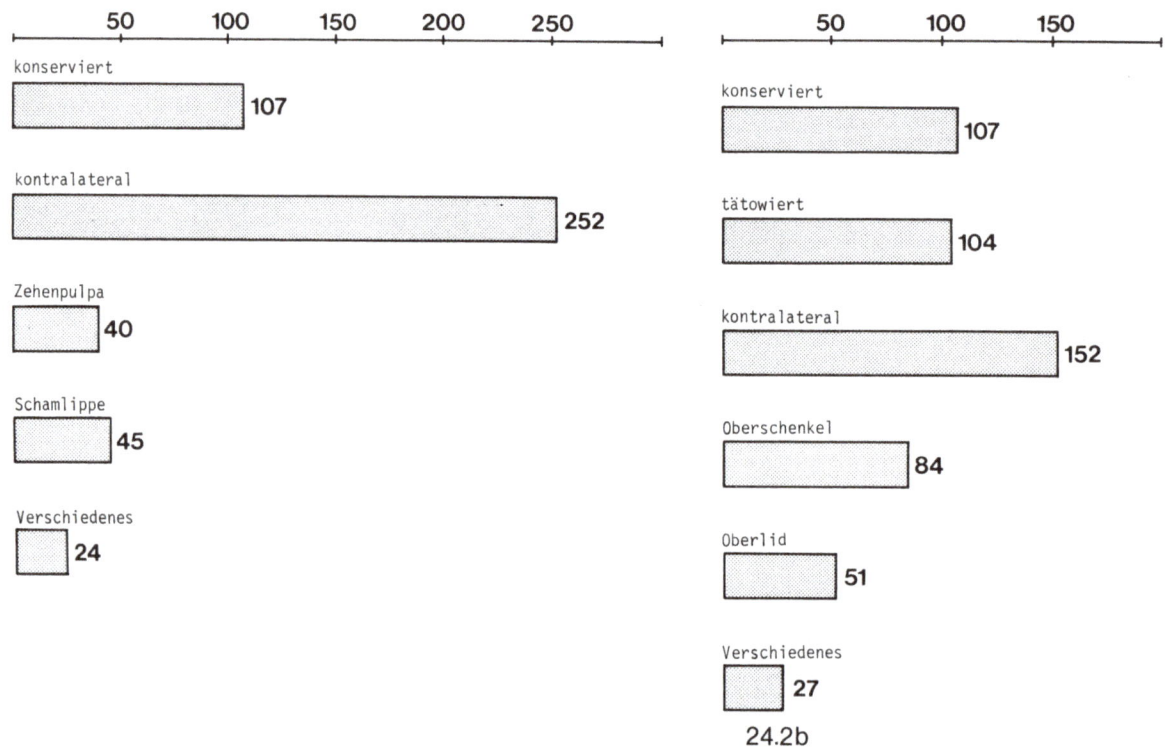

Abb. 24.2a Rekonstruktion der Mamillenspitze im Zeitraum von 1971 bis 1985 (n = 468) im St.-Markus-Krankenhaus Frankfurt. **b** Rekonstruktion des Mamillenhofs in der Zeit von 1971 bis 1985 (n = 525) im St.-Markus-Krankenhaus Frankfurt

3. freie Transplantation von Teilen der Mamillenspitze und Mamillenhof der Gegenseite;
4. Aufrichtung der Mamillenspitze mit Hilfe lokaler Schwenklappen und Rekonstruktion des Mamillenhofes aus der Haut der Oberschenkelinnenseite oder der Oberlider.

24 Konservierung der Mamille

Für eine Frau, die plötzlich mit der Amputation einer Brust konfrontiert wird, ist es eine große psychologische Hilfe, wenn ihr eröffnet wird, daß möglicherweise die Mamille konserviert werden kann („ ... dann besteht ja noch Hoffnung!").

Die Konservierung, die in den Anfangsjahren eine große Rolle spielte (HÖHLER 1977; MILLARD 1971), ist jedoch weitgehend verlassen worden, weil 3 Autoren (BOUVIER 1977, ALLISON u. HOWORTH 1978; ROSE 1980) eine gleichzeitige Transplantation von Karzinomzellen in die Leistenbeuge und Abschwemmung in die dortigen Lymphknoten beschrieben haben. In allen Fällen war das submamilläre Gewebe nur im Schnellschnittverfahren untersucht worden.

Außerdem bestehen immer noch deutlich divergierende Prozentzahlen über den Befall einer Mamille beim Mammakarzinom (ANDERSEN et al. 1981; QUINN u. BARLOW 1980). In unserem Patientengut primärer Mammakarzinome betrug der Gesamtbefall 8,6%. Bei 121 konservierten Mamillen fand sich in keinem Fall eine Metastasierung in der Leistenbeuge. Dagegen wiesen 67% nach der Replantation einen Pigmentverlust (Abb. 24.5) und 32% eine Spitzennekrose auf, so daß dies ein ästhetischer Grund ist, diese Methode mit Zurückhaltung anzuwenden.

Die Mamille sollte nur dann im Unterbauch konserviert werden (Abb. 24.3), wenn

1. die gegenseitige Mamille klein ist,
2. ein T_1-Tumor-Stadium vorliegt,
3. sie klinisch absolut unauffällig und mindestens 4 cm vom Tumorrand entfernt ist,
4. ein solides, aber kein intraduktal wachsendes Karzinom vorliegt. Sie sollte erst 2 Tage später verpflanzt werden, wenn die Untersuchung des in Paraffin eingebetteten submamillären Gewebes keine Tumorzellen erbrachte.

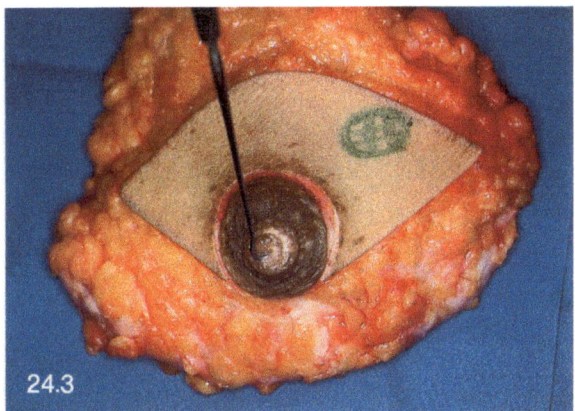

Abb. 24.3. Die Mamille kann dann, wenn der Tumor weiter als 4 cm von ihr entfernt sitzt, wieder verwendet werden und nach histologischer Untersuchung des submamillären Gewebes im Unterbauch konserviert werden

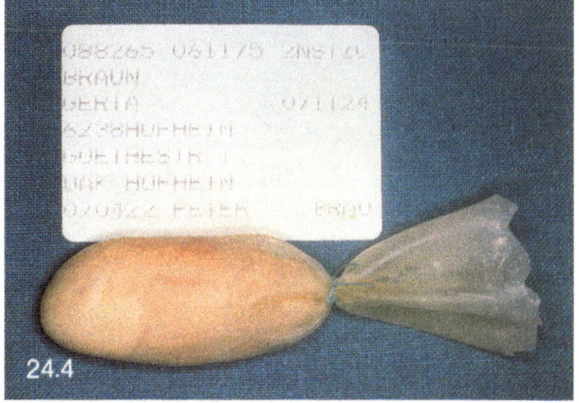

Abb. 24.4. Bis zum Erhalt der pathologischen Diagnose wird die Mamille mit den Wundflächen aufeinander in einen feuchten Tupfer gewickelt und im Kühlschrank in einem Fingerling aufbewahrt. Sie wurde von dort erfolgreich auch noch nach 12 Tagen replantiert

---

* Mamille klingt in unseren Ohren ästhetischer als „Brustwarze"; wir sprechen deshalb hier von Mamillenspitze und Mamillenhof (auf ähnliche Weise hat die plastische Chirurgie die Ausdrücke Hasenscharte und Wolfsrachen durch Lippen-Kiefer-Gaumen-Spalte ersetzt).

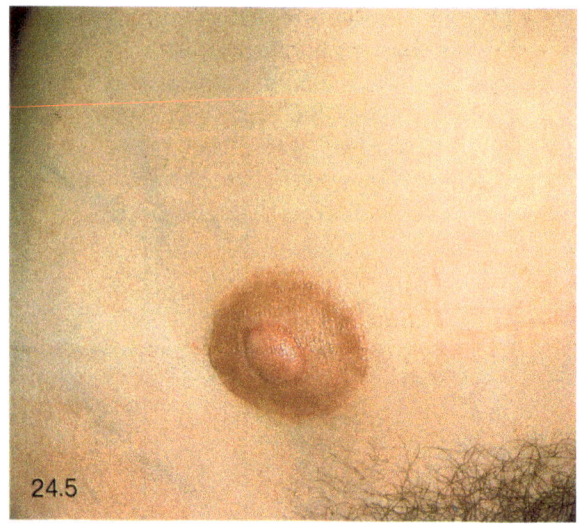

Abb. 24.5. Gut eingeheilte Mamille im rechten Unterbauch

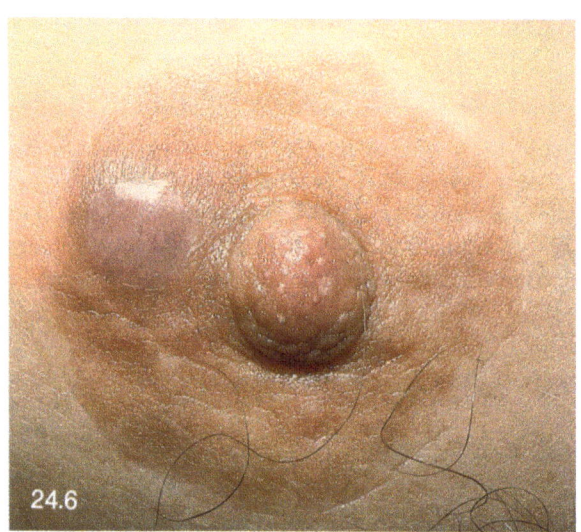

Abb. 24.6. In der Mamille in Warteposition hat sich eine Epithelzyste aus den Montgomery-Drüsen heraus entwickelt, die eröffnet und entleert wird. Unter unseren 121 konservierten Mamillen fand sich kein lokales Rezidiv, welches außerdem relativ früh von der Patientin entdeckt worden wäre

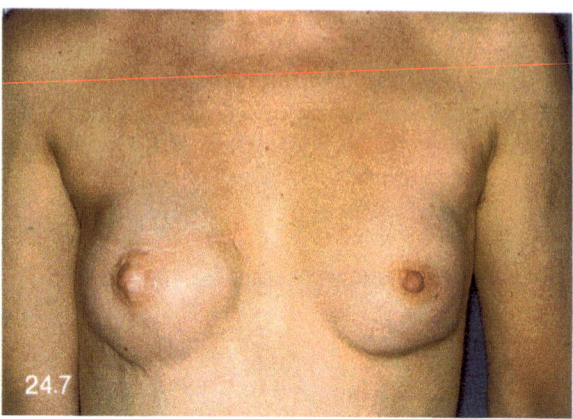

Abb. 24.7. Typische Depigmentierungen. Dafür ist die replantierte Mamille meistens schön erhalten und kann in einem Tattoo-Studio auf einfache Weise wieder mit Pigment versehen werden

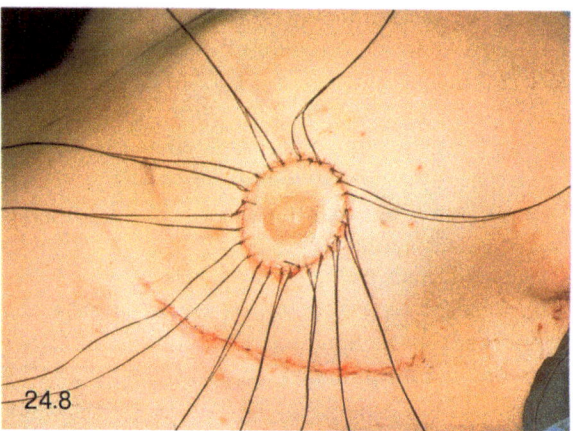

Abb. 24.8. Die im Unterbauch durch spindelförmige Exzision entfernte Mamille wird relativ dick, jedoch ohne Narbengewebe auf die größte Prominenz der wiederaufgebauten Brust replantiert

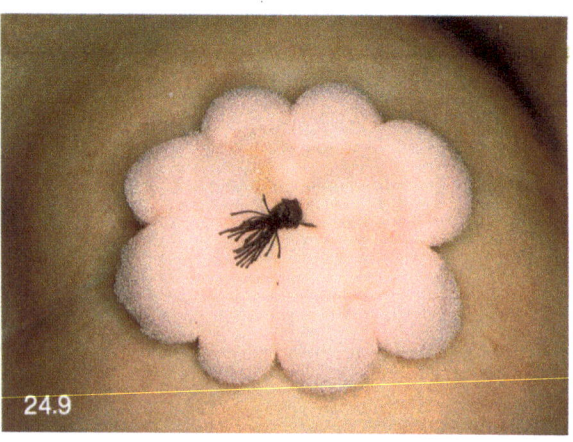

Abb. 24.9. Die Einzelknopffäden werden über ▷ einen Schaumstoffbolus geknotet, und dieser wird 8 Tage über der neuen Mamille belassen

25 Tätowierung der Mamille

Das Tätowieren der Areola kann auf einfache, risikoarme und kostensparende Weise eine schöne Mamille ergeben (Abb. 25.7), wenn der Tätowierer über eine entsprechende Erfahrung verfügt (HÖHLER 1977, BECKER 1987, LITTLE 1988). Da erst eine farbintensivere Überkorrektur notwendig ist und mit den Jahren eine deutliche Abblassung erfolgen kann, muß diese Prozedur ggf. wiederholt werden. Gegenüber dem Vollhauttransplantat aus der Oberschenkelinnenseite hat das Mamillentattoo besonders bei extremer Farbintensität der Areola eine Berechtigung; wegen der Möglichkeit einer AIDS-Übertragung raten wir derzeit jedoch von professionellen Tätowierern ab und empfehlen den „Multi-liner" der Fa. Concept (Clearwater, Florida), einem sterilen Einmalinstrument mit geschlossenem Pigmentreservoir (Abb. 24.3).

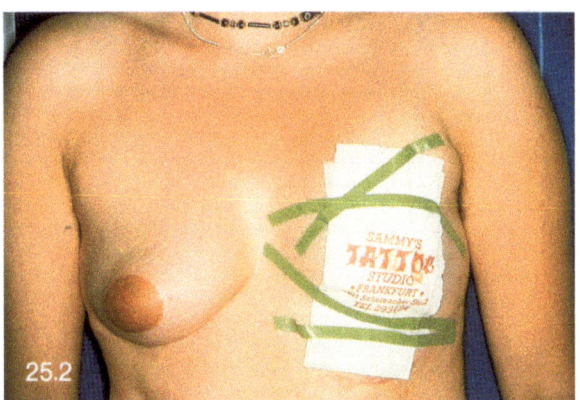

Abb. 25.2. Der Salbenverband bleibt 6 Tage auf der Brust, bis sich die oberflächliche Kruste gelöst hat

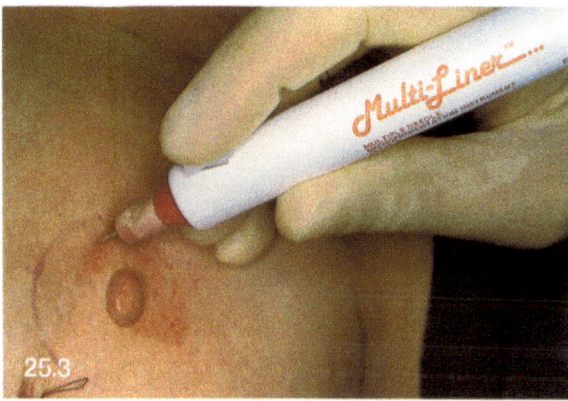

Abb. 25.3. Neuerdings gibt es in den USA Einmal-Tätowierstifte mit denen die Gefahr der AIDS-Übertragung ausgeschlossen ist

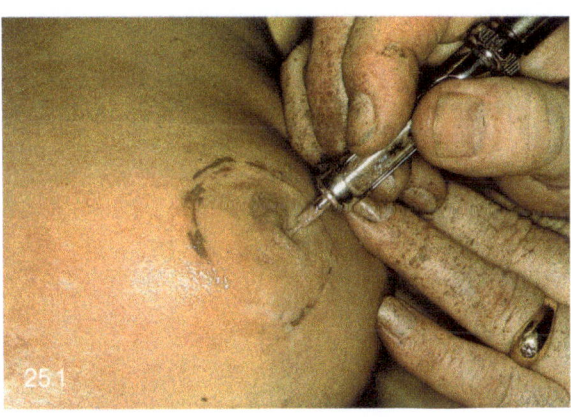

Abb. 25.1. Eine einfache und effektive Methode ist die Tätowierung der Mamillenspitze und Areola, die jedoch – wegen der Notwendigkeit einer Überkorrektur – besser von einem professionellen Tätowierer durchgeführt werden sollte

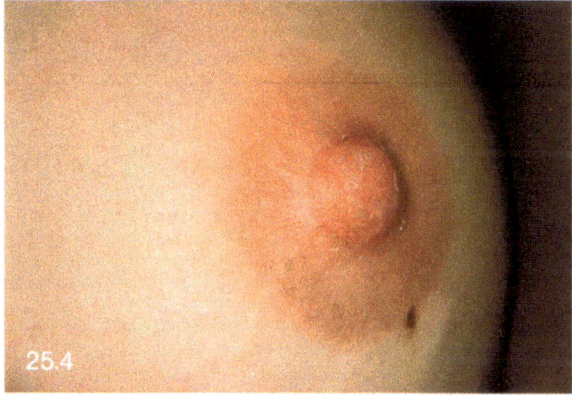

Abb. 25.4. Die tätowierte Areola 5 Monate später

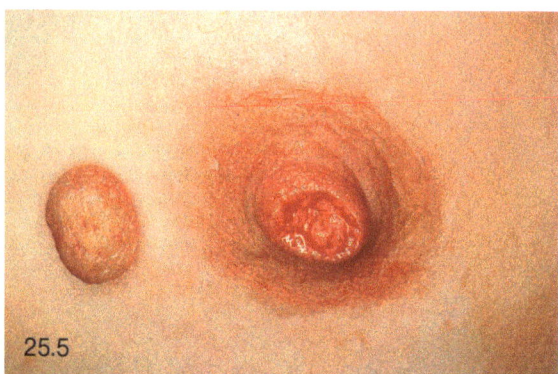

Abb. 25.5. Die Mamillenspitze selbst wurde von der kontralateralen Seite genommen

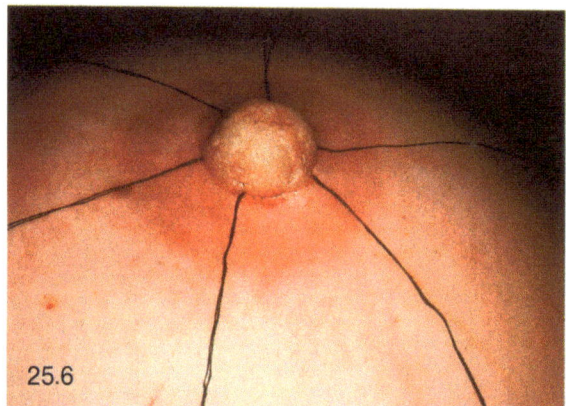

Abb. 25.6. Aufdrücken dieser Spitze mit einem Bolusverband während 8 Tagen

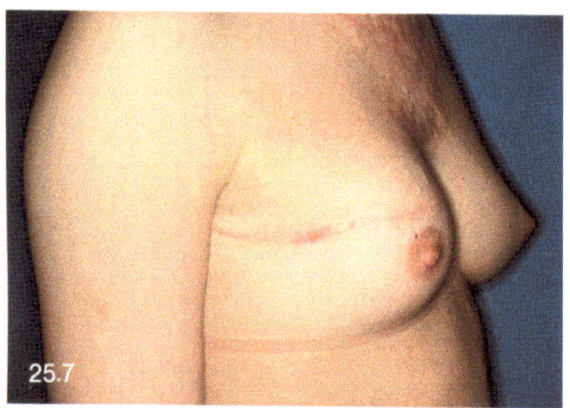

Abb. 25.7. Endergebnis 5 Monate später

26 Vollhauttransplantate

1. Areolatransplantat. Das ästhetisch beste Ergebnis bringt die gleiche Haut der kontralateralen Mamillenspitze und der Areola. Ist deren Durchmesser größer als 5 cm und wird an dieser Brust eine Straffung notwendig, so fällt beim Versetzen

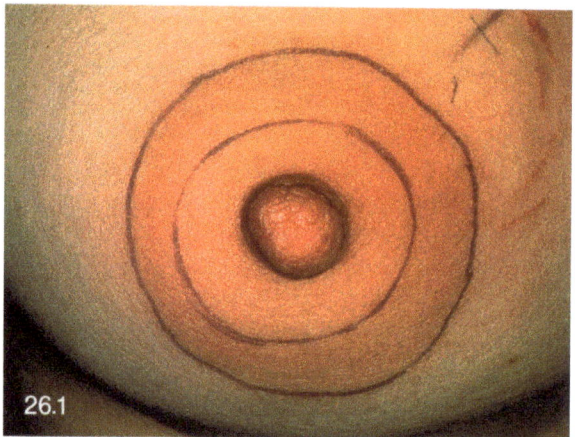

Abb. 26.1. Ist der Mamillenhof der gesunden Brust größer als 4 cm im Durchmesser und die Mamillenspitze eher prominent, so kann ein zirkulärer Streifen aus der Areola und die Spitze der Mamille entnommen und für die wiederaufgebaute Seite verwendet werden

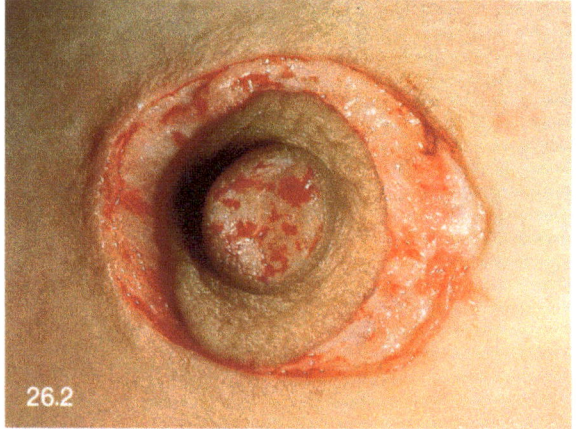

Abb. 26.2. Die Entnahmestelle wird mit einem Intrakutanfaden verschlossen. Die gekappte Mamillenspitze kann offen gelassen werden, so daß sie aus den Milchgängen heraus epithelisiert wird, oder aber - je nach Größe - mit 2 überkreuzten Stichen verschlossen werden

des Mamillenhofes ein mindestens 1,5 cm breiter zirkulärer Streifen ab (Abb. 26.1), der in einem oder ggf. 2 Kreisen – niemals in Form einer Schnecke! – als Vollhauttransplantat auf das deepithelisierte Bett mit einem Bolusverband eine Woche angedrückt wird. Eine Teilnekrose haben wir bei Hunderten derart rekonstruierten Mamillen nie erlebt.

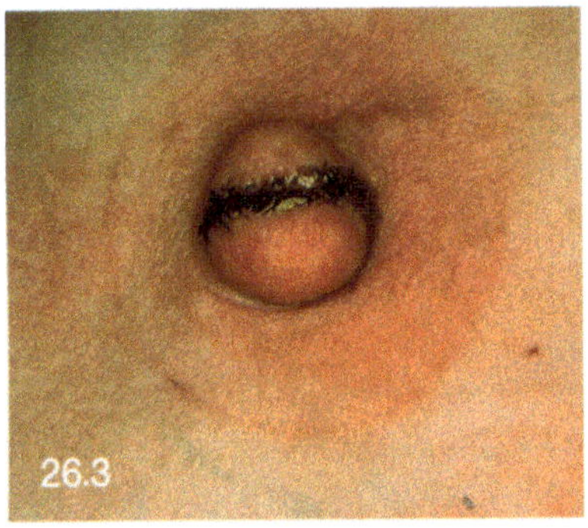

2. Aus der Oberschenkelinnenseite. Ist die gegenseitige Areola klein, so kommt als 2. Wahl die Haut der Innenseite eines Oberschenkels in Frage (Abb. 26.6). Dieses Areal in der Nähe der Vulva ist bereits stärker pigmentiert und erhöht – wie alle freien Hauttransplantate – bei der Transplantation seinen Pigmentgehalt um ein Vielfaches. Wahrscheinlich ist der Grund hierfür die temporäre Hypoxie, die ähnlich wie bei der Stauungsdermatose der Unterschenkel zur Hyperpigmentierung führt.

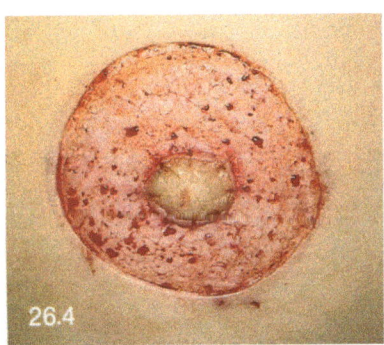

Abb. 26.3. Ist die Mamillenspitze sehr breit und flach, so kann die untere Hälfte in Keilform entnommen und die verbliebene obere Hälfte mit dem Unterrand vernäht werden

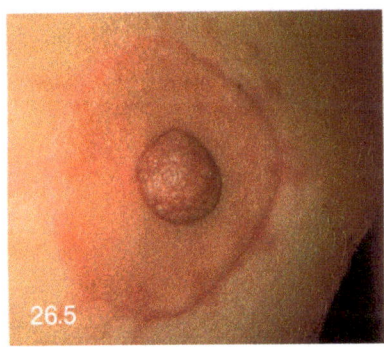

Abb. 26.4. Deepithelisieren des Empfängerbettes und Aufbringen der Mamillenspitze

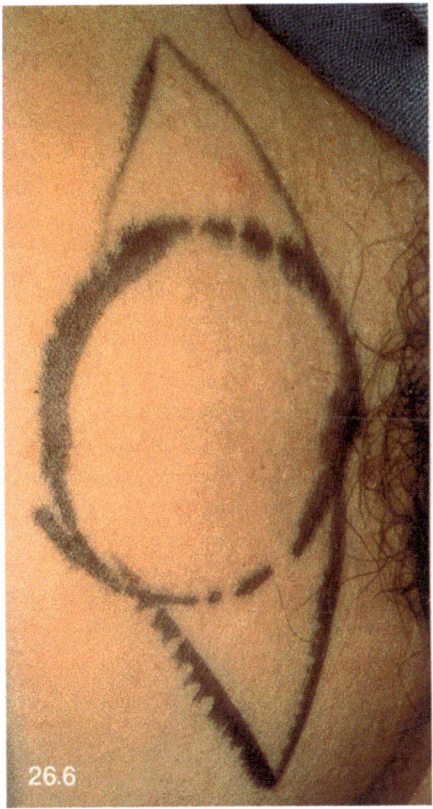

Abb. 26.5. Der zirkulär entnommene Ring aus Areola der Gegenseite ist ebenso wie die Mamillenspitze gut angegangen

Abb. 26.6. Als 2. Wahl empfiehlt sich die unbehaarte Haut der Oberschenkelinnenseite, die oft von Natur aus dunkler pigmentiert ist. Diese Pigmentierung wird bei der Transplantation als Vollhaut noch verstärkt

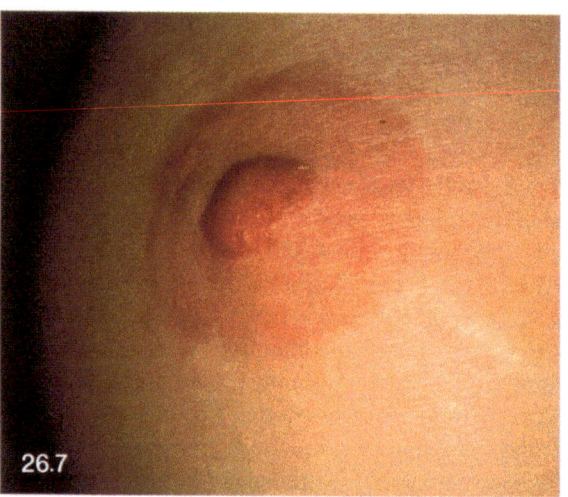

Abb. 26.7. Der Ring aus Oberschenkelhaut ist gut angegangen, ebenso wie die Mamillenspitze der kontralateralen Brust

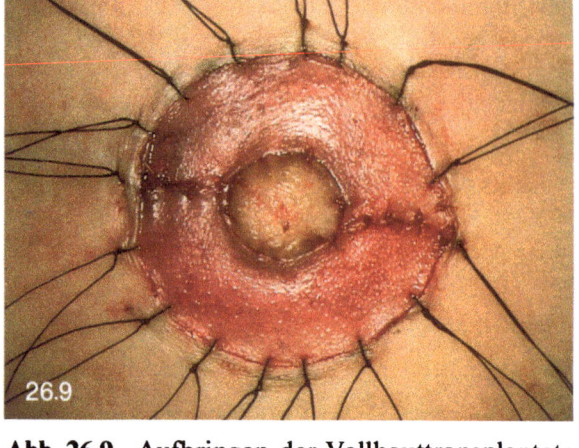

Abb. 26.9. Aufbringen der Vollhauttransplantate und Fixieren derselben mit einem Bolusdruckverband für 8 Tage

3. Aus Oberlidern. Handelt es sich um eine Patientin mit generell wenig Pigment und entsprechend hellen Mamillen und ist sie über 40 Jahre alt, so können hier statt der Haut der Oberschenkel die beiden Oberlider (JURI et al. 1984) für den Ersatz der Areola verwendet werden (Abb. 26.8). Ihre Entnahme ist leichter als die vom Oberschenkel, sie hinterläßt keine erkennbaren Narben und bringt ohne zusätzliche Kosten ggf. eine Gesichtsfelderweiterung mit sich (Abb. 26.8). Erstaunlicherweise zeigt diese Haut nicht die übliche Hyperpigmentierung; sie ist jedoch in ihrer Textur der Mamillenhaut am ähnlichsten.

Sind auch die Lider nicht als Spenderbezirk geeignet, so kann rötliche Haut auch aus der retroaurikulären Gegend entnommen werden.

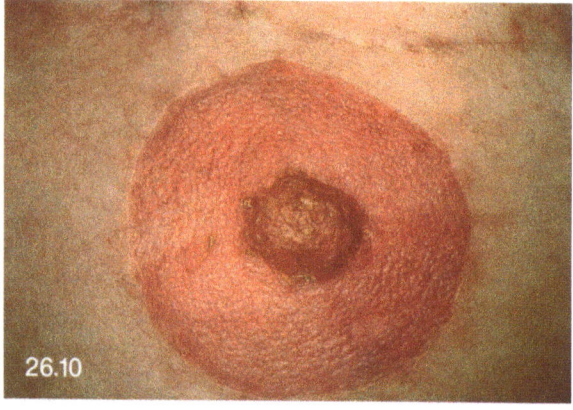

Abb. 26.10. Das postoperative Ergebnis 4 Monate später. Insbesondere bei hellhäutigen Patientinnen und wenig pigmentierter Mamille hat sich die Lidhaut als Areolaersatz gut bewährt

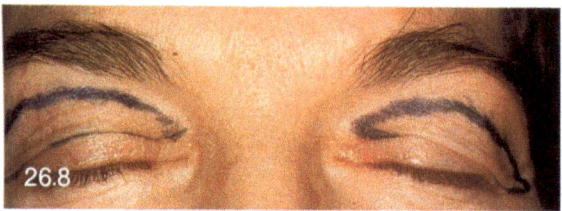

Abb. 26.8. Bei Frauen über 40 Jahren kann man aus den Oberlidern einen 1,5 cm breiten Streifen in Form einer Lidplastik entnehmen

4. Kontralaterale Mamille. Für die Rekonstruktion der Mamillenspitze kann entweder die bis 5 mm dicke Spitze der kontralateralen Mamille verwendet werden oder – wenn diese flach und breit ist – auch ein Keil in Form einer Viertelkugel aus der unteren Hälfte entnommen werden (Abb. 26.3). Während bei letzterer Methode die Entnahmestelle mit Einzelknopfnähten verschlossen wird, ermöglicht das Offenlassen der Wundfläche bei der horizontalen Kappung eine Epithelisierung aus den Milchgängen heraus.

Bei dunkel pigmentierten Mamillen kann ausnahmsweise ein Keil aus einer kleinen Schamlippe entnommen werden, während sich ein Keil aus dem Ohrläppchen, aus der Zehenpulpa oder auch aus der Zunge nicht bewährt hat.

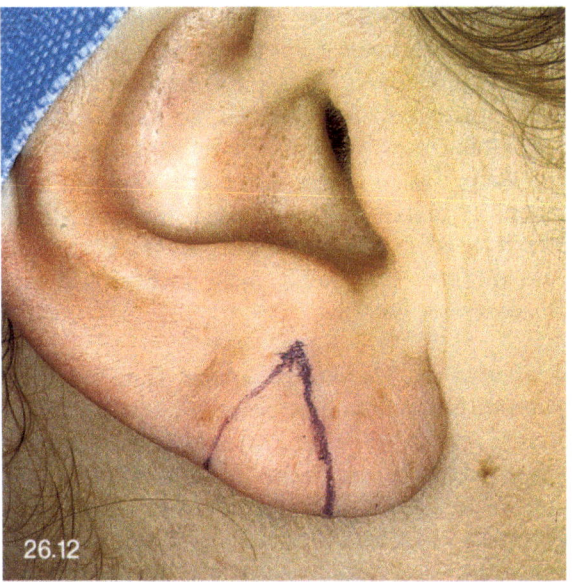

Abb. 26.12. Bei sehr hellen Mamillen kann ein Keil aus dem Ohrläppchen zur Rekonstruktion verwendet werden. Dieser Keil bleibt jedoch zeitlebens so hell wie die Ohrhaut und wird deswegen nicht empfohlen

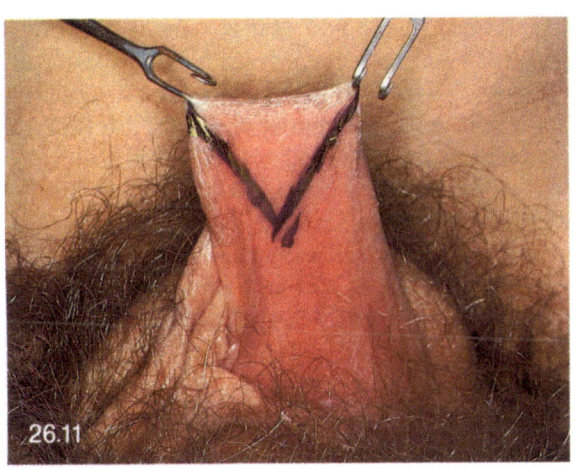

Abb. 26.11. Ist die Mamillenspitze der Gegenseite zu flach, so muß auf andere Spenderbereiche ausgewichen werden. Bei sehr dunkel pigmentierter Mamille kann als Ersatz ein Keil aus den Labia minora entnommen werden. Dieser ist allerdings in der Konsistenz sehr viel weicher als eine normale Mamillenspitze

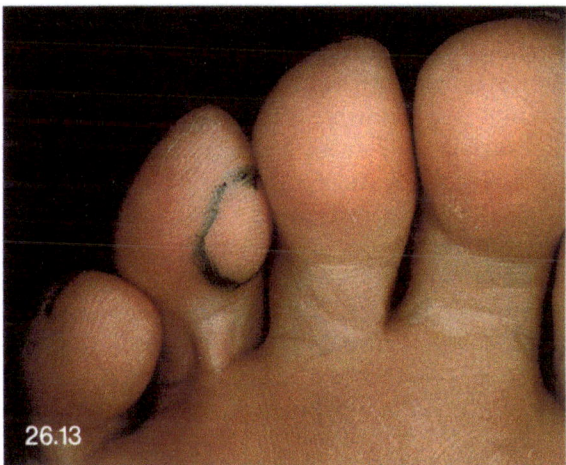

Abb. 26.13. Das gleiche gilt für einen Keil aus Zehenpulpa. Hiermit ist wohl eine Prominenz zu erreichen, die aber zeitlebens hell bleibt und ggf. tätowiert werden kann

5. Spätere Vergrößerung der Mamillenspitze. Ließ sich wegen dünnem Subkutangewebe kein lokaler Schwenklappen für die Aufrichtung der Mamillenspitze primär gewinnen, so kann ggf. ein deepithelisiertes Koriumvollhauttransplantat aus der Rima ani zu einem späteren Zeitpunkt zwischen Vollhauttransplantat und Korium eingebracht werden, wobei darauf zu achten ist, daß das unterminierte Areal nicht mehr als 5 mm Durchmesser hat.

6. Gewinn an Mamillenprojektion. Eine normale Mamille hat ein dünnes lockeres Korium, das im Stehen und in seitlicher Projektion einen physiologischen Mamillenprolaps erlaubt. Beim Deepithelisieren des Mamillenareals einer wiederaufgebauten Brust bleibt jedoch das dickere Korium der Haut vom Rücken oder vom Oberbauch in gespanntem, kugelförmigem Zustand erhalten. Wir inzidieren deshalb den deepithelisierten Bereich in zirkulärer und radiärer Richtung wie bei einem Kleeblatt, wenn es die ausreichende Dicke der Subkutis zuläßt. Durch diese Inzision entstehen 5 Koriuminseln und eine Lockerung des ganzen Areals, so daß jetzt das Vollhauttransplantat teilweise auf die Koriuminseln, teilweise direkt auf das subkutane Fett zu liegen kommt. Entsprechend der individuellen Narbenbildung kommt es bei einigen Patientinnen zu einer guten Lockerung und damit ausreichenden Projektion (Abb. 27.8), bei anderen wiederum zu keinem erkennbaren Unterschied. Bei dünnem Subkutangewebe kann diese Projektion in einem späteren Eingriff dadurch verstärkt werden, daß eine Silikonprothese von 1,5 ml Volumen, wie wir sie bei Mäusen zur Erforschung der Kapselfibrose verwenden, zwischen Kapsel und Subkutis bei vollständig zirkulär durchtrenntem Korium gebracht wird.

7. Lokalisation der Mamille. Eine Grundregel für die Plazierung der künftigen Mamille sollte es sein, diese nicht mit dem Maßstab, sondern *nach dem Augenmaß* aus 2 m Entfernung an der stehenden Patientin zu bestimmen. Bei einer vorgegebenen Fixierung der Silikonprothese paßt die Mamille nur an einen bestimmten Ort, d.h. auf die größte Projektion der Brustwölbung. Erst *nach* der Lokalisation der neuen Mamille sollte auch die Position der Mamille der anderen, zu straffenden Brust bestimmt werden, wobei die Patientin wissen muß, daß sich die gestraffte Brust mit der Zeit wieder senkt, die wiederaufgebaute jedoch nicht. Durch eine halbmondförmige Exzision oberhalb der gesunden Mamille (Abb. 3.12) kann diese noch nach Jahren der Höhe der rekonstruierten Mamille angeglichen werden.

27 Lokale Schwenklappen

Auch für die Rekonstruktion einer Mamillenspitze wurde eine ganze Reihe von Verfahren angegeben (LITTLE 1984), die sich in unserer Hand nicht bewährt haben und deshalb hier nicht aufgeführt werden. Alle Methoden, die ein Herausziehen der Mamille beinhalten, führten zu keiner bleibenden Projektion, da auch die Spannung der Haut über der stärksten Prominenz der Brust am stärksten ist.

Dagegen ist die von HARTRAMPF u. CULBERTSON 1984 angegebene Schwenklappenplastik effektiver, wenn dabei ein deepithelisierter Schwenklappen verwendet wird und der Entnahmedefekt mit bleibenden Nähten im Korium verschlossen wird. Da durch diesen Verschluß eine Deformierung des äußeren Mamillenrandes entsteht, muß dort nachepithelisiert werden!

Eine weitere Möglichkeit ist von uns entwickelt worden. Der Mercedes-Stern oder das Malteserkreuz beinhalten 3 oder 4 deepithelisierte Schwenklappen, die über die zentrale Basis zur Mitte hin mit einer Einzelknopfnaht fixiert werden. Es hat sich gezeigt, daß ein primäres Vollhauttransplantat über diesen Schwenklappen nekrotisch wird. Deshalb sollte dieses erst nach Einsetzen der Granulationen, d.h. nach 6-8 Tagen, aufgebracht werden. So lange kann die Haut, z.B. die beiden exzidierten Tüten von der Oberschenkelinnenseite, bei 4 °C im Kühlschrank aufbewahrt werden.

Little hat 1988 seine Skate-Technik vorgestellt, einen sehr sicheren konstanten Lappen für die Bildung einer Mamillenspitze und gleichzeitig die Tätowierung der Areola und der neuen Mamillenspitze empfohlen.

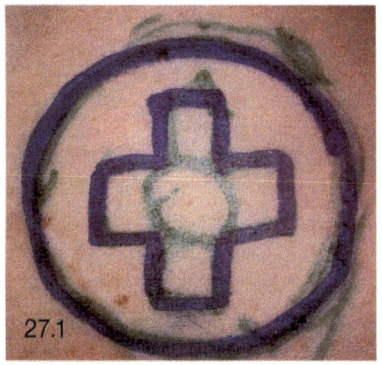 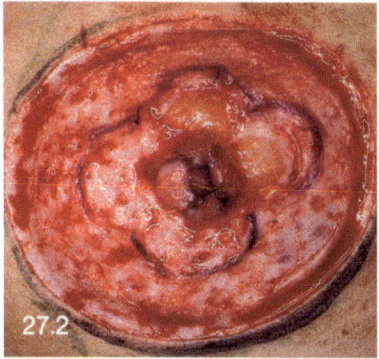 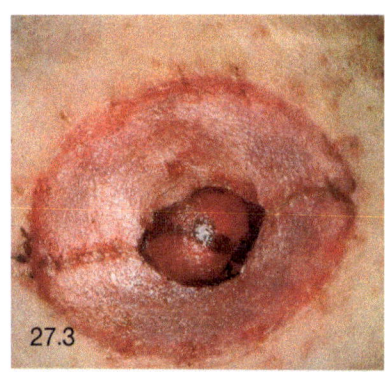

Abb. 27.1. Für eine relativ kleine Mamillenspitze bieten sich 4 Schwenklappen in Form eines Malteserkreuzes an

Abb. 27.2. Nach Deepithelisieren des Empfängerareals wird das Kreuz aus dem Korium umschnitten und die 4 Enden über dem Mittelteil miteinander vernäht

Abb. 27.3. Die aus lokalen Lappen gebildete Mamillenspitze ist häufig minderdurchblutet, so daß Vollhauttransplantate schwer angehen. Aber auch nach Abstoßen einer Oberflächennekrose verbleibt meist eine ausreichende Prominenz. Die Mamillenspitze kann aber auch erst 7 Tage später, wenn sie sich erholt hat, gedeckt werden

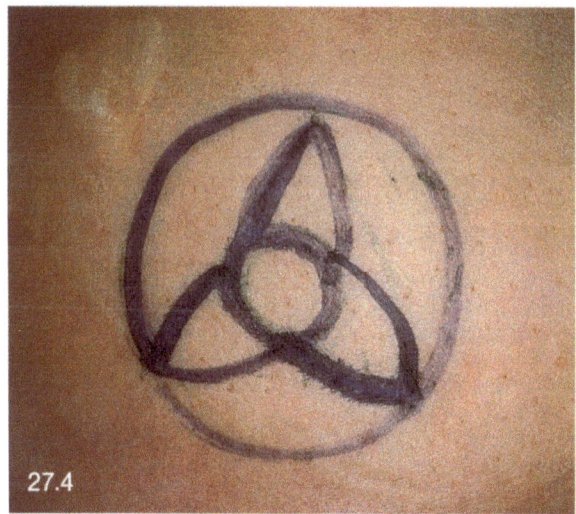

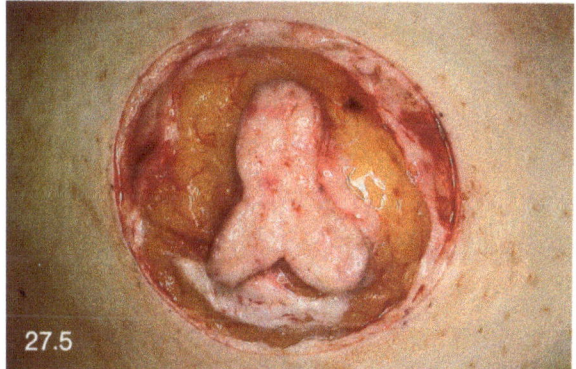

Abb. 27.5. Umschneiden des Sterns aus dem deepithelisierten Korium

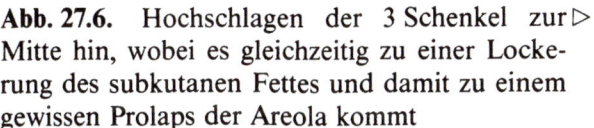

Abb. 27.4. Ist das subkutane Fett für die Durchblutung des neuen Mamillenareals ausreichend, z. B. über einem Latissimusinsellappen, so kann die Mamille auch nach der Form eines Mercedessterns rekonstruiert werden

Abb. 27.6. Hochschlagen der 3 Schenkel zur ▷ Mitte hin, wobei es gleichzeitig zu einer Lockerung des subkutanen Fettes und damit zu einem gewissen Prolaps der Areola kommt

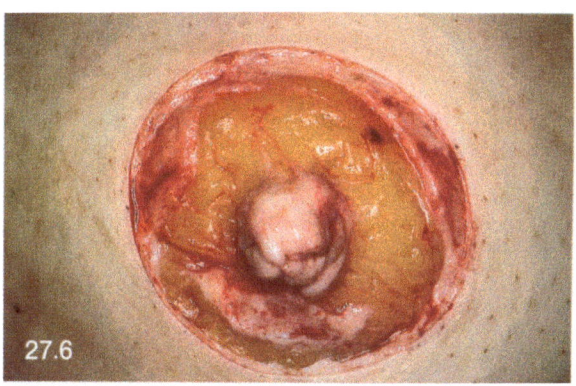

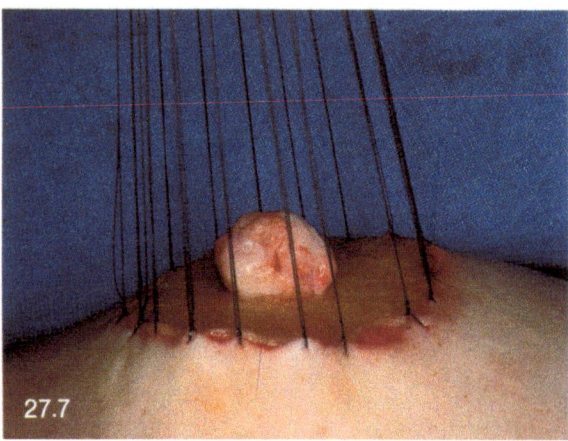

Abb. 27.7. Deckung der Subkutis und gesondertes Transplantat für die Mamille

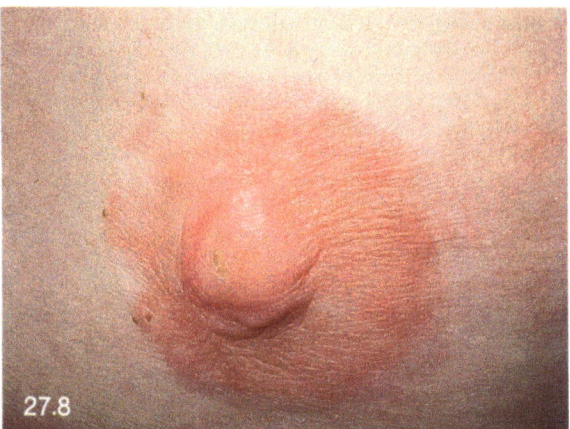

Abb. 27.8. Endergebnis 3 Monate später

Literatur

Adams WM (1949) Labial transplant for correction of loss of the nipple. Plast Reconstr Surg 4: 295–298

Allison AB, Howorth MG (1978) Carcinoma in a nipple preserved for heterotropic auto-implantation. N Engl J Med 298: 1132

Andersen JA, Gram JB, Pallesen RM (1981) Involvement of the nipple and areola in breast cancer, value of clinical findings. Scand J Plast Reconstr Surg 15: 39–42

Becker H (1986) The use of intradermal tattoo to enhance the final result of nipple-areola reconstruction. Plast Reconstr Surg 77: 673–675

Brent B, Bostwick J (1977) Nipple-areola reconstruction with auricular tissues. Plast Reconstr Surg 60: 353–361

Broadbent TR, Woolf RM, Metz PS (1977) Restoring the mammary areola by a skin graft from the upper inner thigh. Br J Plast Surg 30: 220–222

Bouvier B (1977) Problems in breast reconstruction. Med J Aust 1: 937

Gruber RP (1979) Nipple-areola reconstruction: a review of techniques. Clin Plast Surg 6: 71–83

Hartrampf C, Culbertson JH (1984) A dermal-fat flap for nipple reconstruction. Plast Reconstr Surg 73: 982–986

Höhler H (1977) Reconstruction of the female breast after radical mastectomy. In: Converse JM (ed) Reconstructive Plastic Surgery Saunders, Philadelphia pp 3710–3726

Juri J et al. (1984) Mammary reconstruction. Rev Argent Cir 46: 6

Kroll SS (1987) Nipple reconstruction with a double opposite tab flap. Plast Surg Forum 10: 219–220

Lemperle G, Exner K (1989) Verschiedene Möglichkeiten der Mamillenrekonstruktion. Chirurg 60

Lemperle G, Spitalny HH (1980) Reconstruction of the nipple and areola after radical mastectomy. Acta Chir Belg 79: 155–157

Little JW (1984) Nipple-areola reconstruction. Clin Plast Surg 11: 351–364

Little JW (1988) Nipple-areola reconstruction. In: Bostwick J (Ed) Perspectives in Plastic Surgery. Quality Medical Publishing, St. Louis

Millard DR, Devine J Jun, Warren WD (1971) Breast reconstruction: A plea for saving the uninvolved nipple. Am J Surg 122: 763

Muruci D, Jose J, Nogueira LR (1978) Reconstruction of the nipple-areola complex. Plast Reconstr Surg 61: 558

Quinn RH, Barlow JF (1981) Involvement of the nipple and areola by carcinoma of the breast. Arch Surg 116: 1139–1140

Rose JH (1980) Carcinoma in a transplantated nipple. Arch Surg 116: 1131

Spilker G, Oeking G, Biemer E (1986) Eine neue Technik der Mamillenrekonstruktion. Handchirurgie 18: 19

Spitalny HH, Lemperle G (1982) Techniken zur Wiederherstellung der Brustwarze. In: Bohmert H (Hrsg) Brustkrebs und Brustrekonstruktion. Thieme, Stuttgart New York, S 190

Teil G

Strahlentherapie

28 Strahlenfolgen

Soll eine radiologische Therapie effektiv sein, so müssen Strahlenfolgen der Haut, der Subkutis, des Periosts und mitunter auch der Lunge in Kauf genommen werden. Die Tragik der chronischen Strahlenfolgen liegt darin, daß sie zeitlebens progredient sind, d.h. daß Ulzerationen und Strahlenkarzinome auch noch nach mehreren Dekaden auftreten können. Das typische Radioderm mit Gefäßinjektionen, Fibrosierungen und oberflächlichen Ulzerationen wurde vorwiegend in der Ära der Röntgenbestrahlung gesehen. Dagegen führen die hautschonenden γ-Strahlen (z.B. Kobalt 60) mitunter zu starken Indurationen und Fibrosierungen des Subkutangewebes und der Muskulatur, während die schnellen Elektronen aus Hochvoltgeräten (Betatron und Linearbeschleuniger) oft Fibrosierungen in der Tiefe, d.h. in der Lunge oder im Mediastinum, zur Folge haben.

Strahlenfolgen sind leider im Einzelfall nicht vorhersehbar, da die Radiologen individuelle Parameter wie Reaktionen des Immunsystems, der Haut, des Vegetativums sowie Eß- und Rauchgewohnheiten, aber auch lokale Faktoren der Haut wie die Dicke des Koriums und der Subkutis, die Durchblutungsverhältnisse derselben, eine helle, dunkle oder rötliche Komplexion der Patientin und dgl. bei der Errechnung der Bestrahlungsdosis noch nicht berücksichtigen können.

Patientinnen mit ausgeprägten chronischen Strahlenschäden berichten häufig, daß es bereits während der Bestrahlungsserie zu Hautmazerationen und schweren Entzündungen der Haut kam, die Bestrahlungsserie jedoch „durchgezogen" wurde. Da es sich bei den meisten Patientinnen, bei denen wegen Strahlenfolgen ein plastisch-chirurgischer Eingriff nötig ist, um eine prophylaktische Bestrahlung gehandelt hatte, steht der plastische Chirurg generell der adjuvanten Strahlentherapie kritisch gegenüber. Die therapeutische Bestrahlung hat zweifellos ihren festen Stand in der Behandlung des Mammakarzinoms (z.B. bei einer Lymphangiosis oder Hämangiosis) und dann, wenn die chirurgischen Möglichkeiten erschöpft sind.

Sind Strahlenfolgen jedoch der unvermeidliche Preis für die Vernichtung eines bösartigen Tumors, so hat die plastische Chirurgie in den letzten 10 Jahren fast für jedes Körperareal einen muskulokutanen Lappen – ggf. frei transplantiert mit Mikroanastomosen – entwickelt. Der therapeutische Nihilismus, der gerade unter Radiologen und Chirurgen aufgrund früherer schlechter Erfahrungen bei der Behandlung von Strahlen-

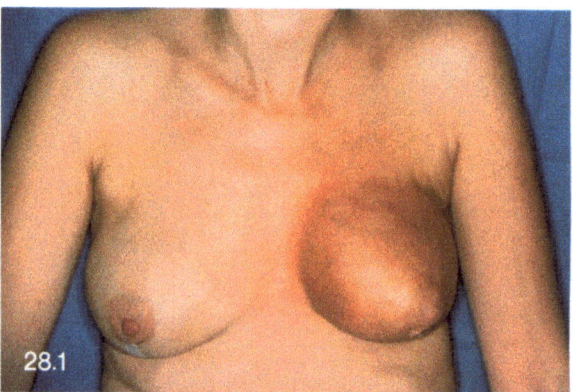

Abb. 28.1. Zustand 2 Jahre nach Tumorektomie und anschließender Bestrahlung. Die linke Brust ist heiß, gefühllos und hart. Die adjuvante Nachbestrahlung ist heute umstritten und so lange problematisch, bis bei der Berechnung der Dosierung die biologischen Faktoren, die die individuelle Strahlensensibilität bestimmen, mit einbezogen werden. Diese Patientinnen wurden alle in den Jahren 1982–1987 bestrahlt!

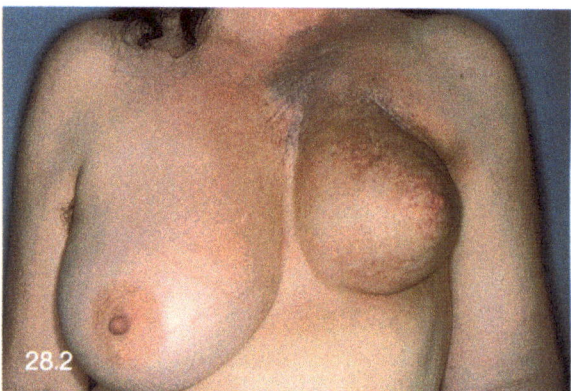

Abb. 28.2. Zustand nach Quadrantenresektion links und Nachbestrahlung. Die Brust ist sehr hart, aber nicht schmerzhaft. Die Patientin kommt wegen Verdacht auf ein Rezidiv, welches sich histologisch jedoch nicht bestätigt

folgen vorherrscht, hat heute keine Grundlage mehr. Die Wundheilung ist im bestrahlten Areal fraglos verzögert, weshalb freie Spalt- und Vollhauttransplantate nur sehr langsam und oft mit Defekten anwachsen. Lokale Schwenklappen sind ebenfalls mit einer hohen Komplikationsrate verbunden, weil die den Strahlenschaden umgebende Haut meistens durch Streustrahlen zunächst unsichtbar geschädigt ist. Die Methode der Wahl bei allen Strahlenulzera ist deshalb nach tiefer Exzision die Deckung des Defekts mit einem muskulokutanen Lappen.

An der Thoraxwand kommt der Patientin mit einem lang bestehenden Strahlenulkus die massive Pleuraschwarte zugute, die die Stabilität des Thorax gewährleistet, wenn Rippen in diesem Bereich reseziert werden müssen.

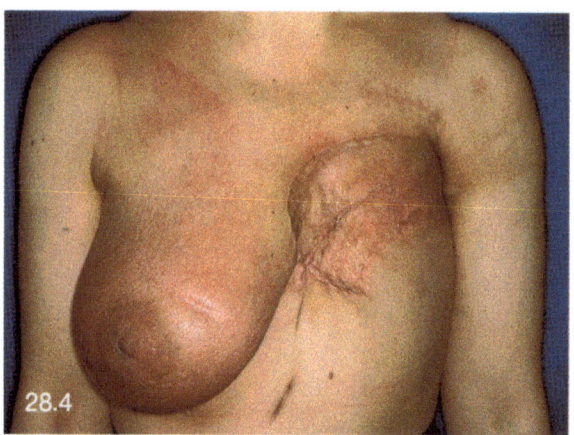

Abb. 28.4. Zur besseren Beobachtung von möglichen Lokalmetastasen kommt nach großzügiger Resektion zunächst nur eine Spalthauttransplantation in Frage

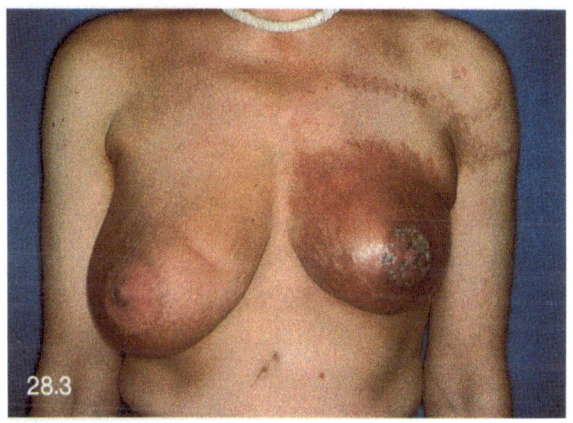

Abb. 28.3. 44jährige Patientin mit kleinem Karzinom im linken äußeren unteren Quadranten. Brusterhaltende Therapie und Nachbestrahlung. Jetzt ist die ganze Brust ein Rezidiv

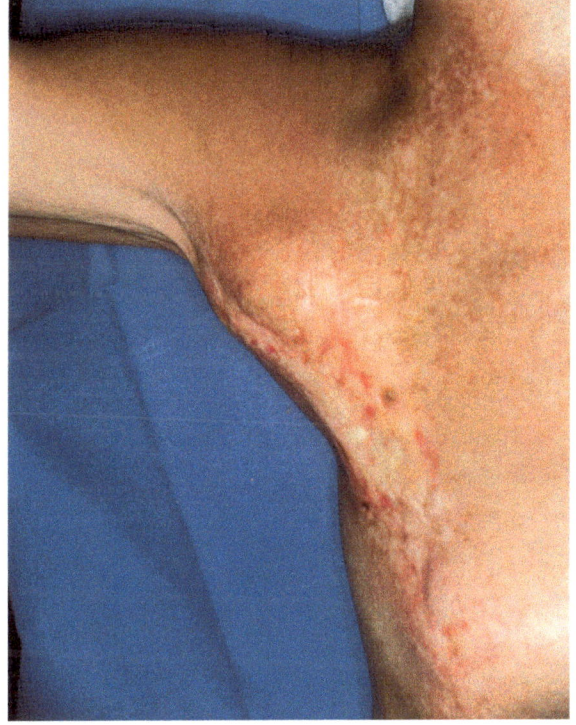

Abb. 28.5. Subkutane Fibrosierung nach Kobaltbestrahlung der Axilla. Es handelt sich glücklicherweise nicht um ein Rezidiv

148 Strahlentherapie

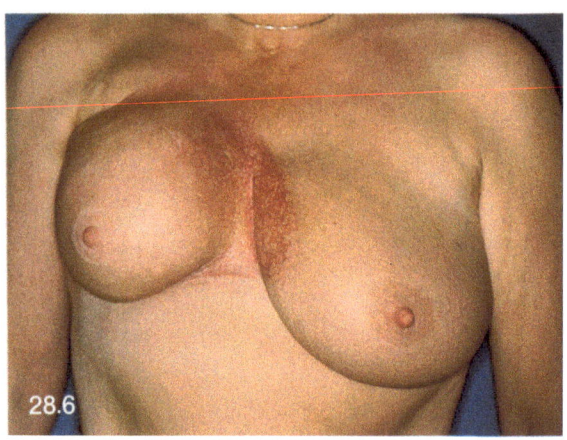

Abb. 28.6. Steinharte, schmerzhafte Brust nach Tumorektomie und Nachbestrahlung

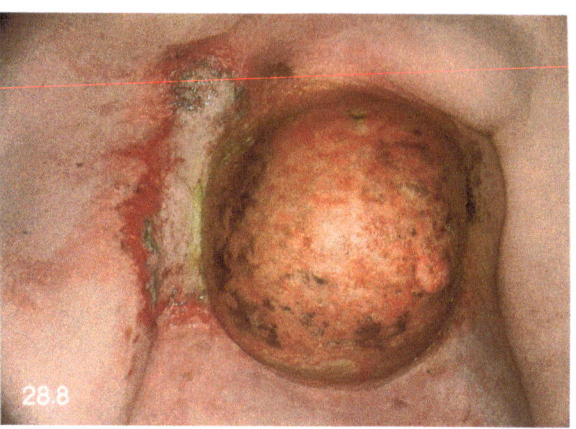

Abb. 28.8. Ulzeration im sternalen Feld und maximale Schrumpfung der linken Brust nach Tumorektomie und Bestrahlung vor 3 Jahren

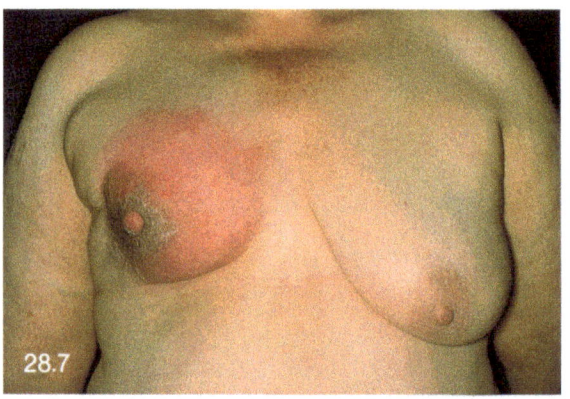

Abb. 28.7. Inflammatorisches Karzinomrezidiv in bestrahlter Brust. Ein $T_1N_0M_0$-Tumor wurde 2 Jahre zuvor aus dem rechten unteren Quadranten entfernt

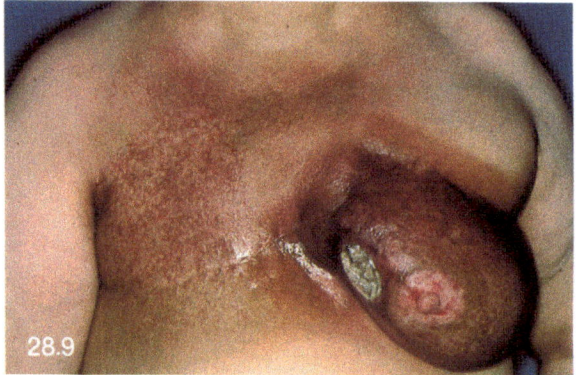

Abb. 28.9. Übelriechende Exulzeration nach Bestrahlung eines Mammakarzinomrezidivs vor 2 Jahren

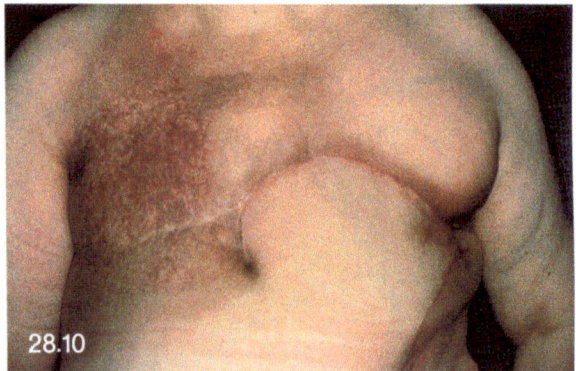

Abb. 28.10. Großzügige Exzision und Deckung des Defektes mit einem breiten thorakoepigastrischen Lappen

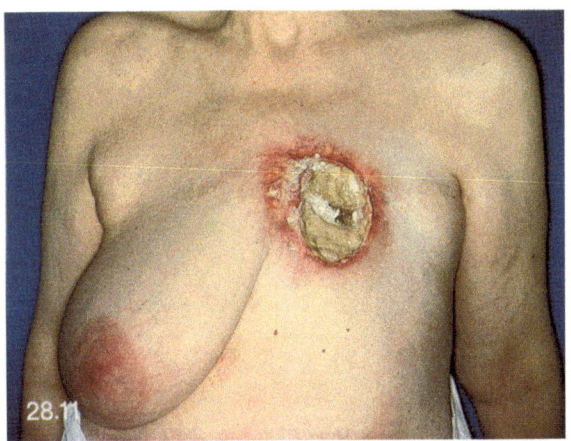

Abb. 28.11. Extrem übelriechender Strahlenulkus der linken Thoraxwand mit freiliegendem Sternum und Rippen, welches seit 8 Jahren konservativ behandelt wird

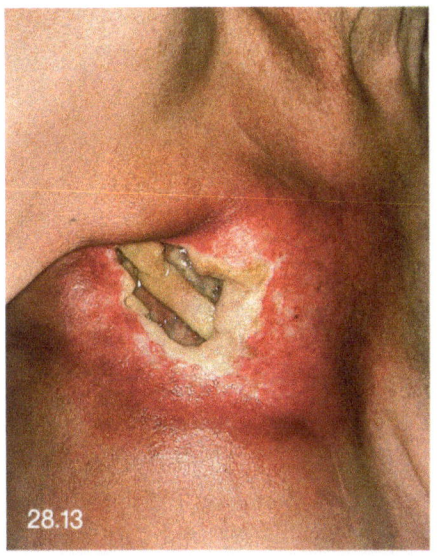

Abb. 28.13. Schwere Radionekrose der rechten Thoraxwand mit massivem Pleuraempyem und entsprechender Schwartenbildung

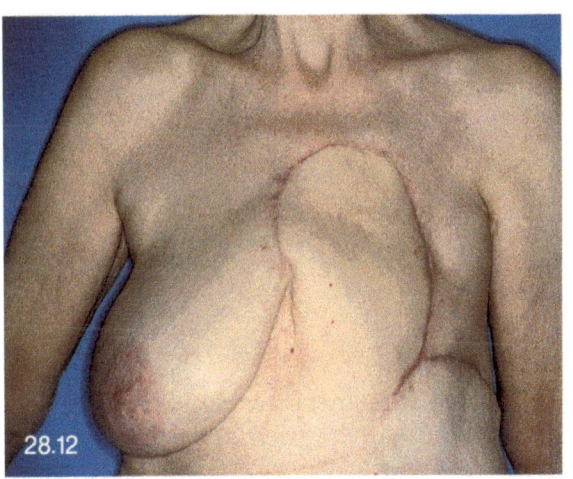

Abb. 28.12. Nach großzügiger lokaler Resektion bis hinunter auf die immer zu findende dicke Pleuraschwarte wird der Defekt mit einem thorakoepigastrischen Lappen primär gedeckt; wir bevorzugen eine gezielte Antibiotikatherapie

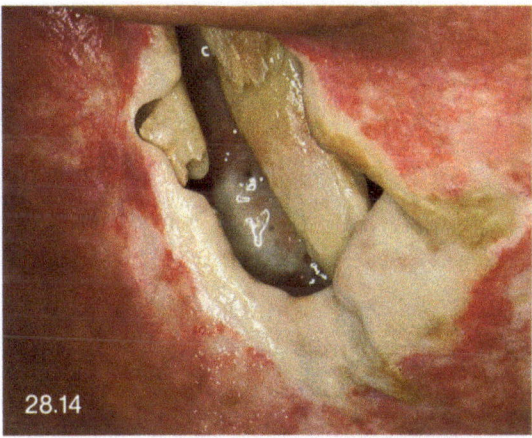

Abb. 28.14. Täglich muß 1 Tasse voll Eiter aus der Pleurahöhle entleert werden. Hier bietet sich ein TRAM-Lappen zur Sanierung an (s. Abb. 34.2)

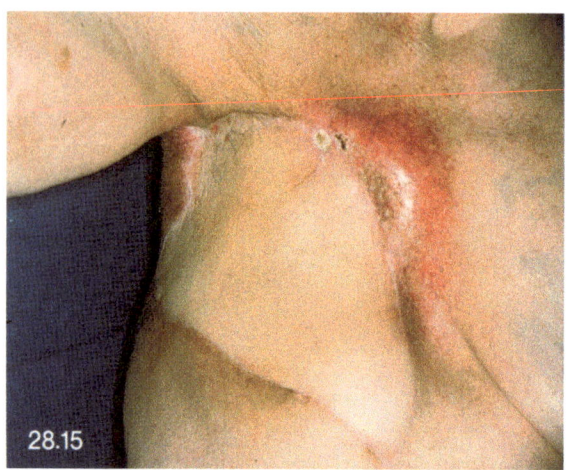

Abb. 28.15. Nach Resektion von 3 Rippen Saug-Spül-Drainage der Pleurahöhle und gute Einheilung des Unterbauchlappens von der kontralateralen Seite

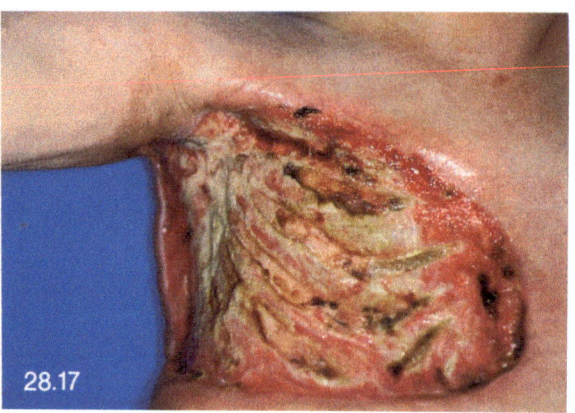

Abb. 28.17. Nach der Ablatio wird wegen Infektionsgefahr 1 Woche gewartet

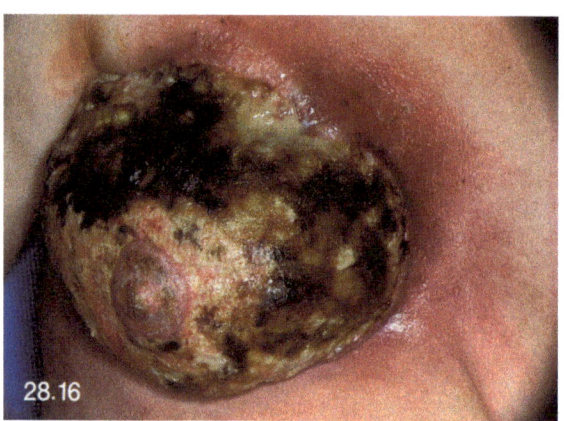

Abb. 28.16. Akute Strahlennekrose der rechten Brusthaut mit erhaltener Mamille. Die foudroyante Infektion begann im Anschluß an eine kleine Narbenexcision 4 Monate nach der prophylaktischen Bestrahlung der Brust

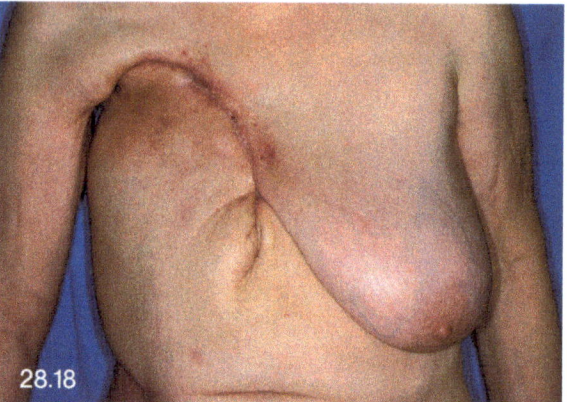

Abb. 28.18. Postoperatives Ergebnis 3 Wochen nach Deckung mit einem großen thoracoepigastrischen Lappen, der zuvor einmal „trainiert" worden war

Literatur

Berrino P, Campora E, Santi P (1987) Postquadrantectomy breast deformities: Classification and techniques of surgical correction. Plast Reconstr Surg 79: 567-572

Krebs H (1984) Mammatransposition und Omentumtransposition bei Strahlenfolgen im Thoraxbereich. In: Lemperle G, Koslowski L (Hrsg) Chirurgie der Strahlenfolgen. Urban & Schwarzenberg, München, S 114-118

Lemperle G, Koslowski L (1984) Chirurgie der Strahlenfolgen. Urban & Schwarzenberg, München

Lemperle G, Radu D (1981) Die plastisch-chirurgische Dekkung von Strahlenulcera im Thorax- und Beckenbereich. Langenbecks Arch Chir 355: 187-192

Mühlbauer W, Olbrisch RR (1977) The latissimus dorsi myocutaneous flap for breast reconstruction. Chir Plastica 4: 27-34

Olivari N (1984) Deckung von Thoraxwanddefekten mit dem latissimus-dorsi-Lappen. In: Lemperle G, Koslowski L (Hrsg) Chirurgie der Strahlenfolgen. Urban & Schwarzenberg, München, S 91-101

Petit IY (1987) Reconstruction problems in the postradiation contracted breast after conservative treatment. In: Bohmert H (Hrsg) Brustkrebs: Organerhaltung oder Rekonstruktion. Thieme, Stuttgart

Przybilski R, Lemperle G (1984) Verschiedene Schwenklappenplastiken zur Deckung von Strahlenulcera. In: Lemperle G, Koslowski L (Hrsg) Chirurgie der Strahlenfolgen. Urban & Schwarzenberg, München, S 80-90

Radu D, Lemperle G (1984) Der musculocutane Rectuslappen für Strahlenulcera der Brustwand und der Leiste. In: Lemperle G, Koslowski L (Hrsg) Chirurgie der Strahlenfolgen. Urban & Schwarzenberg, München, S 124-130

Scherer E, Busch M, Müller RD (1984) Heilungschancen und Schädigungsmöglichkeiten bei der radiologischen Tumortherapie. In: Lemperle G, Koslowski L (Hrsg) Chirurgie der Strahlenfolgen. Urban & Schwarzenberg, München, S 14-30

Trott KR (1984) Strahlenbiologische Faktoren bei der Entstehung von Strahlenfolgen an der Haut. In: Lemperle G, Koslowski L (Hrsg) Chirurgie der Strahlenfolgen. Urban & Schwarzenberg, München, S 31-35

Teil H
Lokalmetastasen

Indikation

In den USA herrscht die Meinung vor, daß eine Lokalmetastasierung immer Ausdruck einer generalisierten Metastasierung ist (WILLIS 1973; DEUTSCH et al. 1986; BOSTWICK et al. 1986). Lokale Rezidive oder lokale Metastasen werden deshalb häufig nicht chirurgisch angegangen, sondern die Patientin wird zum Onkologen überwiesen.

In Europa glaubt man, daß ein Teil der Lokalrezidive aus Zellen entsteht, die vor oder während der Ablatio mammae in Lymphspalten abgeschwommen und aus irgendwelchen Gründen dort hängengeblieben sind. Die retrospektive Analyse von 80 Patientinnen mit Lokalmetastasen, die in unsere Klinik zur Operation kamen, zeigte (ENKE 1984), daß nur 17,5% der Patientinnen nach der operativen Entfernung der Lokalmetastasen eine generalisierte Metastasierung innerhalb von 6 Jahren bekamen. 31% bekamen weitere Lokalmetastasen, so daß die Gesamtmortalität unter allen Patientinnen mit Lokalmetastasen auf 47,5% anstieg, d.h. nicht höher als es die Prognose der entsprechenden Tumorstadien erkennen ließ. Es ist deshalb unsere Praxis, alle Lokalmetastasen, die auf irgendeine Weise operabel sind, chirurgisch zu entfernen und den Defekt plastisch zu decken. Wir sehen aus psychologischen Gründen auch eine Indikation bei den Patientinnen, bei denen bereits Lungen-, Leber- oder Knochenmetastasen vorhanden sind; letztere werden von der Patientin als solche ja nicht wahrgenommen; eine Lokalmetastase erinnert die Patientin jedoch täglich an ihr Leiden und dessen infauste Prognose.

Selbstverständlich werden die heutigen Möglichkeiten der Onkologie und Radiologie an die chirurgische Behandlung der Lokalmetastasen angeschlossen. Wir sehen jedoch häufig Lokalmetastasen unter einer Chemotherapie oder 6-12 Monate nach Beendigung einer Chemotherapie aufschießen, so daß anzunehmen ist, daß die Chemotherapie die Zellen häufig nicht tötet, sondern nur deren Teilung hemmt bzw. hinausschiebt.

Ähnliches sehen wir auch nach prophylaktischer Bestrahlung der Brustwand: Von den 80 Patientinnen waren 35 (44%) nachbestrahlt worden; die Metastasen schienen in der bestrahlten Haut um so foudroyanter zu wachsen. Außerhalb des Bestrahlungsfeldes sahen wir erst im Endstadium Metastasen aufschießen. - Die adjuvante Bestrahlung ist deswegen als Routinetherapie in der Mitte der 70er Jahre verlassen worden.

Technik

Entstehen Metastasen in der Haut einer wiederaufgebauten Brust oder nach subkutaner Mastektomie, so müssen selbstverständlich große spindelförmige Hautanteile mit dem entsprechenden Sicherheitsabstand reseziert und ggf. auch die Prothese entfernt werden. Der Entschluß zur radiologischen Nachbehandlung oder erneuten Chemotherapie fällt dabei schwer.

Da bei der „radikalen" Entfernung von Lokalrezidiven und Metastasen oft eine Rippenresektion notwendig wird, sind ausreichende Erfahrungen in der Thoraxchirurgie für eine solche Operation Voraussetzung. Häufig kommen jedoch Patientinnen mit linsengroßen Knoten in der Kutis oder Subkutis, die dann unter Mitnahme der darunterliegenden Muskulatur und ggf. des Rippenperiostes mit 1 cm Sicherheitsabstand entfernt werden können. Der Verschluß des Defekts erfolgt durch Unterminieren der Wundränder - was in bestrahltem Gebiet zu Wundrandnekrosen führen kann! - oder mit Hilfe lokaler Schwenklappenplastiken.

Ist jedoch die Interkostalmuskulatur mit befallen, so muß außer den benachbarten Rippen auch die Pleura reseziert werden. Dies bietet eine gute Gelegenheit, die Thoraxwand von pulmonal her zu palpieren und eine Pleuraexzision für die Histologie ggf. zu gewinnen. Häufig lassen sich im Punktat eines Pleuraergusses keine karzinomatösen Zellen nachweisen; hier erbringt nur die Pleurabiopsie die notwendige Klärung! Rippen- und Pleuradefekte lassen sich am besten mit muskulokutanen Lappen - an erster Stelle mit dem M. latissimus dorsi, dem Pektoralisinsellappen oder dem vertikalen oder transversalen Rektuslappen - decken. Ein Ersatz der fehlenden Pleura ist nicht notwendig, da die Muskulatur sehr gut mit der Pleura visceralis verwächst und den Thorax luftdicht abschließt. Es ist erstaunlich, wie viele Rippen fehlen können, sogar das gesamte Sternum, ohne daß klinisch erkennbare oder subjektive Atembeschwerden daraus resultieren. Seit einer Mitteilung von FREILINGER, (1983, persönliche Mitteilung), daß 2 ganze Brustbeine nach einer Trichterbrustoperation infizierten und in toto entfernt werden mußten, ohne daß die beiden Jugendlichen davon eine Atemeinbuße zurückbehalten hätten, gehen wir sehr großzügig an die sternalen Metastasen und versuchen, sie weit im Gesunden zu resezieren (Abb. 32.15), ggf. mit den Köpfen der Schlüsselbeine und knorpeligen Anteilen der Rippen. Selbst Defekte von Handgröße, in denen 5 Rippen fehlten, ließen sich primär gut mit einem Latissimuslappen schließen (Abb. 32.21); sie waren später allerdings durch eine paradoxe Atmung ohne klinische Beschwerden auffällig.

Komplikationen

Die Komplikationen sind diejenigen, die bei großen Lappenplastiken in der plastischen Chirurgie zu einem gewissen Prozentsatz erwartet werden müssen. Raucher sind bezüglich Spitzennekrosen und Wundranddehiszenzen eindeutig stärker gefährdet und sollten ihre schlechte Gewohnheit möglichst sofort nach Indikationsstellung unterlassen. Die Amerikaner fordern 4 Wochen strenge Abstinenz präoperativ!

In jedem Fall ist bei Auftreten von Komplikationen eine rasche 2. Operation und nicht eine Sekundärheilung anzustreben! Sekundärheilungen - gerade bei Karzinompatienten - gehören in die Chirurgie des vergangenen Jahrhunderts.

29 Hauttransplantate

Der für die Patientin sicherste Weg nach Entfernung von Hautmetastasen ist die temporäre Deckung des Defektes mit Spalthaut. Auf dieser können kleinste Rezidive in Hirsekorngröße bereits entdeckt und entfernt werden. Allerdings erfordert Spalthaut zum Anwachsen einen guten Untergrund, der nicht aus freiliegenden Rippen, einer schlecht durchbluteten Pleuraschwarte oder aus einer Strahlenfibrose bestehen darf. In Grenzfällen kann der Versuch mit einem Netztransplantat gemacht werden oder die Wunde zunächst mit einer Kunsthaut (Epigard) für 8-10 Tage abgedeckt werden, bis sich in der Tiefe die ersten Granulationen zeigen.

Ist die unter einem Bolusdruckverband 8 Tage lang fest angepreßte Haut gut angewachsen und zeigt sich innerhalb eines Jahres kein Rezidiv mehr, so kann das oft unschöne und geschrumpf-

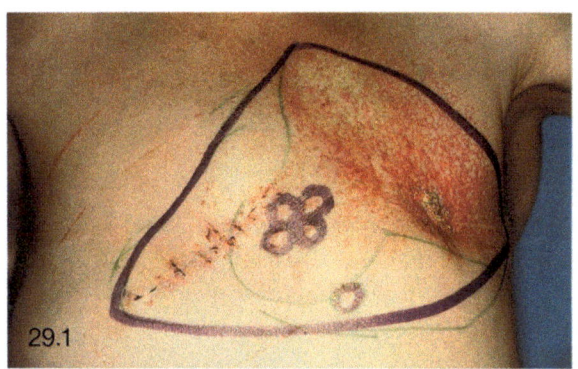

Abb. 29.1. Treten multiple Hautmetastasen – wie hier 7 und 9 Monate nach Ablatio beiderseits – auf, so empfiehlt sich die Exzision eines großen Hautareals bis hinunter zur Faszie und Deckung mit Spalthaut, damit evtl. weiterhin aufschießende Metastasen frühzeitig erkannt werden

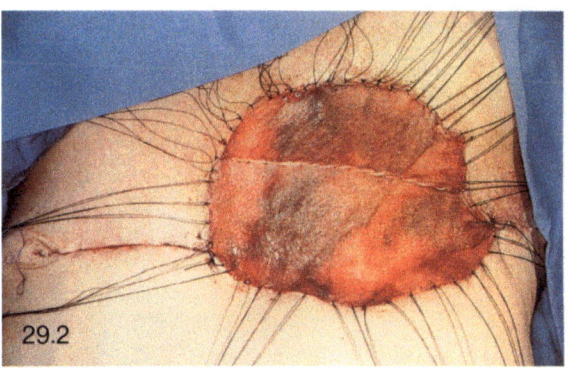

Abb. 29.2. Häufig sind diese foudroyant aufschießenden Hautmetastasen mit einer Lymphangiosis verbunden, so daß eine postoperative Bestrahlung 3 Wochen nach Transplantation indiziert ist. Die Zurückhaltung vieler Radiologen gegenüber der Bestrahlung von Spalthauttransplantaten ist unbegründet. Sie sind nicht empfindlicher als normal durchblutete Haut

te Spalthauttransplantat exzidiert und der Defekt mit einer Schwenklappenplastik neu gedeckt werden.

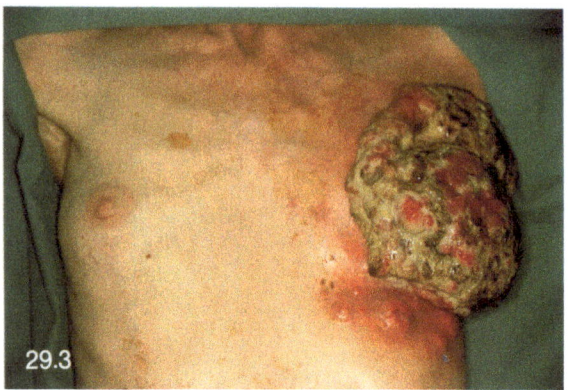

Abb. 29.3. Auch bei großen exulzerierenden Tumoren, die sich von den Rippen ablösen lassen, ist zunächst ein Spalthauttransplantat indiziert

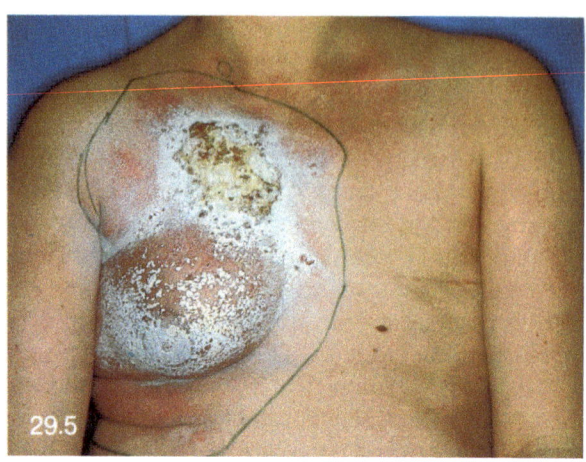

Abb. 29.5. Auch auf 2mal bestrahlter Brustwand kann zunächst der Versuch einer Spalthauttransplantation gemacht werden

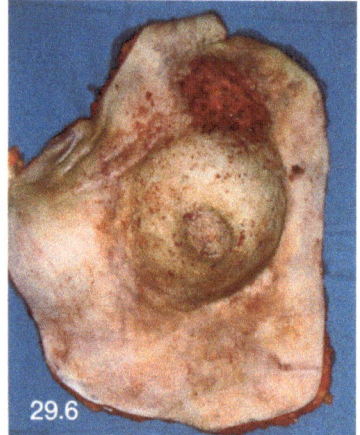

Abb. 29.6. Das Operationspräparat ließ sich gut von der Thoraxwand lösen

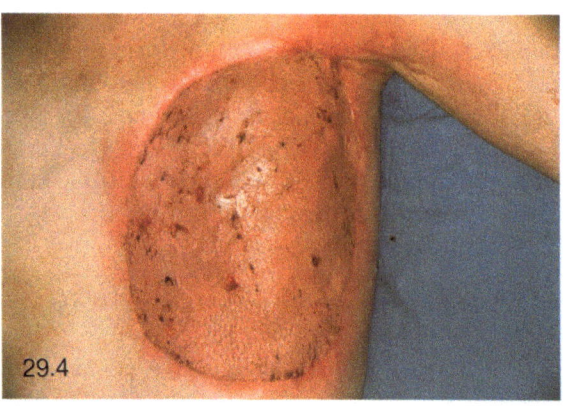

Abb. 29.4. Die Spalthaut geht auch auf dem Rippenperiost sehr gut an, wenn dieses nicht vorbestrahlt worden ist

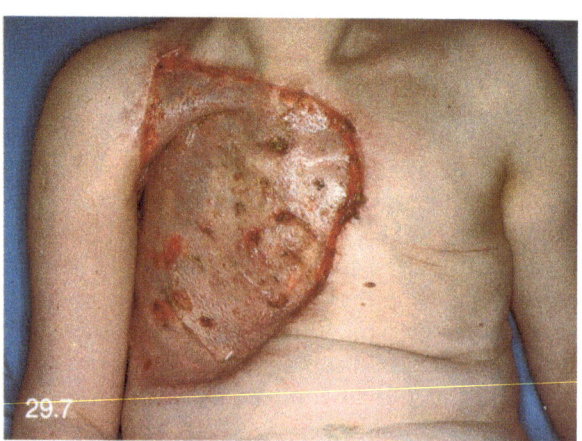

Abb. 29.7. 8 Wochen später ist das bestrahlte ▷ Areal von Spalthaut bedeckt

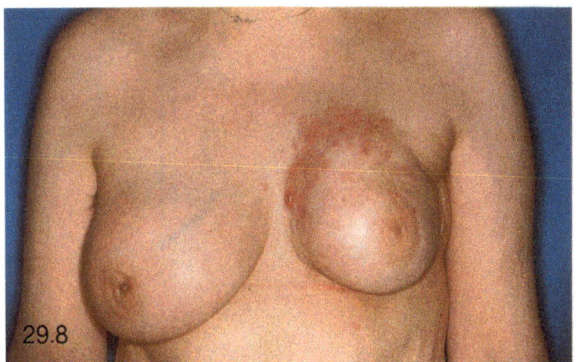

Abb. 29.8. Hautmetastasen 2 Jahre nach subkutaner Mastektomie und Wiederaufbau mit einem Silikonimplantat

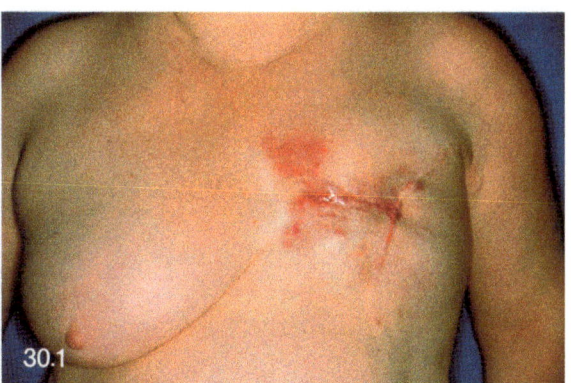

Abb. 30.1. Foudroyante lokale Rezidivierung eines Mammakarzinoms

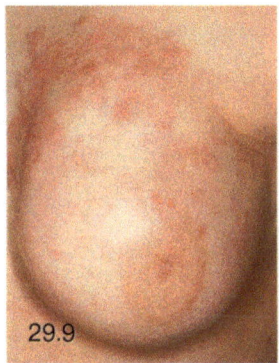

Abb. 29.9. Innerhalb von 4 Monaten kam es zu dieser Aussaat

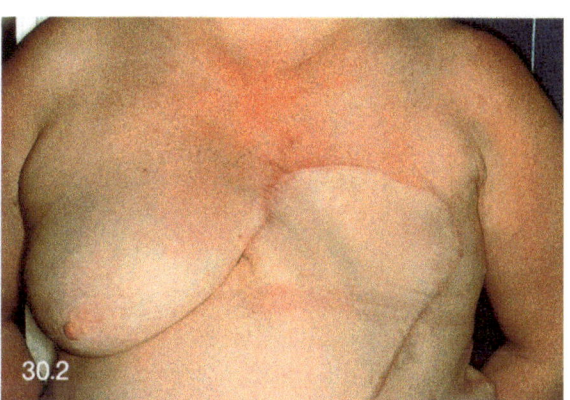

Abb. 30.2. Nach großzügiger Exzision und Teilresektion der Rippen IV und V wird der Defekt mit einem breiten thorakoepigastrischen Lappen verschlossen. Die mitgenommene Muskelfaszie kommt direkt auf die Pleura visceralis zu liegen; sie wird von dieser „pleuralisiert", d. h. mit Pleuraepithel überzogen

30 Lokale Schwenklappen

Liegen Rippen, eine Pleuraschwarte oder gar ein offener Thorax nach der radikalen Entfernung der Metastasen frei, so sollte der Defekt entweder mit einem muskulokutanen Lappen oder einer fasziokutanen Schwenklappenplastik gedeckt werden. Ersterer ist sicher aufwendiger und sollte tieferen Defekten vorbehalten bleiben, letzterer kann auch bei alten und gebrechlichen Patienten – ggf. in Lokalanästhesie – relativ einfach und sicher zur Ausheilung führen (Abb. 30.9–30.12).

Eine gezielte lokale Antibiotikatherapie und ggf. eine Spül-Saug-Drainage ist bei allen infizierten Defekten für uns eine Selbstverständlichkeit.

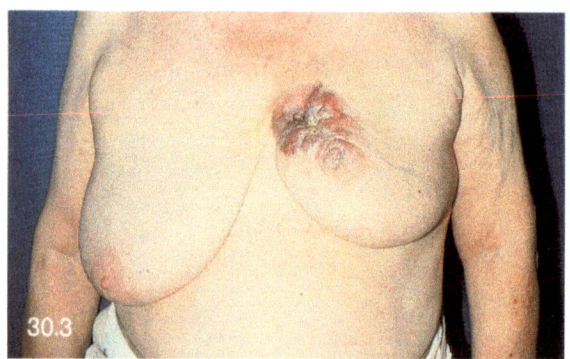

Abb. 30.3. Großes, noch gut verschiebliches Mammakarzinom, welches die Patientin 8 Jahre lang „erfolgreich" vor ihrem Hausarzt verheimlicht hatte

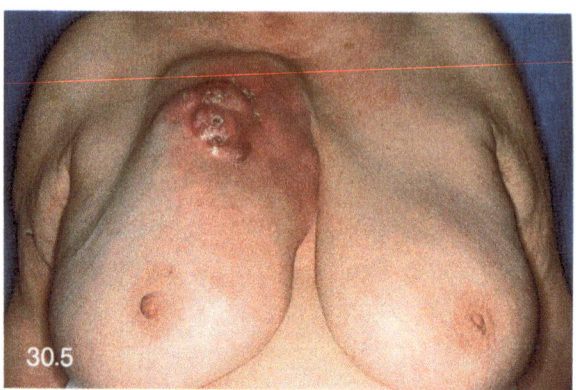

Abb. 30.5. Seit 10 Jahren bekanntes Mammakarzinom einer 75jährigen Patientin

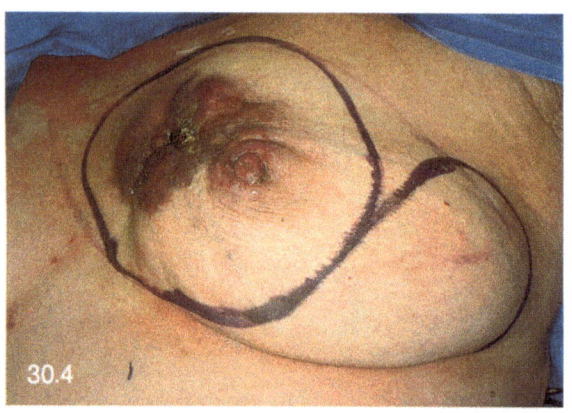

Abb. 30.4. Aus dem lateralen Anteil der Brust wird ein Schwenklappen für den entstandenen Defekt gebildet

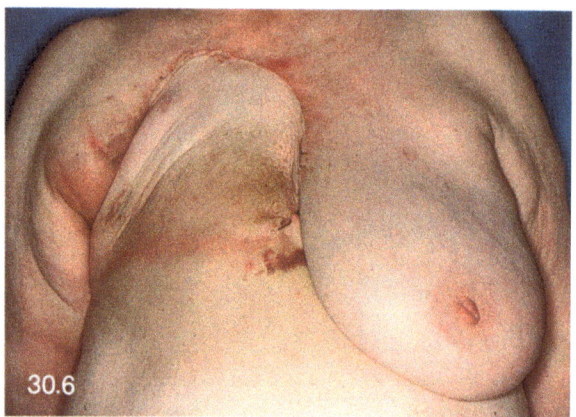

Abb. 30.6. Nach großzügiger Exzision wird der Defekt mit der Haut der beiden unteren Quadranten gedeckt. Lymphknotenmetastasen waren nicht nachweisbar

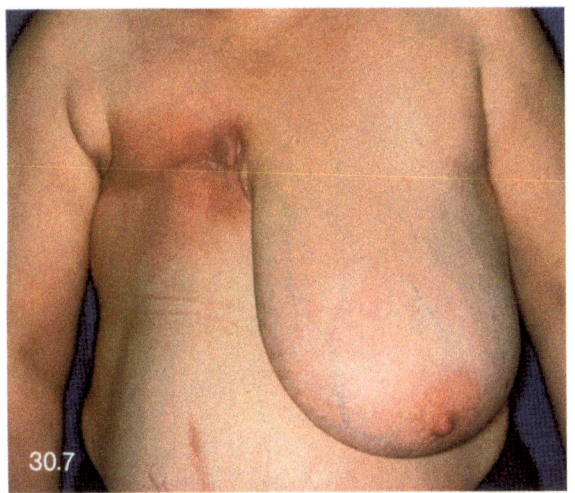

Abb. 30.7. Strahlenulkus mit lokalem Rezidiv

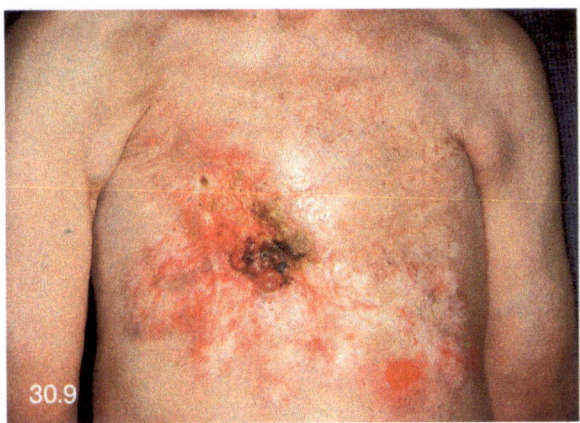

Abb. 30.9. Lokalrezidivierung eines Adenokarzinoms, 40 Jahre nach Ablatio beiderseits und anschließender Röntgenbestrahlung der Thoraxwand

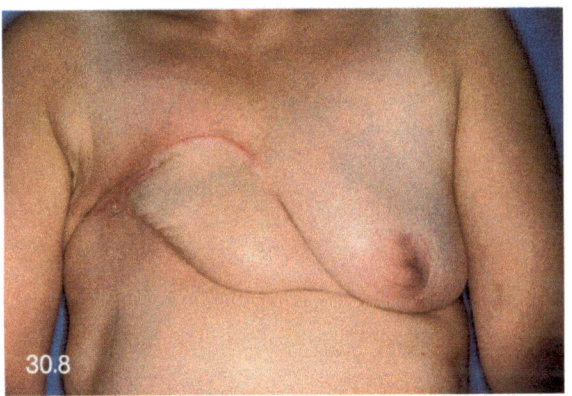

Abb. 30.8. Bei der aus statischen Gründen indizierten Reduktionsmammaplastik wird gleichzeitig auch das Lokalrezidiv ausgeschnitten und dieses mit einem in der Inframammarlinie gestielten Hautlappen aus der Unterseite der Brust gedeckt

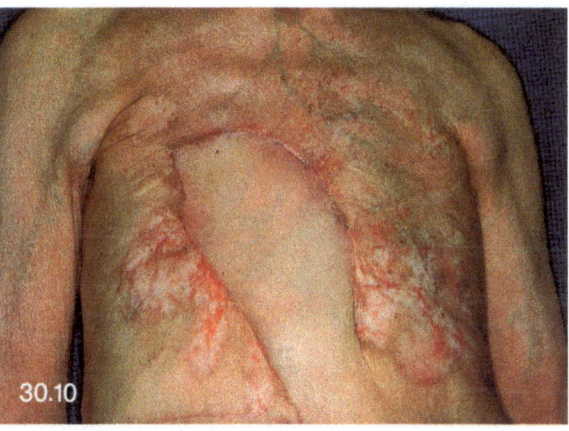

Abb. 30.10. Der nach der Exzision des Tumors entstandene Defekt wird mit einem thorakoepigastrischen Lappen gedeckt

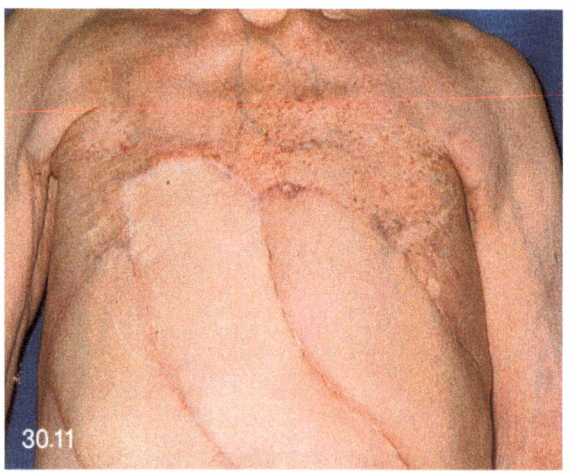

Abb. 30.11. Weitere Lokalrezidive in der Umgebung werden mit 2 weiteren lokalen Schwenklappen gedeckt, die relativ sicher aus der lockeren Haut der 82jährigen Patientin entnommen werden können

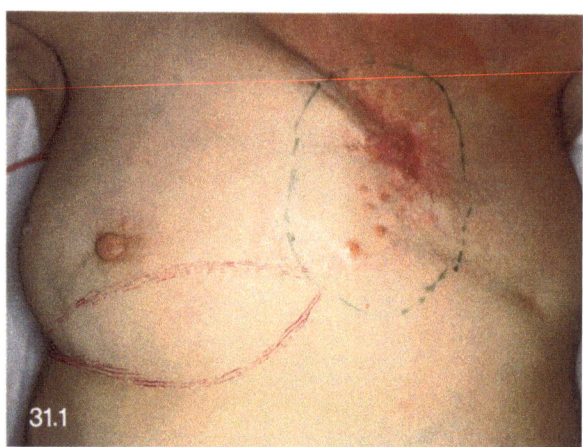

Abb. 31.1. Lokale Metastasierung im medialen Bestrahlungsfeld. Es bietet sich eine Hautspindel aus der Unterseite der rechten Brust an, die ihre Blutversorgung über den M. pectoralis major bekommt

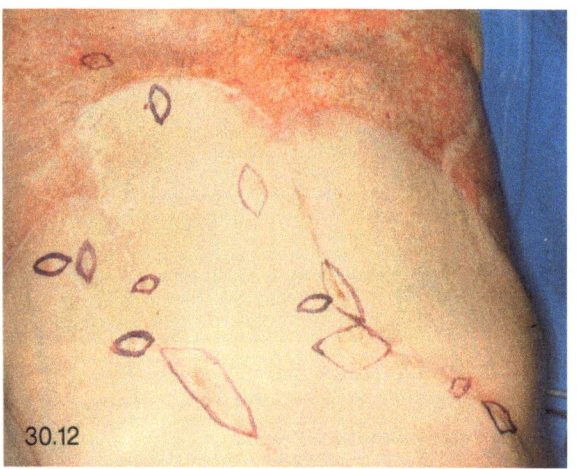

Abb. 30.12. Weitere Hautmetastasen in der zur Deckung verwendeten Bauchhaut werden einzeln exzidiert. Es besteht kein Anhalt für Fernmetastasen

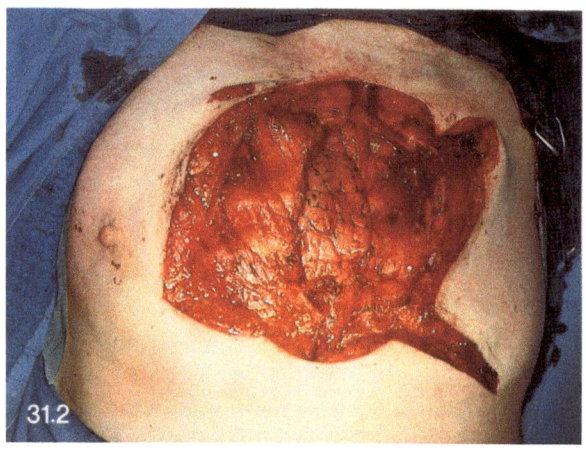

Abb. 31.2. Resektion des Sternums und der entsprechenden Rippenansätze. Die Lunge liegt frei und wird direkt mit dem großen Brustmuskel gedeckt

31 Pektoralisinsellappen

Für große Sternumdefekte bietet sich der Pektoralisinsellappen der kontralateralen Seite an. Um eine gute Beweglichkeit dieses Muskels zu erreichen, muß er vollständig von seinen Ursprüngen am Thorax und seinem Ansatz am Oberarm abgetrennt werden.

Wegen seiner optimalen Durchblutung gewährleistet er die sichere Versorgung eines handflächengroßen Hautareals, welches zur Hälfte oberhalb und unterhalb der Inframammarlinie liegt (Abb. 31.1). Kleine Sternumdefekte können auch mit Teilen des M. pectoralis major abgedeckt werden, indem diese türflügelartig in den Hohlraum eingeschlagen werden. Die Durchblutung erfolgt hierbei durch die Aa. perforantes der A. mammaria interna.

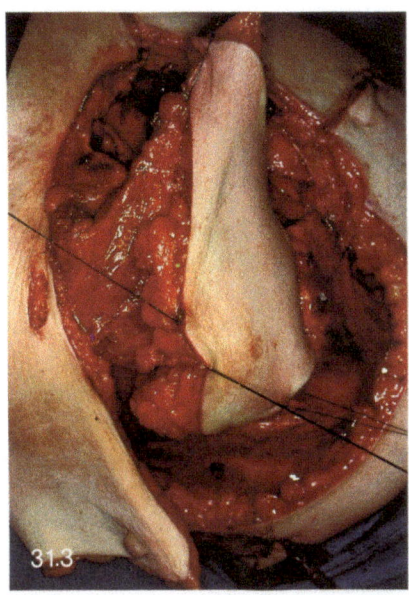

Abb. 31.3. Der Pektoralmuskel ist in ganzer Ausdehnung von seinen Ursprüngen an den Rippen und seinem Ansatz am Oberarm abgetrennt

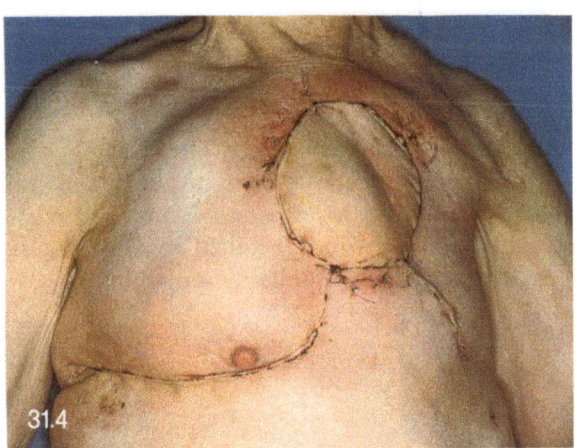

Abb. 31.4. Postoperatives Resultat

32 Latissimusinsellappen

Der M. latissimus dorsi erlaubt sicher den muskulokutanen Insellappen mit dem größten Radius. Auch ohne Durchtrennung seines Ansatzes am Oberarm reicht er weit über die Mitte des Thorax und deckt jeden Sternumdefekt (Abb. 32.10-32.12). In einem Fall von „cancer en cuirasse" hat BAUDET (1987, persönliche Mitteilung) die gesamte Rückenhaut auf beiden M. latissimus dorsi als Träger getrennt nach vorne transportiert und eine primäre Einheilung erzielt. OLIVARI (1976) hat mit gestielten Latissimuslappen größte Strahlenulzera und Defekte nach Metastasenresektion am Thorax fast immer primär gedeckt. Wegen seiner optimalen Durchblutung und der damit verbundenen bakteriostatischen Potenz darf der M. latissimus gerade bei infizierten Wunden als Methode der Wahl angesehen werden. Voraussetzung ist selbstverständlich, daß die A. thoracodorsalis weder bei der Erstoperation noch bei einer anschließenden Bestrahlung geschädigt wurde!

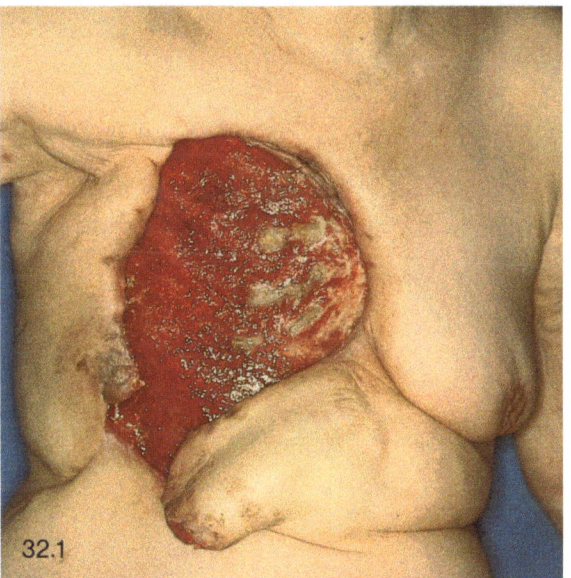

Abb. 32.1. Zustand nach foudroyanter Infektion eines Implantats beim Versuch eines Brustwiederaufbaus mit einem thorakoepigastrischen Lappen. Nach Resektion der teilnekrotischen Rippen wird der thorakoepigastrische Lappen zurückgeschlagen und der Defekt im Bereich der Rippen mit einem Latissimusinsellappen gedeckt

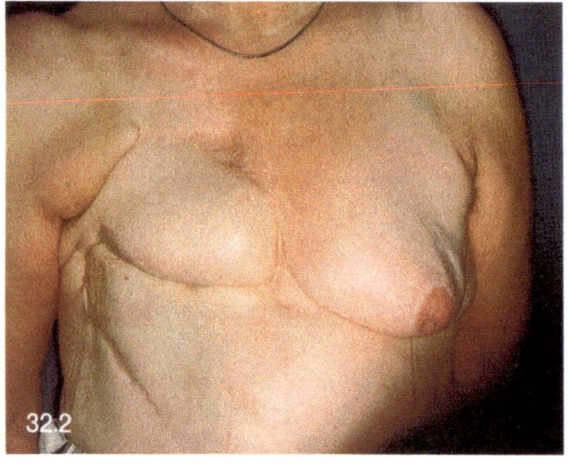

Abb. 32.2. Sechs Jahre später ist der Defekt stabil gedeckt

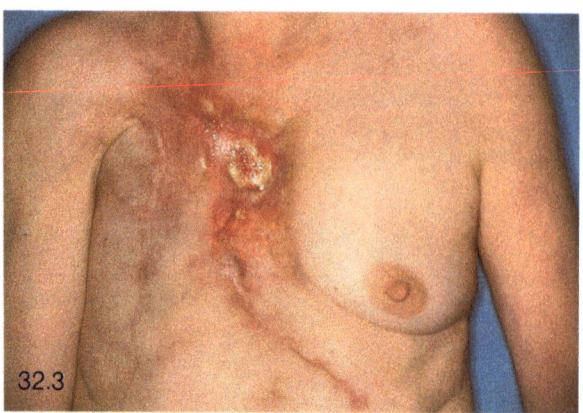

Abb. 32.3. Lokalrezidiv und chronisches Strahlenulkus, welches bereits mit einer Omentumplastik versorgt war

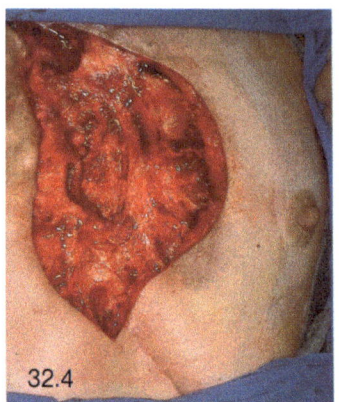

Abb. 32.4. Exzision des gesamten Sternums

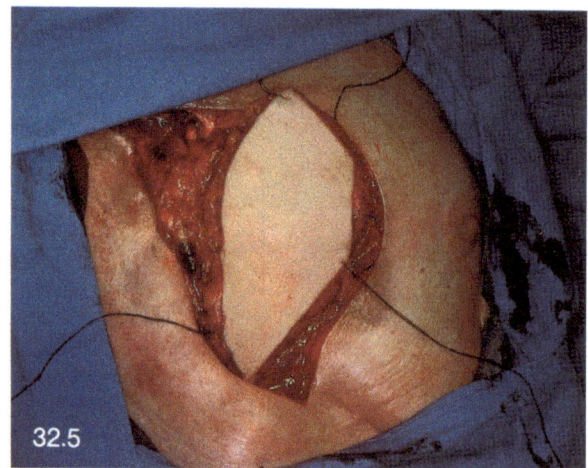

Abb. 32.5. Da an der rechten lateralen Thoraxwand eine Strahlenschädigung vorliegt und die Durchblutung des M. latissimus dorsi sicher geschädigt ist, wird von der linken gesunden Seite ein Latissimus-dorsi-Insellappen mobilisiert

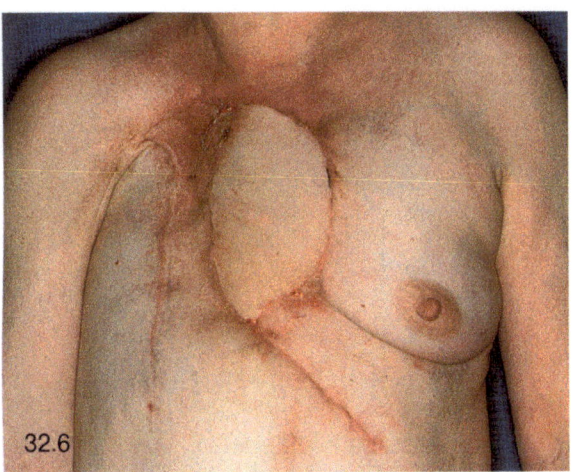

Abb. 32.6. Die gute Blutversorgung des M. latissimus bewirkt eine primäre Einheilung und gute Defektdeckung

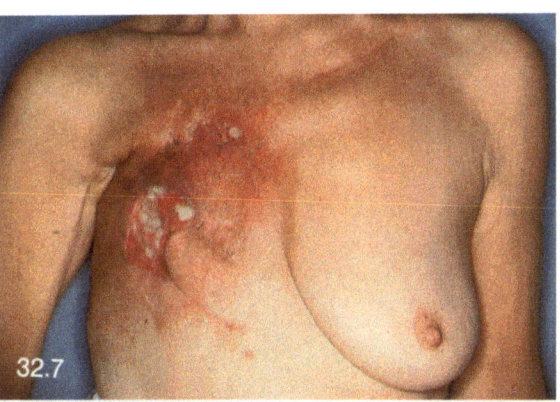

Abb. 32.7. Strahlenfolgen an der rechten Thoraxwand 4 Jahre nach Ablatio mammae und Nachbestrahlung. Versuch eines thorakoepigastrischen Schwenklappens, der aus dem bestrahlten Areal entnommen worden war und deshalb zur Hälfte nekrotisierte

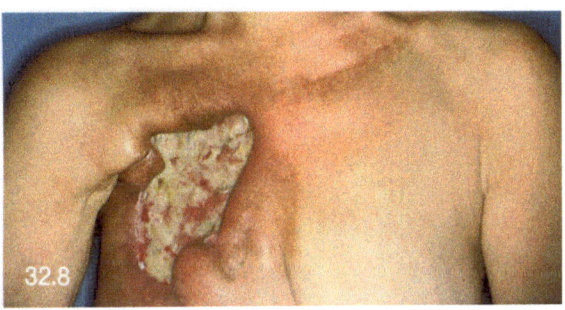

Abb. 32.8. Innerhalb von 6 Wochen foudroyante Ausbreitung der Infektion und handflächengroße Ulzeration. Auch hier war auf der rechten Seite die Durchblutung des M. latissimus gestört, so daß eine freie Latissimuslappenplastik mit Mikrogefäßanschluß erfolgte

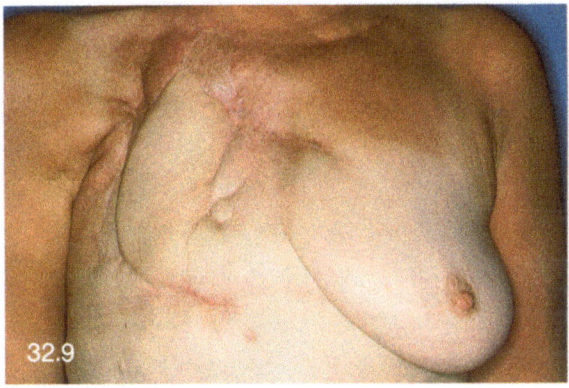

Abb. 32.9. Der gut eingeheilte Muskel hat auch zu einer verbesserten Durchblutung der strahlengeschädigten Haut der Umgebung geführt

164 Lokalmetastasen

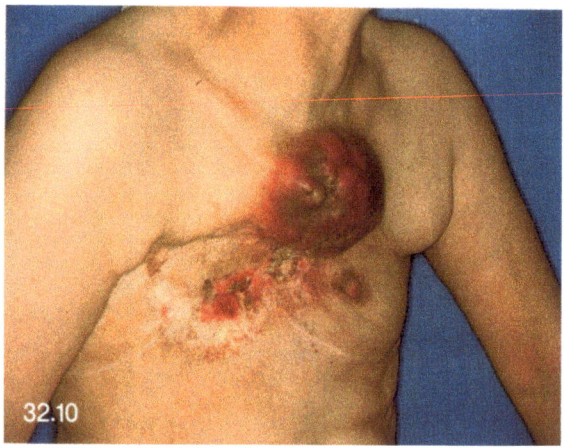

Abb. 32.10. Rezidiv eines Mammakarzinoms, welches das Manubrium sterni einnimmt

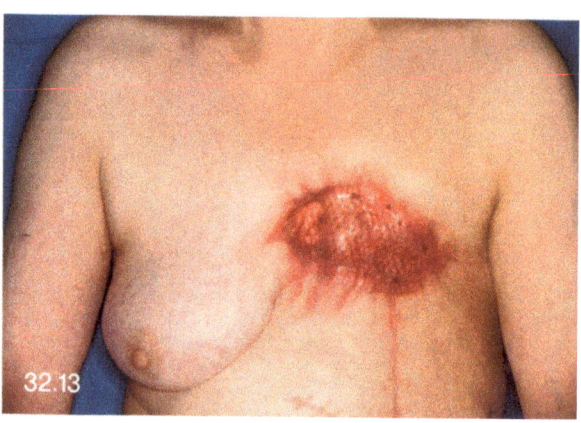

Abb. 32.13. Zustand nach Resektion eines Cystadenoma phylloides vor 12 Jahren. Seither 6 Rezidive eines Fibrosarkoms und Deckungsversuch mit einer Omentum-majus-Plastik in einer auswärtigen Klinik

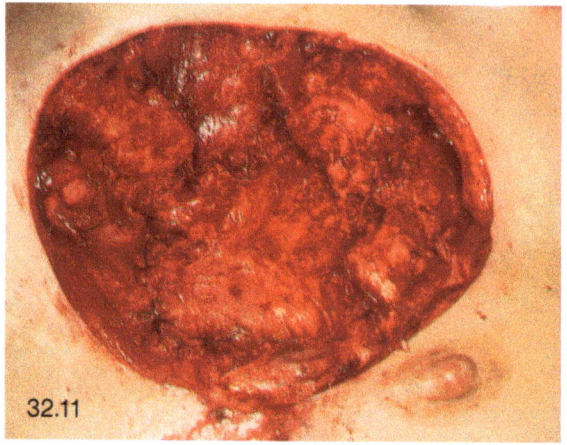

Abb. 32.11. Großzügige Resektion mit Teilresektion der rechten Klavikula

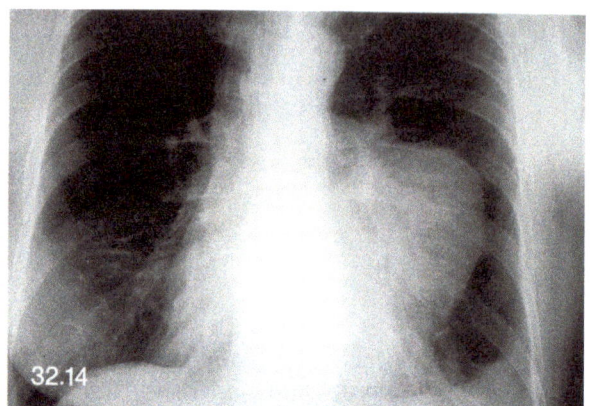

Abb. 32.14. Das präoperatives Thoraxröntgenbild zeigt die Ausdehnung des Tumors

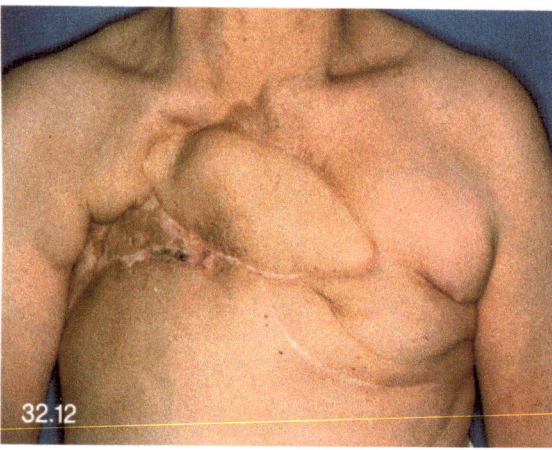

◁ Abb. 32.12. Defektdeckung mit einem Latissimus-dorsi-Lappen von der linken Seite. Wegen der langen Distanz mußte die Hautspindel am Rücken weit medial und kaudal auf dem M. latissimus umschnitten werden

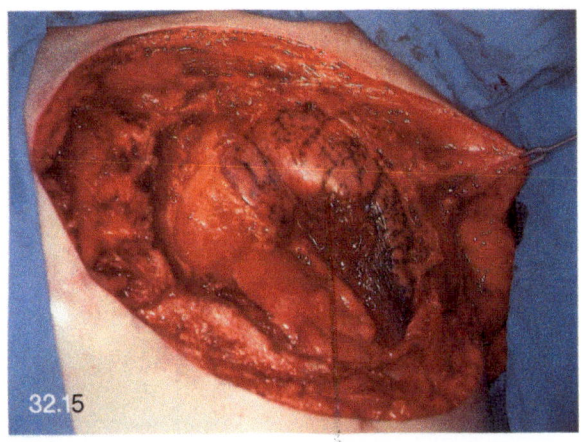

Abb. 32.15. Das erneute Rezidiv, welches vorwiegend intrathorakal wuchs, wurde unter Mitnahme des gesamten Sternums aus dem Mediastinum gelöst

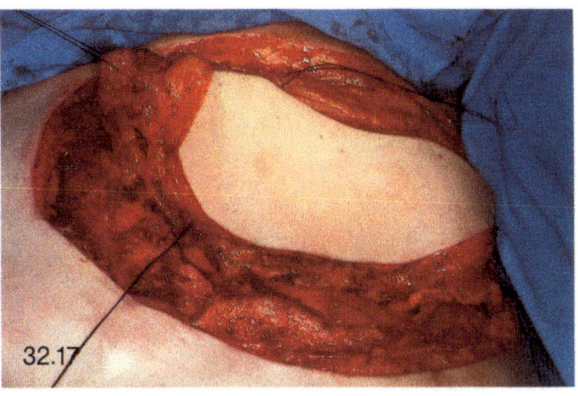

Abb. 32.17. Einbringen eines Latissimus-dorsi-Lappens von links mit großer Hautspindel

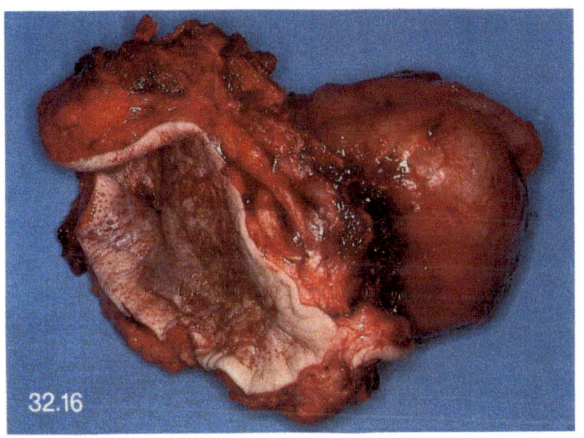

Abb. 32.16. Operationspräparat

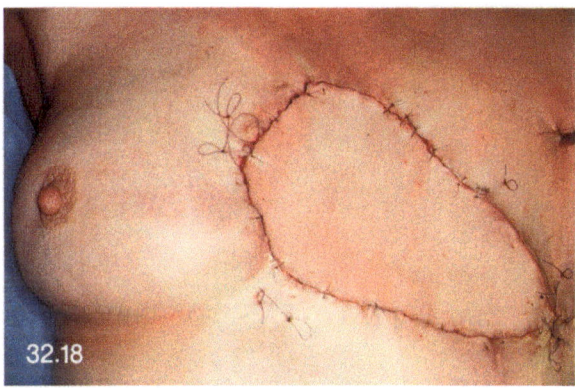

Abb. 32.18. Perfekte Einheilung

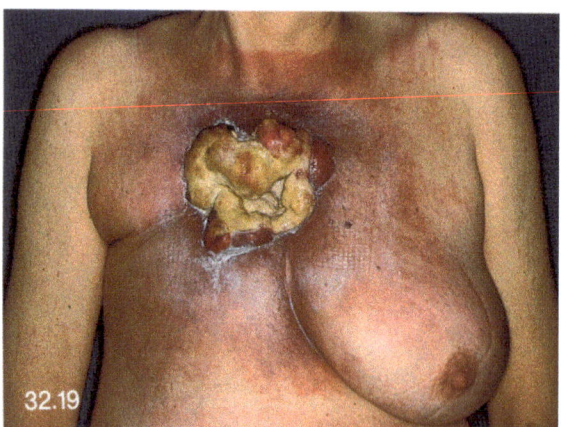

Abb. 32.19. Faustgroßes exulzerierendes Lokalrezidiv nach Mammakarzinom rechts mit anschließender Bestrahlung des Sternums

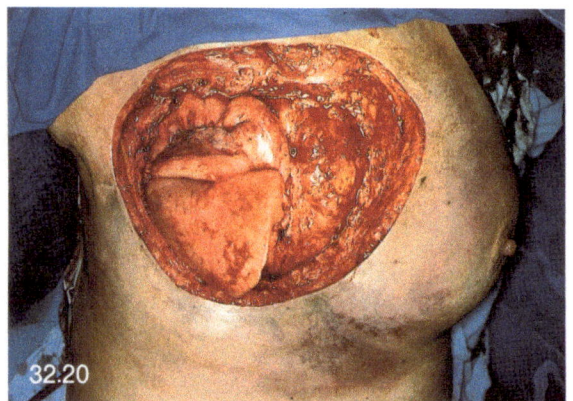

Abb. 32.20. Resektion des gesamten Sternums und der Rippen II–VI rechts

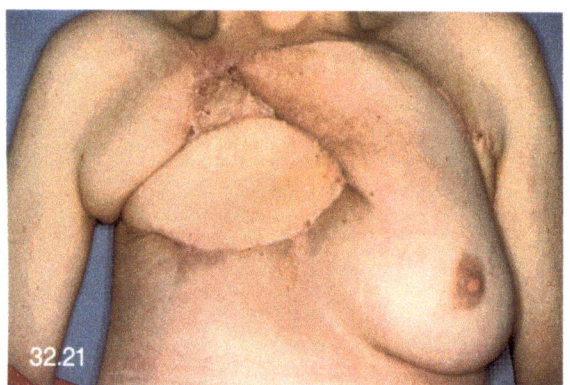

Abb. 32.21. Der große Defekt wird mit einem Latissimus-dorsi-Lappen von rechts, einer Verschiebelappenplastik von links und einem dreieckförmigen Spalthauttransplantat gedeckt

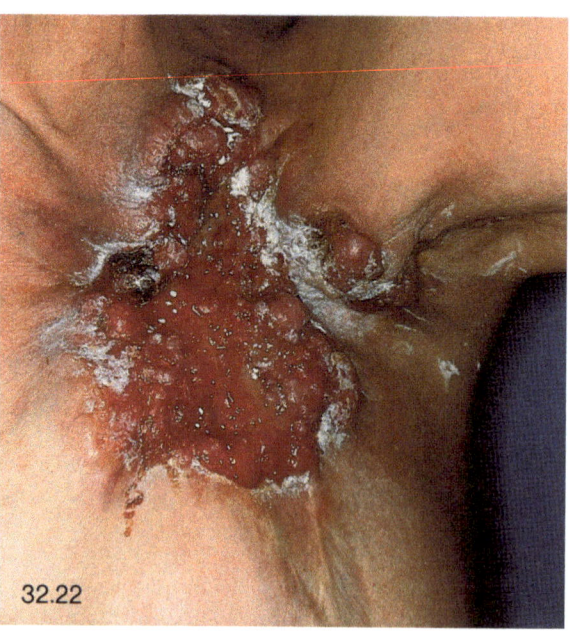

Abb. 32.22. Lokalrezidiv in bestrahlter Haut

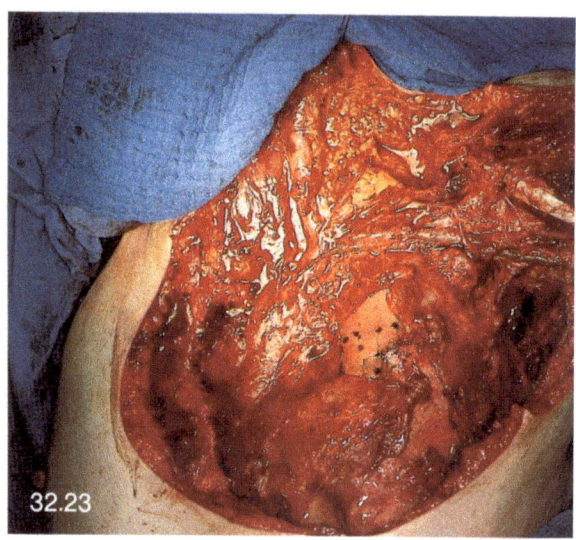

Abb. 32.23. Exzision mit Resektion der Klavikula und der Rippen I–IV

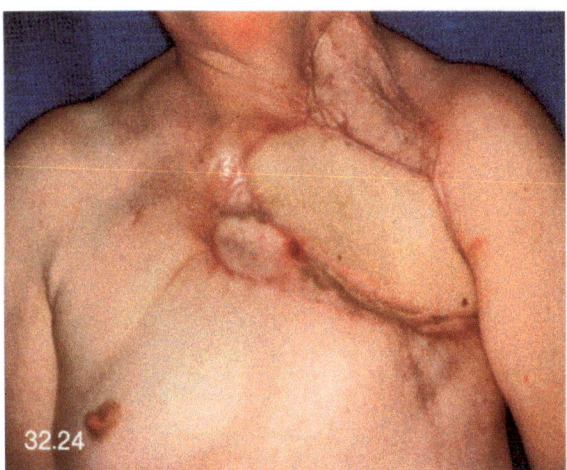

Abb. 32.24. Deckung mit Latissimuslappen und 2 Netztransplantaten. 6 Monate nach der Operation

33 Vertikaler Rektuslappen

Ebenso sicher wie der Latissimuslappen, ggf. aber einfacher zu heben, da die Patientin nicht umgelagert werden muß, ist der vertikale Rektuslappen (ROBBINS 1976). Ergibt sich im Thoraxbereich ein größerer Defekt, so kann dieser Lappen durchaus L-förmig wie ein kombinierter VRAM- und TRAM-Lappen geschnitten werden (Abb. 28.14). Bei der Planung muß daran gedacht werden, ob die kontralaterale A. mammaria interna ggf. aufgrund einer vorangegangenen Bestrahlung fibrosiert ist! Während die Doppler-Sonde in der Axilla gute Dienste leistet, ist die A. epigastrica superior wegen ihrer tiefen Lage schwer zu orten.

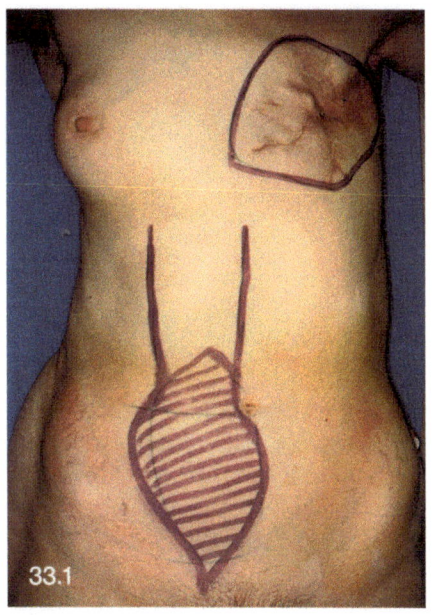

Abb. 33.1. Ablatio vor 15 Jahren. Seit 6 Jahren immer wiederkehrende Lokalrezidive, die ambulant exzidiert wurden und unter der Chemotherapie und trotz 2maliger Bestrahlung der Thoraxwand zuletzt in wöchentlichen Abständen auftraten. Jetzt Deckung mit einem vertikalen Rektuslappen

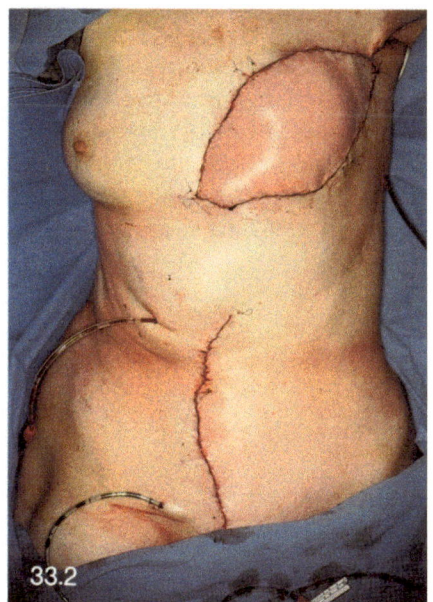

Abb. 33.2. Der gut durchblutete Rektuslappen wird in den Defekt eingebracht

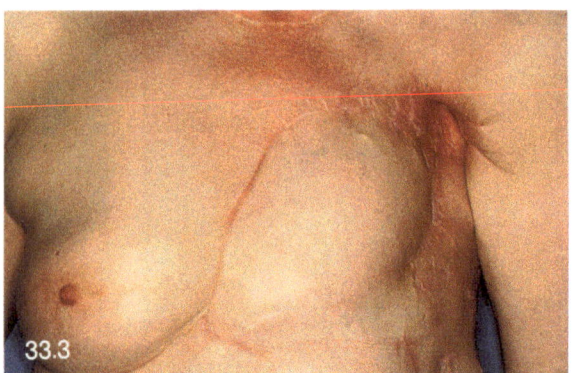

Abb. 33.3. Unter dem muskulokutanen Lappen entstehen keine Rezidive mehr. Dagegen bilden sich Hautmetastasen im Bereich des Hinterkopfes, linken Halses, linken Rückens, der linken Thoraxwand und des Nabels

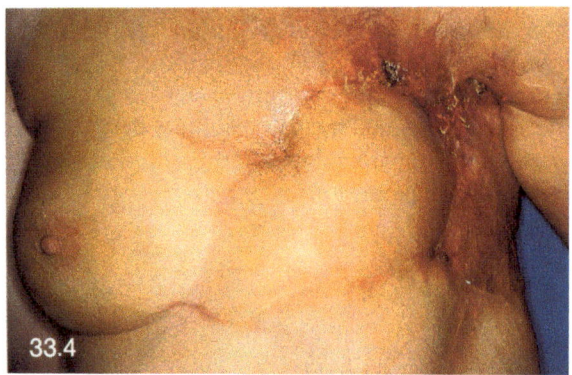

Abb. 33.4. Im Verlaufe von 6 Jahren wurden bei der Patientin 116 ambulante Eingriffe durchgeführt, bei denen jedes Mal zwischen 2 und 5 Hautmetastasen entfernt wurden. Fortschreitende Strahlenfibrosierung der linken Schulter mit Lähmung des linken Armes und Ausbildung einer extremen Skoliose

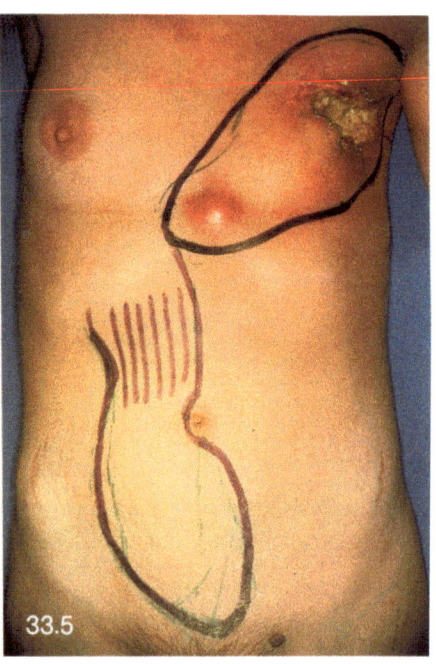

Abb. 33.5. Exulzerierendes Lokalrezidiv in der linken vorderen Axillarlinie und weiteres Lokalrezidiv im Bereich des Xyphoids

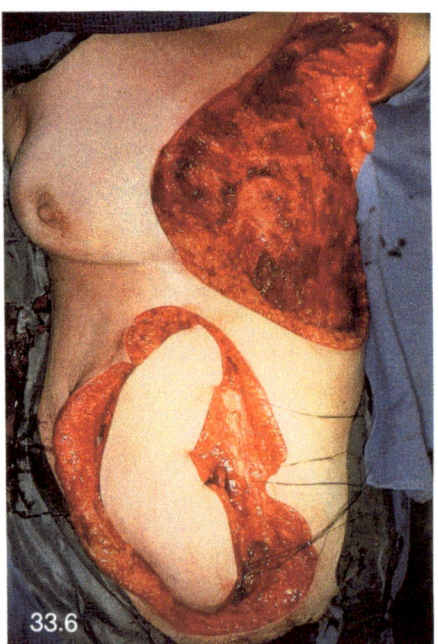

Abb. 33.6. Nach großzügiger Resektion des unteren Sternums und Teilresektion der Rippen III und IV wird der Defekt mit einem vertikalen Rektuslappen gedeckt

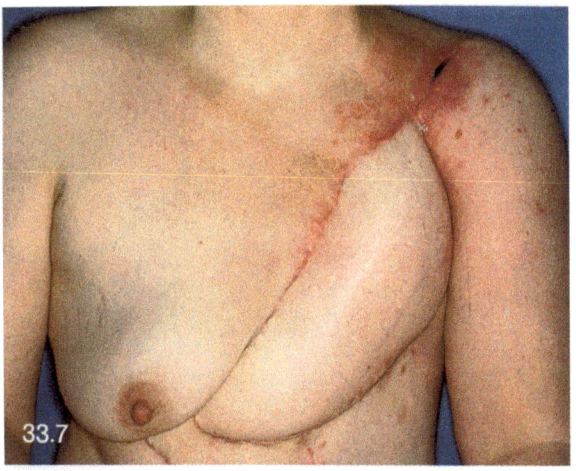

Abb. 33.7. Dieser gut durchblutete und sichere Lappen ist optimal eingeheilt

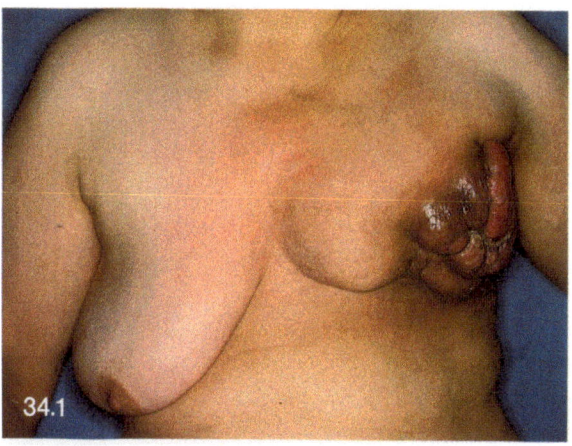

Abb. 34.1. Exulzerierendes Rezidiv eines Mammakarzinoms in bestrahltem Areal

34 Transversaler Rektuslappen

Der einseitige TRAM-Lappen (HARTRAMPF u. SCHEFLAN 1981) ist mit einem sehr viel größeren Risiko von Spitzennekrosen behaftet als der VRAM-Lappen. Er sollte deshalb dem Brustaufbau bei Frauen vorbehalten bleiben, die möglichst schlank sind und nicht bestrahlt wurden. Andererseits bietet gerade der Unterbauch auch älterer schlanker Patientinnen sehr viel übrige Haut an. Grundsätzlich gilt: Je korpulenter eine Patientin ist, umso schlechter ist das subkutane Fettgewebe durchblutet und um so größer ist das Risiko ausgedehnter Fettgewebenekrosen. Ist sie außerdem noch eine starke Raucherin, so ist das Fehlschlagen eines Schwenklappens oder Insellappens bereits vorprogrammiert.

Um dieses Risiko beim TRAM-Lappen weitgehend zu verringern, sollte dieser möglichst doppelt gestielt verwendet werden (Abb. 21.14). Auf diese Weise wird relativ viel Gewebe aus dem Unterbauch auf die Thoraxwand transponiert, und die Wirbelsäule wird beim Aufrichten nicht einseitig belastet. Allerdings klagten mehrere ältere Patientinnen nach einer solchen Operation, daß es ihnen unmöglich sei, ohne fremde Hilfe aus der Hocke hochzukommen.

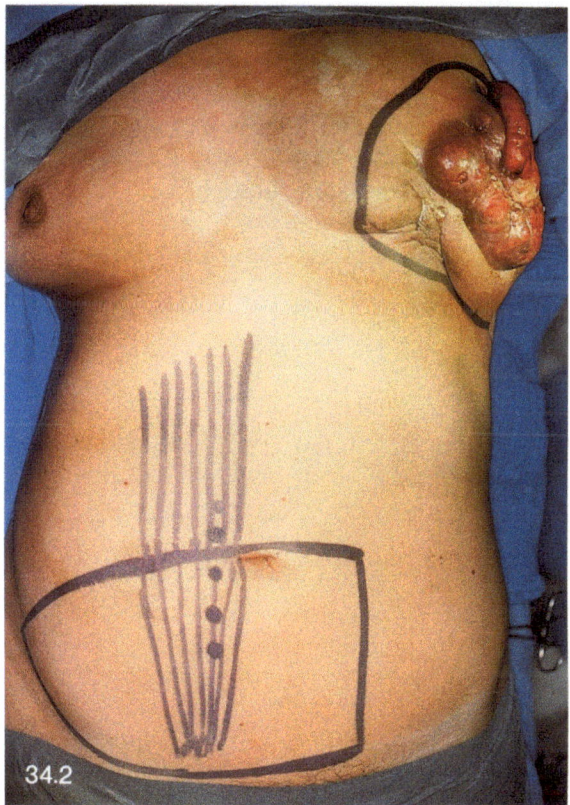

Abb. 34.2. Anlegen eines transversalen Rektuslappens auf der kontralateralen Seite

170 Lokalmetastasen

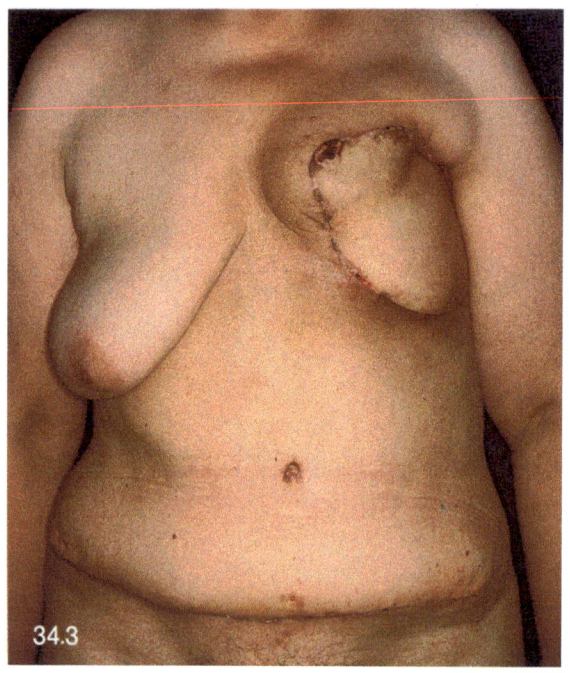

Abb. 34.3. Trotz Resektion von 2 Rippen bleibt intraoperativ ein Tumorbefall des Plexus brachialis bestehen. Der Defekt läßt sich gut dekken; 1 Jahr später Exzision von 2 Hautmetastasen im kranialen Lappenbereich

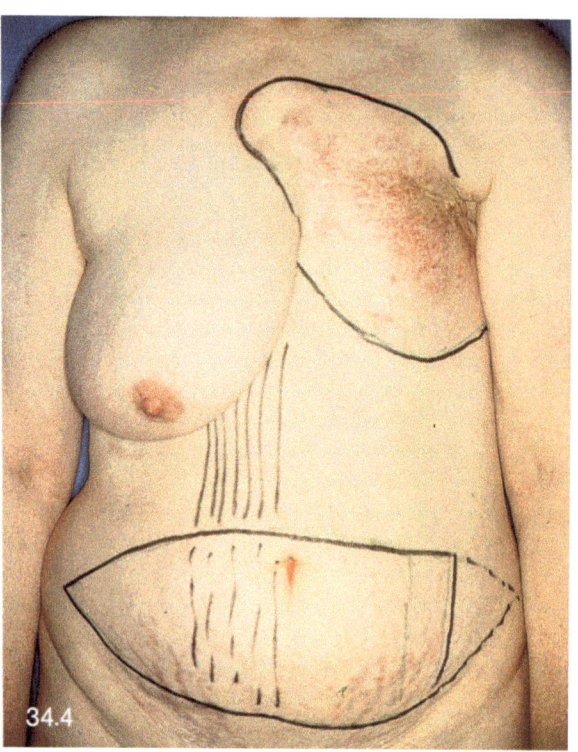

Abb. 34.4. Lokalrezidive im strahlengeschädigten Bezirk. TRAM-Lappen von der kontralateralen Seite

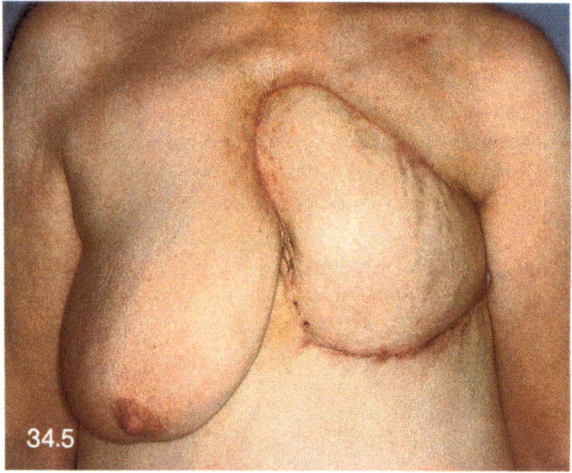

Abb. 34.5. Perfekte postoperative Einheilung

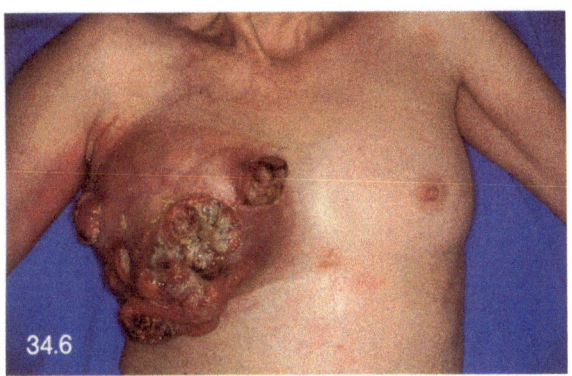

Abb. 34.6. Primäres Mammacarcinom einer Patientin, die jahrelang „beruhigt" wurde

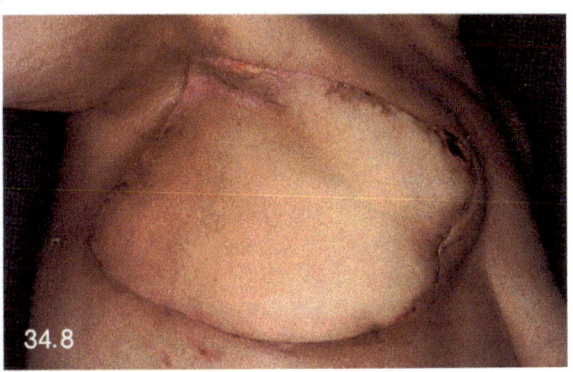

Abb. 34.8. Gut eingeheilter Lappen 2 Wochen später. Die Patientin verstarb 5 Monate später an ihren Fernmetastasen

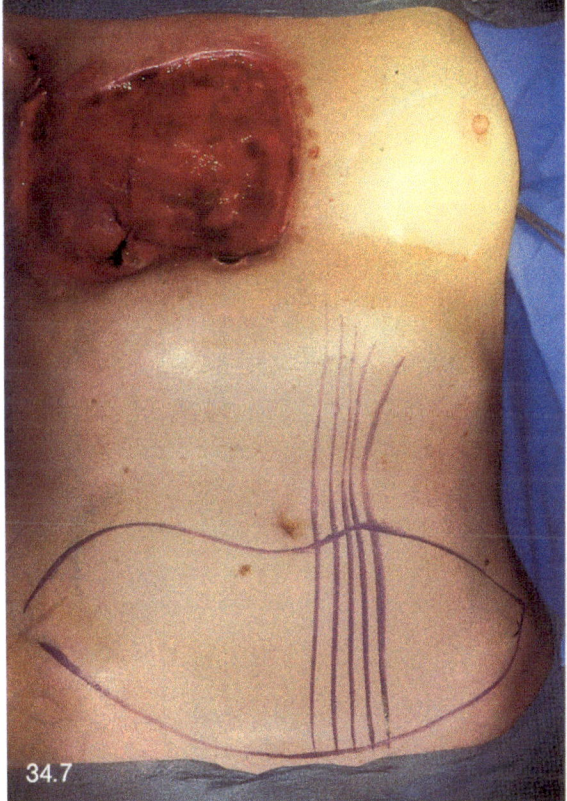

Abb. 34.7. Wegen der starken Infektion des Tumors wurde erst 8 Tage später ein TRAM-Lappen von der Gegenseite gehoben

35 Oberarmlappen

Mitunter ist der Arm der bestrahlten Seite einer Patientin mit Mammakarzinom durch Strahlenfibrosierung des Plexus oder durch metastatische Ummauerung desselben gelähmt. Wir haben verschiedentlich solche Arme, die z. B. beim Ankleiden, Umdrehen im Bett und bei den meisten körperlichen Bewegungen ungemein hinderlich sind, amputiert und erstaunliche Veränderungen der Patientinnen zu einer positiven Lebenseinstellung hin erlebt.

Im Falle einer massiven Metastasierung in die Axilla und gleichzeitig im Thoraxwandbereich kann die Haut eines Teils oder des ganzen Oberarmes für die Deckung des entstandenen Defektes verwandt werden. Der Oberarmkopf wird entweder im Schultergelenk exartikuliert und der Oberarmknochen bei erhaltener A. axillaris aus der Muskulatur ausgehülst. In fortgeschritteneren Stadien müssen ggf. Klavikula, der gesamte Plexus mit seitlichen Wirbelfortsätzen, die Skapula und ggf. die obere Thoraxapertur mitreseziert werden. Der M. trapezius und der M. deltoideus sollten für die Blutversorgung der Außenseite des Oberarmes möglichst erhalten bleiben, wogegen an den Rändern des Lappens möglichst viel Subkutangewebe entfernt werden kann.

Selbstverständlich sind wir uns bei derartig verstümmelnden Eingriffen des palliativen Charakters dieser Operation bewußt. Schmerzfreiheit und damit Lebensqualität ist jedoch in derart fortgeschrittenen Fällen auf andere Weise nicht zu erzielen.

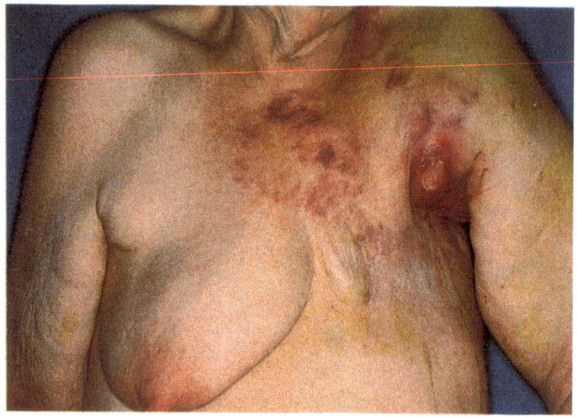

Abb. 35.1. 68jährige Patientin mit unerträglichen Schmerzen und Paralyse des linken Armes durch Ummauerung des Plexus brachialis mit Karzinommassen

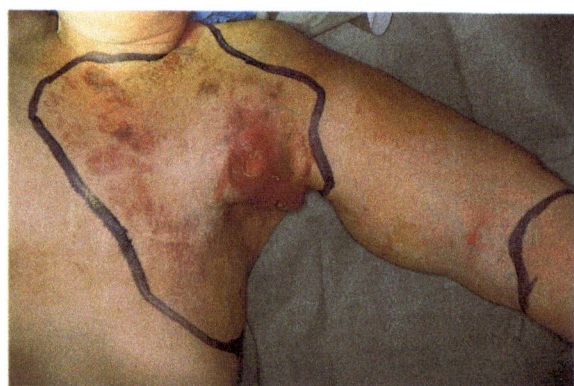

Abb. 35.2. Für die Deckung des Defekts bietet sich die Haut des gelähmten Oberarms an

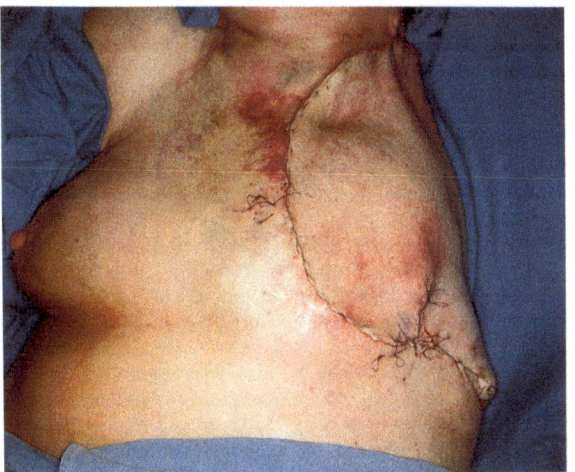

Abb. 35.3. Ausreichende Durchblutung des ausgebreiteten Oberarmlappens nach Entfernung des Oberarms mit Schultergelenk, Schulterblatt, Plexus und Klavicula.

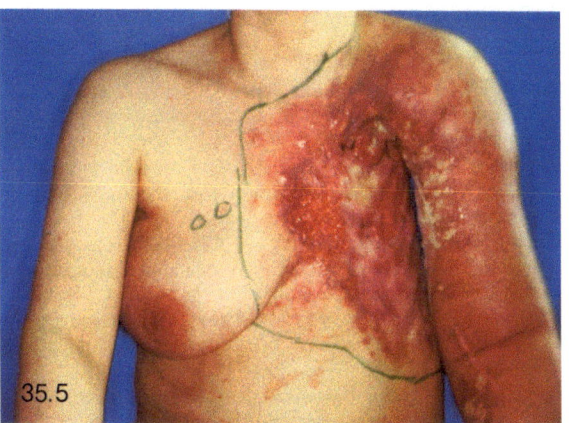

Abb. 35.5. Eine andere Patientin mit unerträglichen Schmerzen im linken Arm aufgrund einer Ummauerung des Armplexus mit Tumormassen. Der praeoperative Befund war ähnlich wie bei der Patientin in Abb. 29.5. Jetzt foudroyantes Aufschießen von Lokalrezidiven, noch ohne Fernmetastasierung

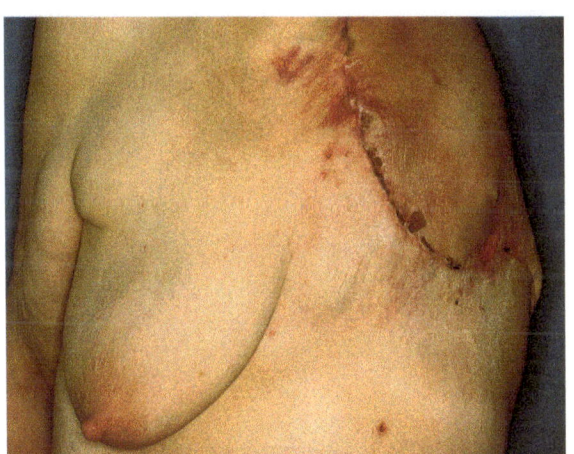

Abb. 35.4. Zustand bei der Entlassung. Die Patientin blühte – plötzlich ohne Schmerzen – psychisch auf, verstarb aber 2 Monate später an einer pathologischen HWS-Fraktur

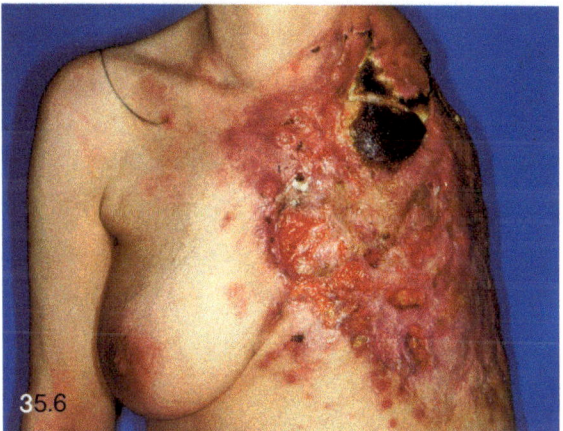

Abb. 35.6. Ohne cutanen Tumorbefall war lediglich die Haut über der Schulterhöhe, die nach Exartikulation unter Mitnahme von Schulterblatt und Clavicula auf die Thoraxvorderseite eingeschlagen wurde. Infauste Prognose, aber erhebliche Verbesserung der Lebensqualität trotz erneut auftretender Lokalrezidive über dem Sternum

Literatur

Arnold PG, Pairolero PC (1979) Use of pectoralis major muscle flap to repair defects of anterior chest wall. Plast Reconstr Surg 63: 205-212

Berrino P, Campora E, Santi P (1987) Postquadrantectomy breast deformities: Classification and techniques of surgical correction. Plast Reconstr Surg 79: 567-572

Bostwick J, Paletta C, Hartrampf CR (1986) Conservative treatment for breast cancer: Complications requiring reconstructive surgery. Ann Surg 203: 481-490

Deutsch M, Parsons JA, Mittal BB (1986) Radiation therapy for local-regional recurrent breast carcinoma. Int J Radiat Oncol Biol Phys 12: 2061-2065

Enke U (1984) Zur Pathogenese der Lokalmetastasierung des Mammacarcinoms. Dissertation, Frankfurt

Fisher ER, Sass R, Fisher B, Gregorio R, Brown R, Wickerham L (1986) Pathologic findings from the National Surgical Breast Project (Protocol 6). II: Relation of local breast recurrence to multicentricity.Cancer 57: 1717-1724

Koch HI, Voss AC, Ahlemann LP (1980) Die Prognose des Rezidivs beim operierten und nachbestrahlten Mammacarcinom. Strahlentherapie 156: 705-753

Larson DL, Mc Murtrey MJ (1984) Musculocutaneous flap reconstruction of chest wall defects. An experience with 50 patients. Plast Reconstr Surg 73: 734-740

Lejour M, de Mey A, Mattheien W (1983) Local recurrences and metastases of breast cancer after 194 reconstructions. Chir Plast 7: 131-134

Mc Craw JB, Penix JO, Baker JW (1978) Repair of major defects of chest wall and spine with the latissimus dorsi myocutaneous flap. Plast Reconstr Surg 62: 197-206

Olivari N (1976) The latissimus dorsi flap. Br J Plast Surg 29: 126

Tai Y, Hasegawa H (1974) A transverse abdominal flap for reconstruction after radical operations for recurrent breast cancer. Plast Reconstr Surg 53: 52-54

Tansini I (1896) Nuovo processo per l'amputazione della mammaella per cancre. La Reforma Medica 12: 3

Willis RA (1973) The spread of tumors in the human body, 3rd edn. Butterworths, London

Weiterführende Literatur

Baessler R (1978) Pathologie der Brustdrüse. Springer, Berlin Heidelberg New York
Beller FK (Hrsg) (1985) Atlas der Mammachirurgie. Schattauer, Stuttgart New York
Bohmert H (Hrsg) (1982) Breast cancer and breast reconstruction. Thieme, Stuttgart New York
Bohmert H (Hrsg) (1989) Brustkrebs: Organerhaltung oder Rekonstruktion. Thieme, Stuttgart New York
Bostwick J (1983) Aesthetic and reconstructive breast surgery. Mosby, St. Louis
Chang WHJ, Petry JJ (eds) (1984) The breast: An atlas of reconstruction. William & Wilkins, Baltimore
Lalardrie JP, Jouglard JP (1974) Chirurgie plastique du sein. Masson, Paris
Lejour M (1988) Third International Course on Plastic and Reconstructive Surgery of the Breast. Brussels Congress Centre Publishers, Brussels
Lemperle G, Koslowski L (Hrsg) (1984) Chirurgie der Strahlenfolgen. Urban & Schwarzenberg, München Wien Baltimore
Maillard GF, Montandon D, Goin JL (1983) Plastic reconstructive breast surgery. Médecine et Hygiène, Genève
Mathes SJ, Nahai F (1979) Clinical atlas of muscle and musculocutanous flaps. Mosby, St. Louis
Mc Craw JB, Arnold PG (1986) Mc Craw and Arnold's atlas of muscle and musculocutaneous flaps. Hampton, Norfolk
Millard DR (1987) Principlization of plastic surgery. Little, Brown, Boston
Strömbeck JO, Rosato FE (1986) Surgery of the breast. Thieme, Stuttgart New York

Sachverzeichnis

a

A. axillaris 121, 172
  epigastrica superior 120-121, 124, 127, 167
  inferior 120-121
  mammaria interna 161, 167
  perforantes 120-121, 123, 127
  thoracodorsalis 114-116, 120-121, 161
Ablatio mammae s. Mastektomie
Achselhöhlenausräumung 78-80, 116, 120
Agris-Dissektor 4
Amazonensyndrom 40
Antibiotika 5, 7, 9, 33, 59-60, 88, 92-93, 107, 114, 130, 149, 157
Areola s. Mamille
Aufklärungsgespräch 2, 72, 129
Augmentationsmammaplastik 2, 13, 40-42, 51, 59, 63, 122
„axial pattern flap" s. axiale Gefäßversorgung
axiale Gefäßversorgung 103-104, 143
Axillarevision s. Achselhöhlenausräumung
Axillarlinie 103-104, 117, 127, 129, 168
Aids 137

b

Bauchdeckenplastik 121
Bauchwandbruch 121, 124, 127
Bolusverband 136, 138-140, 155
Brustdrüsenkörper 2-3, 5, 45, 47-48, 51-53, 62, 78-79, 84-85, 87, 131
  akzessorischer 54
  Exstirpation 84
Brustkrebs 2, 17, 72, 78, 80, 119, 131, 172-173
  Adenokarzinom 159
  „cancer en cuirasse" 161
  exulzeriert 156, 158, 170
  Frühkarzinom 72
  intraduktal 82, 84, 86, 135
  klein 80-81, 83-84, 147
  Lokalisation 79-82
  „minimal breast cancer" 81, 83, 185
  Multizentrizität 73
  Rezidiv 72, 76-77, 80, 82, 84, 97, 103, 119, 127, 130, 135, 147-48, 154-55, 157, 159-60, 162, 164, 167-70, 173
  Risiko 2, 72, 80
  solid 135
  szirrhös 78
Brustwiederaufbau 72-73, 77-82, 96-103, 109-10, 113-15, 120, 122, 127, 129, 134, 136, 142, 154
  Psyche 72, 102, 135
  „Büstenhalterbrust" 96, 134
Brustwarze s. Mamille

c

Cooper-Bänder 4, 85
Chemotherapie 72, 97, 154, 167
Cystosarcoma phylloides 76-77, 84, 118, 164

d

Deepithelisierung 24-25, 34, 37, 50, 55, 86, 121, 139, 142-43
Dextran 40 s. Rheomacrodex
Drainage
  Halbrohr- 27
  Redon- 4-5, 27, 59-60, 63
  Spül-Saug- 16

e

Einmaltätowierstift s. Multi-Liner
Epigard 155
Expanderprothese 44, 80, 96, 103, 109, 111-12, 114
  Formen 109, 113-14

f

Federwaage 121
Fettabsaugung 61, 63
Fibroadenom 75
Fibrosis constrictiva s. Kapselfibrose
Frank-Nadel 74

g

Geschlechtshormone 61, 63
Geschlechtsumwandlung s. Transsexualität
Gynäkomastie 61, 63
gestielter Unterbauchlappen 122
Gluteallappen 127
Goretex 127

h

Hämatom 9, 17, 33
Hauttransplantate 65-66, 127, 137-40, 142-43, 147, 155-56, 166-67
  Dehnung/Expansion 109, 114
Hohlwarzen 51, 54

i

Infektion 88, 92-93, 114, 130, 150, 161, 163, 172
Inframammarfalte (-linie) 2, 4-5, 16, 20-21, 24, 28, 33-37, 46, 48, 57-59, 74, 96-100, 103, 105-06, 108-09, 111-12, 114-17, 129-31, 159
Interkostalnerv 120-24

k

Kapselfibrose 2, 7, 9-10, 15, 58, 80, 84, 89-90, 92-93, 102, 107, 129-30, 142
  nach Baker 10
  Häufigkeit 9
  Histologie 12
  Prophylaxe 6, 92
  Verkalkung 8, 15
Kapselsprengung (Kapsulotomie) 93
  manuelle 12, 14, 17, 107, 129
  operative 12, 16, 92, 129-30
Klinefelter-Syndrom 61
Körperproportionen 20
Kortison 7, 9-10, 84, 90-91, 99, 101, 111-12, 129
  Hautausdünnung 9, 11, 90, 92-93
  Narbenbehandlung 33
  Prednisolon 7, 10, 86-87, 90-91, 93, 100, 131
  Triamcinolon 9-10, 33, 90, 93

l

Lappenplastiken 37, 50, 65, 67-68
Latissimuslappenplastik 115-20, 154-55, 161-67
Lebensqualität 172-73
Lidplastik 140
Linea arcuata 121, 123-24
Lokalanästhetikum 3
Lymphangiosis carcinomatosa 155
Lymphknoten 79, 135, 158
Lymphödem
  der Mamma 45

m

Mamille 2, 5, 13, 16, 26, 49, 114, 135, 150
  Anomalien 51-53, 55
  aufklebbar 126, 134
  Durchblutung 33, 51, 82, 84, 87, 143
  Entfernung bei Mastektomie 78, 80
  Erhaltung bei Mastektomie 77, 80, 83, 105, 110
  freie Transplantation 28, 31-33, 80, 131, 135
  Konservierung 134-36
  Krebsbefall 135
  Lokalisation 21-22, 28-29, 33, 35-36, 40, 52, 101, 129, 131, 134, 142
  Milchgänge 51, 54, 138, 141
  Nekrosen 33-34, 51, 84, 88, 135, 139, 142-43
  Pigmentierung 135-36, 139-41

Projektion 142
Prolaps 46-48, 142-43
Rekonstruktion 35, 38, 82, 101-02, 105-06, 108, 111-13, 117-18, 122-23, 128
   Malteserkreuz 135, 142-43
   Mercedesstern 142-43
   Oberlidhaut 135, 140
   Oberschenkelhaut 135, 137, 139, 140
   Ohrläppchen 141
   Schamlippe 141
   von retroaurikulär 140
   Zehe 141 I
   Zunge 141
Sensibilität 4, 29, 51
Stiel 28-30, 81
Straffung 46
Tätowierung 122, 134, 136-37, 141-42
Tumorabstand 84
Umfang 24
Warteposition 136
Mammahyperplasie 20, 33-34, 41, 50, 60
Mammahypoplasie 2, 40, 46, 60, 110
Mammaptose 2, 13, 16, 20, 28, 33, 41, 80, 86, 90
Mammastraffung 30, 36, 40, 42-43, 51, 63, 81, 142
   „devil's excision" 29
   „donut excision" 46
   B-technique 49
   nach Maillard 86
Mammographie 7, 13, 15, 17, 73-74
Mastektomie 73, 97, 103, 106-07, 110, 112, 115, 117-18, 128, 135, 154-55, 159, 163
   brusterhaltende 72, 73, 147
   einfache 72-73, 78, 84, 109
   subkutane 61, 63-64, 81, 83-84, 86, 88-93, 157
   stadiengerechte 73
Mastopathie 84
medianer Oberbauchlappen 107-08
Metastasen 72, 82, 86, 103, 118-19, 124, 135, 147, 154-55, 157, 161, 168, 170-72
Milchgänge 51, 54, 138, 141
Mondor-Stränge 9
Montgomery-Drüsen 34, 56, 136
   Epithelzyste 136
Mortalität 154
Multi-Liner 137
muskulokutane Lappenplastik 103, 115, 128, 146-47, 154, 157, 169

n

Nachsorge 73, 76, 80
Nahttechnik
   Haut 5, 16
   „Hühnerleiter" 73

Mamille 27, 32, 47, 52, 54, 56, 63, 136
Reduktionsmammaplastik 25-27, 33, 37
Transplantate 32, 65-66
Narben
   Ausdehnung 20, 24, 27-28
   Behandlung 33
   hypertrophe 5, 20, 24, 27-28, 33-34, 40, 62, 73, 107-08, 120, 129
   nach Brustwiederaufbau 129, 131, 142
   nach Mastektomie (Ablatio) 91, 96, 98-99, 103, 107-09, 115-16, 121
   nach Lappenplastik 120
   nach Verbrennung 65-67
Nekrosen 125, 127, 169
   bei Lappenplastiken 106-07, 120, 161, 163
   Demarkation 88, 106, 127
   Radio- 149-50
   Wundrand- 154

o

Oberarmlappen 172-73
Oberbauchverschiebeplastik 80, 96-104, 107, 109, 118, 123, 126, 130
Omentumplastik 45, 162, 164

p

Palliativoperation 172
Pektoralislappen 154, 160-61
Z-Plastik 106, 127
W-Plastik 129
Pleuraerguß 154
Pleuraschwarte 147, 149, 155, 157
Poland-Syndrom 40, 42-43
Präkanzerose 78, 84-85
Probeexzision 73-75, 78, 84

q

Quadrantenresektion 146

r

Raucher 121, 155, 169
Reduktionsmammaplastik 20, 28, 33, 37, 41, 43, 45, 75, 102, 123, 131, 159
   angleichende 77, 101, 120
   Indikation 20
   Resektion 26, 28, 29, 31
   verschiedene Methoden 20, 22, 28-29
Rheomacrodex 33, 88, 106
Rippenteilresektion 118, 147, 149-50, 154, 157, 160, 164, 166, 168, 170

s

Saug-Spül-Drainage 88, 92, 114, 150, 157
Schablonen 22-23
Schaumstoff 127, 136
Scherkräfte 121, 125
Schwenklappen 103, 108, 147, 154-60, 169
„second look" 97, 130
Sekundärheilung 155
Sekundärnaht 33-34, 88
Serom 9, 60
Serratusarkade 116, 120
Sicherheitsabstand 77, 80, 154
Silikonimplantat 6-7, 42, 44, 46, 50, 72, 83, 90-93, 96, 97, 102-04, 106-10, 113, 115-17, 120, 122, 127, 129-31, 142, 154, 157, 161
   auffüllbar 7, 91
   „bleeding" 7-9, 13, 15
   doppellumig 7, 77, 83-84, 86-87, 91-93, 100, 111-12, 118, 129, 131
   einfach 7, 13
   Größenbestimmung 97
   Höhle 88, 90, 92, 97
   Perforation 9, 88, 92, 129
   Polyurethanschaumstoff 7-8, 15
   prä- oder subpektoral 82, 84, 87, 92, 97-98
   RTV-Silastic 382 43-44, 57-60
   Ruptur 7-8, 13
   Wechsel 7-8, 10, 40
Silikonome 7-9, 13-14
Sternumresektion 160, 162, 164, 166, 168
Staphylococcus
   epidermidis 9-10, 35, 59, 60-61, 88, 92-93, 114
   aureus 88, 130
Stillfähigkeit 2, 30, 32, 51
Strahlenfolgen 146-49, 155, 159, 161-63, 168, 170, 172
Strahlentherapie 72, 146, 154-55, 167
   adjuvant 146, 154, 159, 163
   „booster" 72
   prophylaktisch 72, 146, 150, 154
   Zustand nach Bestrahlung 113, 115, 118, 146

t

Taurolin 92
thorakoepigastrischer Insellappen 127-28
thorakoepigastrischer Lappen 83, 97, 103-04, 106-08, 148-50, 157, 159, 161
thorakolateraler Lappen 105
Transsexualität 61, 63-64
transversale Rektuslappenplastik (TRAM) 120-27, 149, 154, 169-70

Trental 88, 106
Trichterbrust 56, 155
tubuläre Brust 46-50
Tumorektomie 78, 146, 148
Tumorstadium 72-73, 154
Türflügelplastik 127

V

Verbrennungsfolgen 65-66
V. jugularis 121
vertikaler Rektuslappen (VRAM) 154, 167-69

W

Wirbelsäulenstatik 127
Wundheilung 82, 127, 130, 147, 154-55

X

Xeroradiographie 2, 8, 13

I. A. McGregor, Glasgow

Plastische Chirurgie

Grundlagen und klinische Anwendungen

Übersetzt aus dem Englischen von E. Biemer, P. Faust

1986. 218 Abbildungen. VII, 308 Seiten. Gebunden DM 96,-.
ISBN 3-540-13212-0

Das vorliegende Buch ist die deutsche Übersetzung der 7. Auflage des Standardwerks „Fundamental Techniques of Plastic Surgery". Es ist für den jungen Assistenten konzipiert, der die Grundtechniken der Wundbehandlung, Z-Plastik des freien Hauttransplantats, Haut-, Muskel- und myokutanten Lappen erlernen will.

Die klinische Anwendung dieser Technik in der Allgemeinchirurgie, der Handchirurgie, der Chirurgie der Augenlider, bei Kiefer-, Gesichtsverletzungen und in der Orthopädie wird didaktisch hervorragend beschrieben.

R. T. Manktelow, Toronto

Mikrovaskuläre Wiederherstellungschirurgie

Anatomie, Anwendung und chirurgische Technik

Aus dem Englischen übersetzt von P. Faust
Geleitwort von G. I. Taylor
Zeichnungen von K. Finch
Mit einem Kapitel über Pädiatrie von R. M. Zuker

1987. 180 Abbildungen in 363 Einzeldarstellungen. XIII, 233 Seiten. Gebunden DM 360,-. ISBN 3-540-18114-8

Dieses Buch ist ein "Gewußt-wie"-Text über die mikrovaskuläre Wiederherstellungschirurgie, das vorwiegend von einem einzelnen Chirurgen geschrieben wurde. Es richtet sich sowohl an den erfahrenen als auch an den noch in der Ausbildung befindlichen Chirurgen.

Das Buch ist in zwei Abschnitte gegliedert. Der erste beschreibt die operative Anatomie und Technik, die mit der Hebung jedes freien Gewebetransfers verbunden ist. Der zweite Teil behandelt die Anwendung dieser Transplantate für die Rekonstruktion in drei anatomischen Regionen, in denen die rekonstruktive Mikrochirurgie bedeutende Ergebnisse geliefert hat: Kopf, Hals sowie obere und untere Extremität.

Das Buch ist ein aktuelles Nachschlagewerk für jeden auf diesem Gebiet arbeitenden Chirurgen, Orthopäden und Traumatologen.

Springer-Verlag
Berlin Heidelberg New York
London Paris Tokyo

Preisänderungen vorbehalten

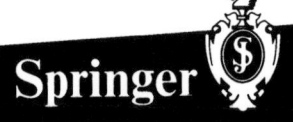

D. Marchac, Paris (Ed.)

Craniofacial Surgery

Proceedings of the First Congress of the International Society of Cranio-Maxillo-Facial Surgery

1987. 603 figures in 956 separate illustrations. XXXVI, 495 pages. Hard cover DM 398,-. ISBN 3-540-16924-5

These are the transactions of the 1st Congress of the International Society of Cranio-Maxillo-Facial Surgery held in September 1985 in France.
Nearly 100 authors cover the spectrum of craniofacial surgery updating our knowledge in this new field. Congenital malformations predominate, but tumours and trauma are also presented.
Some important and new techniques in craniofacial surgery are presented here for the first time, in papers such as that by Paul Tessier on Treacher-Collins and facial bipartition for medical clefts.
Craniosynostoses and their early treatment are studied at length, as well as medial clefts, lateral clefts and rare malformations. Techniques, but also analysis, 3-D, complications and psychological problems are discussed.
Tumours are presented, both non-malignant with reconstruction problems, and malignant with radical resections and repair.
Traumas, mostly sequelae, are also studied. Included, too, is a record of the discussion which makes for an important part of the interest of a congress.
All the different members of the numerous participating craniofacial teams (plastic surgeons, neurosurgeons, maxillo-facial surgeons, ophthalmologists, psychologists, neuroradiologists), contributed to this valuable publication.

J. C. Fisher, San Diego; J. Guerrerosantos, Guadalajara;
M. Gleason, San Diego (Eds.)

Manual of Aesthetic Surgery

Illustrated by L. Lyons

1985. 134 figures, 81 in full color. XV, 125 pages. (Comprehensive Manuals of Surgical Specialties). Hard cover DM 620,-.
ISBN 3-540-96045-7

This how-to book is written especially for residents and plastic surgeons in the early phase of their practice. The extensive use of four-color illustrations allows readers to follow clearly the operative techniques outlined. Essential facts are presented in the order that residents need them: first, patient selection and operative plans, possible complications and characteristics of recovery; then specific anatomical details, followed by clearly described and lavishly illustrated operative techniques. This is followed by variations and controversies now facing the practitioner.

Springer-Verlag
Berlin Heidelberg New York
London Paris Tokyo

Prices are subject to change without notice

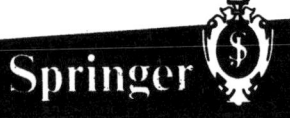

If you have any concerns about our products,
you can contact us on
ProductSafety@springernature.com

In case Publisher is established outside the EU,
the EU authorized representative is:
Springer Nature Customer Service Center GmbH
Europaplatz 3, 69115 Heidelberg, Germany

Printed by Libri Plureos GmbH
in Hamburg, Germany